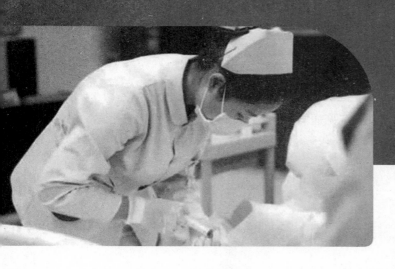

临床常见病护理要点

张永霞　董文翠　郑晓芳　武玉华　王瑞华　陈振寰◎主编

吉林科学技术出版社

图书在版编目（ＣＩＰ）数据

临床常见病护理要点 / 张永霞等主编. -- 长春：
吉林科学技术出版社，2022.4
ISBN 978-7-5578-9247-0

Ⅰ．①临… Ⅱ．①张… Ⅲ．①常见病－护理 Ⅳ.
①R47

中国版本图书馆 CIP 数据核字 (2022) 第 091566 号

临床常见病护理要点

主　　编　张永霞等
出版人　宛　霞
责任编辑　张　凌
封面设计　济南皓麒信息技术有限公司
制　　版　济南皓麒信息技术有限公司
幅面尺寸　185mm×260mm
字　　数　295 千字
印　　张　12.25
印　　数　1-1500 册
版　　次　2022年4月第1版
印　　次　2023年3月第1次印刷

出　　版　吉林科学技术出版社
发　　行　吉林科学技术出版社
地　　址　长春市福祉大路5788号
邮　　编　130118
发行部电话/传真　0431-81629529 81629530 81629531
　　　　　　　　　　81629532 81629533 81629534
储运部电话　0431-86059116
编辑部电话　0431-81629518
印　　刷　三河市嵩川印刷有限公司

书　　号　ISBN 978-7-5578-9247-0
定　　价　98.00元

编　委　会

目　　录

第一章 护理管理

第一节 绪 论

一、管理概述

(一)管理的内涵

1.管理的概念

所谓管理,是指管理者通过计划、组织、领导、控制等职能,合理有效地协调和利用组织资源,与被管理者共同实现组织目标的过程。要准确理解这一概念,需要明确以下几点:①管理的对象是组织所拥有的资源,包括人、财、物、时间和信息五个方面。其中人是管理的主要对象,人际关系是管理的核心问题;由于时间具有不可逆性,所以时间是管理过程中最稀有、最特殊的资源;②管理要解决的基本矛盾是有限的资源与互相竞争的多种目标之间的矛盾;③管理是为实现组织目标服务的,它是一个有意识、有目的的行为过程。

2.管理的职能

管理的职能,也就是管理的作用或功能,与管理者的职能是统一的。管理的职能还有另外一种含义,即它是管理过程中的基本要素或主要步骤。人们对管理的职能有多种不同的划分,本书按目前管理界公认的四职能学说,从计划、组织、领导、控制四个方面来论述管理职能。

(1)计划:计划是为实现组织既定目标而对未来行动方案做出选择和安排的工作过程。具体说就是确定做什么、为什么做、什么人去做、什么时间做、在什么地点和怎样去做。虽然计划工作不可能完全准确地预测未来,但是,如果没有计划,医院的护理管理工作就会陷入盲目状态,医院的护理管理目标的实现就没有保障。好的计划可以促进和保证管理人员在今后的工作中开展有效的管理,从而有助于将预期的目标变成现实。

(2)组织:"组织"一词具有双重的含义:作名词用,主要指组织形态;作动词用,即指组织工作,是指对人员角色安排和任务分配。这两层含义在医院和护理管理中都要涉及,但主要是第二层含义,即动词意义上的组织工作。组织职能的主要内容包括医院和护理管理的结构设计、人员配备、医院护理管理的规划与变动、医院护理管理授权等。组织是分配和安排医院护理管理成员之间的工作、权力和资源,实现医院护理管理目标的过程。不同的目标有不同的组织结构。关系和时间是医院护理管理行为的核心。组织职能使医院护理管理当中的各种关系结构化,从而保证计划得以实行。人事或人员配备也属于组织职能,是指管理者根据医院和护理管理内部的人力资源供求状况,所进行的人力资源招聘和选拔,培训与发展,计划、预测和控制、配置与保障,工作分析与设计,考评与激励等一系列活动或过程,其目的是配备合适的人员去充实医院护理管理中的各项职务,以保证医院护理管理活动的正常进行,进而实现医院护理管理的既定目标。人员配备包括选人、用人、评人、育人和留人五个方面。

(3)领导:领导是指导和督促组织成员去完成任务的一项管理职能。领导就是管理者带领和指挥组织的全体成员同心协力地执行组织的计划,实现组织的目标的活动过程。由于领导总是伴随着服从,而下属一般是愿意服从于那些他们认为可以使自己的需要、愿望和要求得到满足的领导者。所以,领导工作成功的关键在于选好、用好人才,创造和保持一个良好的工作环境。领导工作是一种行为活动,需要运用影响力、激励、沟通等多种手段。目前,已有许多学者专门予以研究和探讨,并逐渐形成了领导科学,成为管理科学一个新的分支。

(4)控制:控制就是为实现组织目标,以计划为标准,由管理者对被管理者的行为、活动的检查、监督、调整等管理过程。计划职能与控制职能密不可分。计划是控制的前提,它为控制提供了目标和标准;控制是实现计划的手段,没有控制,计划就不能顺利实现。有效的控制,需要提高预见性,在偏差发生之前及时采取预防措施,把问题消灭在萌芽之中,还要迅速及时建立完善的信息管理系统,加强信息的收集、分析和反馈。

一般而言,制订好计划后,就要进行医院和护理管理设计和安排、实施领导。计划、组织、领导、控制这几项职能在具体的管理实践活动中的次序不是一成不变的,多项职能常常同时进行,而且交织在一起,既相互联系、相互影响,又互为条件、共同发生作用。

总而言之,管理工作就是要设计和保持一种环境,使所处其中的人们能够协调地开展工作,从而最大限度地利用各种资源,有效地实现组织的目标。

3.管理者

(1)概念:一般组织成员可以分为操作者和管理者。管理者是直接从事指挥别人活动的人。操作者直接从事某项工作或任务,不具有监督其他人工作的职责,如护理员、卫生员。相反,管理者不仅对自己的工作负责,而且要对别人的工作负责。他们位于操作者之上的组织层次中。假定作为一个管理者,一定要有下级。管理者通过协调其他人的活动达到与别人一起或者通过别人实现组织目标的目的。

(2)不同组织层次管理者需要具备的管理技能:组织内的管理者,可以划分为基层管理者、中层管理者和高层管理者。所有的管理者无论处在哪个层次上,都要制定决策,都要履行计划、组织、领导和控制职能,都要为组织中的成员创造并保持一种环境,使成员发挥聪明才智,使组织取得预期效果。管理学家们指出,在从事管理活动时,所有的管理人员都应具备四种管理技能:专业技能、人际交往技能、理性技能和设计技能。然而不同组织层次的管理者,花在管理职能上的时间有很大差别,即他们在履行管理职能的程度和重点有所不同。就职能来说,随着管理者在组织中的晋升,即职务越高,就会越从事更多的计划工作和更少的直接监督工作。所以,管理者所需的管理技能构成会因组织层次的不同有差异。

①专业技能:在专业方面所需要的知识和水平,包括利用工具和特殊技术指导部属的能力。例如护理管理者需要的护理专业知识和技术、技能。

②人际交往技能:与他人一起工作的能力,包括协作精神、团队精神,以及创造一个使员工

感到安全和能够自由发表意见的环境的能力。

③理性技能:能够总揽大局,有大局观念;有在复杂的环境中辨认重要因素和理解各要素相互关系的能力。有人称之为概念技能。

④设计技能:解决问题的能力,不仅能发现问题,而且能解决问题;如果仅是"看到问题的人",他们是不合格的;因此,管理人员必须能够依据所面临的问题发现并找出解决问题的可行方法。

4.管理的对象

管理的对象指的是管理过程中管理者所作用的对象,是管理的客体。管理的对象是包括人员在内的,医院和护理管理中所有的资源。其中,人力资源是最重要的管理对象。作为管理对象的医院和护理管理拥有的资源主要指以下几种:

(1)人力资源:人具有思维和创造性,在医院护理管理中,人力资源是最为重要的资源。如果这种创造性得以发挥,就能够产生极大的能量。同时,人具有感情,其工作效率、生产积极性的发挥都会受感情因素的影响。而感情因素是最难以定量化、模式化的因素。由此决定了人是医院护理管理中难度最大,也最能够体现和需要艺术性的管理对象。正因为如此,现代管理才特别强调要以人为本。充分开发、利用医院内的人力资源,积极争取医院护理管理所缺乏的外部的人力资源。在人尽其才的基础上,积极地对员工进行培训,不断地提高成员的素质。

(2)财力资源:在市场经济中,财力资源既是各种经济资源的价值体现,又是具有一定独立性和运动规律的特殊资源。任何一个组织,都可以从财力资源运用的角度来考察其管理的水平与成效。管理财力资源,目标就是要实现财尽其力,通过聚财、以财生财,对资金实行有效管理,保证管理计划的圆满完成。

(3)物力资源:物是人们从事社会实践活动的物质基础。任何一所医院的生存与发展都离不开物质基础。随着知识经济时代的到来,一所医院的物力资源不仅包括医院的有形资产,还应当包括无形资产。而且在这些无形资产中,有相当一部分是与人力资源紧密相结合的。要遵循客观事物发展规律,根据医院和护理管理目标和实际情况,对各种物力资源进行最优配置和最佳利用,做到物尽其用。

(4)信息资源:信息是物质属性和关系的表征。宇宙中的万事万物都是通过各自的信息来显示其固有特征的。在医院护理管理中,信息是不可缺少的构成要素。随着信息社会的到来,广泛地收集信息、精确加工和提取信息、快速准确地传递处理信息成为信息管理的重要内容。作为管理者,应该时刻保持对信息的敏感性,并具有对信息迅速做出反应的能力。

(5)时间资源:时间是运动着的物质的存在形式,物质与时间和空间都是客观存在且不可分割的。时间是无形的,却是有价值的。成功者与不成功者具有相同的时间,但实现的价值却不尽相同。管理者要善于管理和安排时间,在最短的时间内完成更多的事情,创造更多的财富。

5.管理的方法

(1)行政方法:行政方法是指在一定的组织内部,以组织的行政权力为依据,运用行政手段,按照行政隶属关系来执行管理职能,实施管理的一种方法。

行政方法的特点：

①一定的强制性：以医院的行政权力为基础，以下级服从上级为原则，因此，行政方法的时效性很强，见效快。

②明确的范围：它只能在行政权力所能够管辖的范围内起作用。

③不平等性：行政管理方法是以组织的权力为基础，以服从为原则。上级对下级发出的命令，下级在执行中不能就利益或者其他方面的要求讨价还价。所以，在医院护理管理中，应用行政方法实施管理，下级与上级的地位是不平等的。

（2）经济方法：经济方法是指以人们的物质利益的需要为基础，按照客观经济规律的要求，运用各种物质利益手段来执行管理职能，实现管理目标的方法。

经济方法的特点：

①利益性：经济方法主要利用人们对经济利益和物质利益的追求，来引导被管理者。

②交换性：经济方法实际上是以一定的交换为前提的。管理者运用一定的报酬手段影响被管理者去完成所承担的任务。

③关联性：经济方法使用的范围十分广泛，影响面宽，与各个方面都有着直接或者间接的联系。

要注意的是，经济方法虽然具有多方面的积极意义，但也有相当的局限性。因为人们的需求不可能仅仅只有物质利益，决定人们行为积极性的也并非只有对经济利益的追求。在具体的实践中要注意这一点。否则，会导致"一切向钱看"的倾向。

（3）教育方法：教育是按照一定的目的、要求对受教育者从德、智、体诸方面施加影响，使受教育者改变行为的一种有计划的活动。

教育方法的特点：

①教育是一个较缓慢的过程：以转变人的思想、价值观为特征，以提高人的素质为目的。

②教育是一个互动过程：在教育的过程中，教育者和受教育者都在提高，是一个相互学习、相互影响的活动。教育要起作用，教育者必须为人师表、以身作则，身体力行。

③教育的形式是多样的：教育的具体方法很多，如思想政治工作、企业文化建设、工作岗位培训、对员工的感情投资等都是行之有效的教育方法。

管理发展史表明，教育的方法虽不是万能的，但缺少教育的管理也是不行的。因为人们在任何一个社会组织中，除了谋求一定的物质利益、社会归属、自我价值的实现之外，还包括自身的成长、自我的完善。这些方面的要求是报酬、职位所不能满足的。对员工进行教育，是提高管理效率、增强医院和护理管理的凝聚力、调动员工积极性的重要方法。

（4）数量分析方法：数量分析方法是建立在现代的系统论、信息论、控制论等科学基础上的一系列数量分析、决策方法。数量分析方法在现代管理中的运用越来越普遍。这种方法运用得当，可以提高管理的科学性、决策的准确性。数量分析方法在医院护理管理的物力资源和财力资源的管理中运用的空间极其广阔，在人力资源管理中也有一定的适用范围。

数量分析方法的特点：

①模型化：指在假定的前提条件下，运用一定的数理逻辑分析，对需要解决的问题建立起一定的模型。

②客观性强:在使用这些方法时,除了假定前提条件和选择分析的数量分析方法之外,在建立模型和进行推导的过程中,基本上不受人为因素的影响,具有较强的客观性。

(二)管理的基本特征

1.管理的二重性

管理具有二重性:一是自然属性,二是社会属性。管理的自然属性,是指管理过程对人、财、物、时间、空间、信息等资源进行组合、协调和利用中,包含着许多客观的、不因社会制度和社会文化的不同而变化的规律和特性。管理的这种不因生产关系、社会文化的变化而变化,只与生产力发展水平相关的属性,就是其自然属性。管理的社会属性,是指因为人生存在一定的生产关系条件下和一定的社会文化和政治、经济制度中,必然要受到生产关系的制约和社会文化、政治、经济制度的影响。不同的生产关系、不同的社会文化和经济制度都会使管理思想、管理目的以及管理的方式方法呈现出一定的差别,从而使管理具有特殊性和个性,这就是管理的社会属性。

管理的自然属性为我们学习、借鉴发达国家管理经验提供了理论依据,使我们可以大胆地引进国外成熟的管理经验,以便迅速提高我国的管理水平。而管理的社会属性则告诉我们,绝不能全盘照搬国外做法,必须考虑国情,建立有中国特色的管理模式。

2.管理既是科学又是艺术

(1)管理的科学性:科学是反映自然社会和思维等客观规律的知识体系。管理的理论是由一系列的概念、原理、原则和方法构成的知识体系,而这些知识是从假设、实验和分析发展而成的,反映了管理活动的科学性。

(2)管理的艺术性:管理的艺术性是指能够熟练地运用知识,并且通过巧妙的技能来达到某种效果。而有效的管理活动正需要如此。真正掌握了管理学知识的人,应该能够熟练灵活地把这些知识应用于实践,并能根据自己的体会不断创新。

管理实践活动是一门艺术,而指导这种实践活动的知识体系——管理学则是一门科学。所以,管理既是科学又是艺术,是科学性和艺术性的辩证统一。

3.管理的普遍性与目的性

管理广泛存在于人类的各种活动之中,涉及社会每一个角落,与人们的各项社会活动息息相关。管理同其他社会实践活动一样,都是有意识、有目的的活动,管理的一切活动都要为实现组织目标服务。正是因为有了共同的目标,不同的管理职能、管理活动才能成为一个整体,组织才能求得生存和发展。

4.管理或管理人员任务的一致性

管理过程就是要设计和维持一种系统,使得在这一系统中共同工作的人们,用尽可能少的支出(包括人力、物力、财力、时间以及信息),去实现医院护理管理预定的目标。虽然管理人员处于不同的层次,执行的任务也不尽相同,但管理人员的基本职能是相同的。不同的是上层主管(护理部主任)比基层主管(护士长)更侧重计划职能。但是,所有的成员都需要为医院和护理管理创造一种环境,使人们在其中可以通过努力去实现他们的目标,这便是他们共同的任务。

(三)管理学及其研究内容

1.管理学的概念

管理学,是研究管理活动的基本规律与方法的一门科学。管理学发展到今天,已经形成一个庞大的管理学谱系,几乎每一个专门领域都已经形成了专门的管理学。如:为企业经营要求形成的企业管理学以及为医院护理管理服务的护理管理学等。

2.管理学的特点

(1)实践性:管理学的理论直接来源于管理的实践活动,并且直接为管理实践活动提供指导。管理学是通过对众多的管理实践活动进行深入的分析、总结,并在此基础上形成理论的科学。

(2)综合性:人们的管理活动,除了受生产力、生产关系、上层建筑等因素的影响之外,还要受到自然的、心理的甚至还有感情等因素的影响,要做好管理工作,提高管理效率,管理者必须考虑组织内外所存在的多种影响因素,掌握多种学科的知识,如心理学、数学、社会学、经济学、政治学等学科的知识。综合运用现代自然科学、社会科学的理论和方法,去解决现代科学技术发展带来的各种复杂社会现象和问题。

(3)社会性:管理学研究的是管理活动中的各种关系及其一般规律。在管理活动中,人既是管理的主体,也是管理的客体。所以,管理学研究的主要是对人的管理。这就决定了管理学必然带有很强的社会性特征。

3.管理学的研究内容

管理的普遍性决定了管理学研究内容的广泛性。根据管理的性质和管理学的研究对象与特点,管理学的研究内容大体上有以下几个方面。

(1)根据管理的二重性,从三个角度研究管理学

①从生产力角度看,管理学主要研究如何合理规划组织生产力,包括如何合理分配和充分利用组织中的人、财、物、时间、信息,以适应组织目标及社会的需求,求得最佳经济效益和社会效益。

②从生产关系角度看,主要研究如何建立和完善组织机构和管理体制,如何正确处理组织中人与人之间的相互关系,如何有效地实施激励,最大限度地调动各方面积极性和创造性,实现组织目标。

③从上层建筑角度看,主要研究如何使组织内部环境与组织外部环境相适应的问题,即如何使组织中各项规章制度、劳动纪律、文化氛围与社会政治、经济、法律、道德等上层建筑保持一致,从而维持正常的生产关系,促进生产力的发展。

(2)从历史的角度出发,研究其思想及理论,通过对管理学古典管理理论阶段、行为科学阶段、现代管理理论阶段等三个阶段的学习,研究管理思想及理论的形成演变和发展。

(3)从管理者的角度出发,研究管理过程

①从管理活动有哪些职能着手,研究管理过程。

②从各项职能涉及的要素研究管理过程。

③从执行职能中应遵循的原理、采用的方法及程序和技术出发研究管理过程。

④从执行职能过程中遇到的障碍和阻力,以及如何克服这些障碍和阻力着手研究管理过程。

二、护理管理发展趋势

传统的经验管理正由科学管理所代替。随着管理学科理论的发展和新的管理模式、管理方法的不断涌现,护理管理也得到了一定的发展。但是我国社会环境和卫生改革的大环境影响着护理实践中的问题,如护理人才和护理管理人才的短缺和流失问题、新知识新技术的产生和应用问题、新的管理模式和方法的使用问题,这些问题都使护理管理正面临前所未有的挑战。但社会的需要、卫生改革的深入和护理专业本身的发展给护理管理也带来了新的机遇。未来护理管理的发展趋势可概括为以下几个方面:

(一)管理的制度化和规范化

制度就是组织要求各成员共同遵守的办事规程及行动准则。制度化管理或管理的制度化,就是在一个正式组织中,制定、公布、推行成文的制度,人人都在制度的约束下工作,事事都有制度的规范。制度的确立有以下作用:规定行为准则保证组织秩序,明确成员权利、义务与职责,是划定行动正确与否的界限。制度化管理的关键:制度面前人人平等,严禁个人擅自更改制度和规定,强化监督检查,纠正违规错误。管理的制度化和规范化是科学管理的表现。

(二)管理的程序化

程序化,简单地说就是事情进行的先后次序。管理的程序化,就是指对拟定完成的工作制定周密的程序,并且严格按照程序进行操作的管理模式。程序化管理的重要作用:通过制定科学的程序,严格执行程序,保证每个环节的工作质量,从而保证预期的工作结果。程序化管理有助于对管理过程进行控制,防止权力滥用,保证合理分工,提高管理效率。管理的程序化也是科学管理的表现。

(三)管理的数量化

管理的数量化指的是在管理中普遍运用量化指标,对工作的要求与标准予以说明,并以此作为对员工工作进行考核和奖惩的管理方法。量化管理的积极作用:员工能准确把握工作的要求与标准,管理者能准确评价员工的贡献;量化指标体系是科学管理的重要标志。

(四)管理的人性化

管理的人性化就是在管理的制度、管理的方法、管理的过程都力求符合人性的要求,体现以人为本,尊重人性,有助于人的发展。人性化管理的实现:树立人格平等的管理理念,建立护理管理者与成员共同发展的管理目标,使用有利于成员生理心理健康的管理模式。人性化管理是科学管理发展到较高阶段的反映。

(五)管理方法的多样化和管理模式的个性化

护理管理的对象是为人类健康服务的护理人员及组织所拥有的为健康服务的其他资源,由于护理人员服务对象的特殊性,要求护理管理区别于企业管理,这就需要在管理学科发展的大前提下不断探索适合临床护理和社区护理的管理模式和方法,提高管理效率和护理质量。

(六)护理信息管理网络化

随着医院信息系统的完善,计算机在护理工作和护理管理中已应用到各个方面。例如建立护理专家咨询系统、情报检索系统,临床应用计算机处理医嘱,观察病情,人员、财务、物资、质量、教学等行政管理,从而提高了工作自动化程度,提高了效率和质量。

(七)护理经济学的研究和应用

随着我国卫生工作的市场化经营和加入 WTO 后的形势发展,医疗机构之间的竞争加剧,所以医疗机构不但要重视社会效益,还要重视经济效益。护理经济学方面的研究将会增加,护理人员将参与制定体现护理人员技术劳务价值的定价体系工作,护理人员在工作中也将承担医、药费用收支和成本核算工作。在工作中怎样以最少的投入获得最大最优的收益,是护理经济学研究的核心。

(八)护理管理研究的开展和深入

护理管理学研究主要集中在两个方面:一是护理管理理论研究;二是护理管理实践研究。作为一个学科,护理管理学仍然有待完善,包括护理管理学理论体系的建立和独特的管理模式、管理方法的形成和发展。这些都需要不断吸取现代管理科学的理论和方法,并结合护理学的特点在护理管理实践中不断探索,从而加强护理管理学科的建立。

(九)护理管理法律法规的建立健全

1994 年,卫生部颁布了我国第一部法规文件《中华人民共和国护士管理办法》。2008 年 1 月国务院颁布了《中华人民共和国护士管理条例》,为护理管理提供了法律依据。

第二节　现代管理理论和原理

一、现代管理理论

现代管理是在科学管理不断发展的基础上,应用运筹学、系统理论、统计学等原理和方法,结合行为科学的应用,把组织看成由人和物所组成的完整系统而进行的综合性管理。

(一)管理理论丛林

第二次世界大战以后,随着科学技术和社会格局的巨大变化,诸多学者从不同的学科、不同的角度出发,运用不同的方法对管理展开研究,形成了各种各样的管理学派。1961 年,美国加州大学洛杉矶分校的哈罗德·孔茨认为,管理学至少形成了 6 大学派。这 6 大学派包括以下几种。

1.管理过程学派

管理过程学派又称管理职能学派。这一学派以管理过程或者管理职能作为研究对象,认为管理就是在组织中通过别人或与别人共同完成任务的过程。管理的职能和过程包括计划、组织、领导和控制。他们试图通过对管理过程或者职能的分析研究,从理性上加以概括,把用于管理实践的概念、原则、理论和方法结合起来,构成管理的科学理论。他们的学说都是围绕管理过程或职能的分解和设定开始的,其他的管理学内容,则多归入所划分的管理过程或职能之中。

2.社会系统学派

这一学派从社会学的角度研究管理,认为社会的各级组织都是一个协作系统,进而把组织中人们的相互关系看成是一种协作系统。其主要观点是:组织是由人组成的协作系统,由 3 个因素构成,即协作的意愿、共同的目标和信息的沟通。管理人员在组织中的作用,就是在信息沟通系统中作为相互联系的中心,并通过信息沟通来协调组织成员的协作活动,以保证组织的正常运转,实现组织的共同目标。管理人员的主要职能有 3 项:①建立和维持一个信息沟通系统。②确定组织的共同目标及各部门的具体目标。③选拔任用组织成员,使组织成员为这些目标的实现做出贡献,同时保证协作系统的生命力。

3.管理科学学派

管理科学学派认为,管理中的人是理性人,组织是追求自身利益的理性结构,经济效果是其最根本的活动标准,管理过程是一个合乎逻辑的系统过程,因此,管理活动可以运用数学的方法来分析和表达。科学管理学派主张,采取数学模型和程序来分析和表达管理的逻辑过程,借助于计算机和运筹学,求出最佳答案,实现管理目标。科学管理学派创设了若干管理研究的定量分析方法,如决策树方法、线形规划方法、网络技术方法、动态规划方法、模拟方法、对策方法等。

4.系统管理学派

系统管理理论运用系统论的范畴和原理,对组织的管理活动和过程进行分析和研究。系统管理学派认为,组织是一个整体的系统,它由若干子系统组成。组织中任何子系统的变化都会影响其他子系统的变化,为了更好地把握组织的运行过程,就要研究这些子系统和它们之间的相互关系,以及它们如何构成了一个完整的系统。同时,组织又是社会系统中的一个子系统,它受到其他社会子系统的影响,组织系统必须通过和周围环境的相互作用,并通过内部和外部信息的反馈,不断进行自我调节,以适应自身发展的需要。对于组织的管理分析,应该按照系统的原则进行,即以系统的整体最优为目标,对组织的各方面进行定性或定量的分析,选择最优方案。

5.决策理论学派

决策理论学派是以社会系统理论为基础,吸收了行为科学、系统理论、运筹学和计算机科学等学科内容而发展起来的,是西方有较大影响的管理学派。这一学派认为,管理活动的全部过程都是决策过程,因此,管理就是决策。决策过程分为 4 个阶段:收集情报、拟订计划、选择计划和评价计划。他们特别强调信息联系在决策过程中的作用。决策学派的代表人物西蒙等人把社会系统理论同心理学、行为科学、系统理论、计算机技术、运筹学结合起来考察人们在决策中的思维过程,并分析了程序化决策和非程序化决策及其使用的传统技术和现代技术,提出了目标分析法等决策的辅助工具,被人们认为对管理人员的决策确有帮助,并在今后对人工智能等问题的深入研究提供了基础。决策理论得到了人们的较高评价,西蒙因此获得了诺贝尔经济学奖。

6.权变理论学派

权变理论学派认为,组织和成员的行为是复杂的、多变的,这是一种固有的性质。而环境的复杂性又给有效的管理带来困难,所以没有一种理论和方法适合于所有的情况。必须根据管理的条件和环境随机变化,通过观察和分析大量的案例,从中分析管理方法技术与条件环境的联系,寻求管理的基本类型和模式。权变理论强调随机应变,灵活应用过去各学派的特色。权变理论是能把各种管理的基本原理统一起来的理论,但权变理论对于管理理论没有突破性的发展,是对已往理论的灵活应用。

另外,管理理论丛林还包括行为科学学派、经验主义学派、经理角色学派、社会-技术学派和经营管理学派。

(二)管理理论发展

20世纪80年代,尤其是90年代以来,随着知识经济的崛起、全球经济一体化进程的加快、市场竞争的日益激烈以及员工需求的深切呼唤等企业内外环境的变化,企业管理面临许多前所未有的新情况和新问题,而对这些新情况和新问题的探讨与研究的结果,便产生了众多新的、颇具建设性的管理理论,它们分别从不同的视角提出了企业管理的发展思路。尽管有些管理理论尚不成熟,还处于发展之中,但它们所体现出来的管理思想和观点是不容忽视的,值得深入研究。我国东北大学工商管理学院的张兰霞博士对20世纪80年代以来,尤其是90年代以来出现的新的管理理论进行了系统的研究,并相对于孔茨的"管理理论丛林"称之为"新管理理论丛林",主要有以下几种:

1.核心能力理论

新管理理论的发展经历了三个阶段:经典战略理论阶段、产业结构分析阶段(波特阶段)和核心能力理论阶段。核心能力理论代表了战略管理理论在20世纪90年代的最新进展,它是由美国学者普拉哈拉德和英国学者哈默于1990年首次提出的,他们在《哈佛商业评论》所发表的《公司的核心能力》一文已成为最经典的文章之一。核心能力理论是当今管理学和经济学交叉融合的最新理论成果之一,源于战略管理理论、经济学理论、知识经济理论、创新理论等对企业持续竞争优势之源的不断探索,体现了各学科的交叉融合。

核心能力理论认为,并不是企业所有的资源、知识和能力都能形成持续的竞争优势。区分核心能力和非核心能力主要在五个方面:①价值性。核心竞争能力必须对用户看重的价值起重要作用。②异质性。一项能力要成为核心能力必须是为某公司所独有的、稀缺的,并没有被当前和潜在的竞争对手所拥有。③不可模仿性。其他企业无法通过学习获得,不易为竞争对手所模仿。④难以替代性。没有战略性等价物。⑤延展性。从公司总体来看,核心竞争能力必须是整个公司业务的基础,能够产生一系列其他产品和服务,能够在创新和多元化战略中实现范围经济。

只有当企业资源、知识和技能同时符合上述五项标准时,它们才成为企业的核心能力,并形成企业持续的竞争优势。

2.竞争合作理论

竞争合作理论的主要代表作《协作型竞争》一书的开篇写道:

"对多数全球性企业来说,完全损人利己的竞争时代已经结束。驱动公司与同行业其他公司竞争,驱动供应商之间、经销商之间在业务方面不断竞争的传统力量,已不可能再确保赢家在这场达尔文游戏中拥有最低成本、最佳产品或服务,以及最高利润。""很多跨国公司日渐明白,为了竞争必须合作,以此取代损人利己的行为……跨国公司可以通过有选择地与竞争对手以及与供应商分享和交换控制权、成本、资本、进入市场的机会、信息和技术，为顾客和股东创造最高价值。"这就是竞争合作理论的核心。贡献、亲密、远景是竞争合作成功的三要素，"双赢"或"多赢"是竞争合作的目标。

3.团队管理理论

著名的《团队的智慧》的作者卡曾巴赫和史密斯认为：

"团队就是少数有互补技能、愿意为了共同的目的、业绩目标和方法而相互承担责任的人们组成的群体。"在这个定义中，他们强调团队有五个基本要素：①人数不多。一般在 2～25人，多数团队的人数达不到 10 人。②互补的技能。③共同的目的和业绩目标。④共同的方法。⑤相互承担责任。责任与信任是从两个方面支持团队的保证。

团队进行有效运转必备的四个相互关联的条件：一是团队内必须充满活力，活力可通过员工创造性地主动发挥、员工出成就的高度热情、员工和睦相处的精神氛围体现出来；二是团队内必须有一套为达到目标而设置的控制系统；三是团队必须拥有完成任务所需的专业知识；四是团队必须有一定的影响力，特别是团队要有那样一小部分人，他们不仅对团队内部有影响力，而且对团队以外的更大范围也有影响力。

优秀的团队领导必须做到 6 点：①使团队的目的、业绩目标和行动方法恰当而有意义。②建立每个人和团队整体的责任感和自信心，尽量提供积极的建设性鼓励。③为强化团队的综合技能、提高技术水平，应鼓励成员做必要的冒险或经常变换任务和人员。④处理好与团队外的关系，包括排除障碍。⑤为团队或团队成员提供创造业绩的机会。⑥同团队中的每个人一样，尽可能地干实事。

4.情境管理理论

情境管理理论的提出，是基于对古典管理理论的一个假设的反思，即认为所有情境中的管理都存在着一个统一的普遍适用的原则、过程和一个"最好的方法"。然而，实际并非如此。纵观管理发展的历史不难看出，不同时代有不同的管理方式，处于不同组织层次上的管理人员有不同的管理类型。因此，巴赫认为，决定情境的主要因素划分为两类：一类是组织层次；另一类是组织文化。组织层次不同，企业采取的管理类型就不同；组织文化不同，企业所具有的管理风格就会有差异。也就是说，管理职能的执行应与特定的情境相匹配。情境管理理论实际上是权变管理理论的发展。

5.流程再造理论

迈克尔·哈默，美国著名管理学家，他在 20 世纪 80 年代末发明了"再造"一词，用来描述应用信息技术彻底对业务过程重新改造以实现业绩的突飞猛进。这一概念最早引起关注是在《哈佛商业评论》中，后来该词通过一系列畅销书使哈默成为 20 世纪 90 年代初最有影响的管理学家之一。

按照迈克尔·哈默的定义，"流程再造"是指："根本地重新思考，彻底翻新作业流程，以便在现今衡量表现的关键问题上，如成本、品质、服务和速度等获得戏剧性的改善。"这一定义包括四个关键词：一是根本，指企业必须就公司的运营方式提出一些根本性问题，如："我们为什么要做我们所做的事情？""为什么我们要用现在的工作方式做事情？"，通过这些根本性问题的提出，引发人们认识到过去所遵循的规则与假设不但过时，甚至是错误的，必须重新改造过去的流程,这就需要跳出原有的思维定势进行创造性思维;二是彻底,就是要抛弃一切过时的陈规陋习,创造出全新的工作方式,对原有的工作流程进行重新彻底的改造,而不是肤浅的改变或修修补补;三是显著,即企业要通过流程再造取得显著的业绩的提高,获得突变性的"飞跃";四是流程,流程是企业为实现某一目标而进行的一系列相关活动的有序组合,它强调的是工作如何进行,是流程再造关注的焦点。

迈克尔·哈默认为,企业流程再造应包括四个要素:根本、彻底、显著和流程。

企业流程再造的原则为:整合工作流程、由员工下属决定、同步进行工作、流程的多样化、打破部门界限、减少监督审核、减少扩充协调、提供单点接触、集权分权并存。

其特色为:①在崭新的资讯技术支持下,以流程为中心,大幅度地改善管理流程。②放弃陈旧的管理做法和程序。③评估管理流程的所有要素对于核心任务而言是否重要。专注于流程和结果,不注重组织功能。在方法上以结果为导向、以小组为基础、注重顾客,要求严格衡量绩效,详细分析绩效评估的变化。

现代管理新理论还包括智力资本理论、知识管理理论、局限管理理论、可持续发展理论、企业文化理论等。

二、管理的基本原理和原则

管理既是一门科学,也是一门艺术。基本原理是对客观事物本质及其规律的理解,是经过科学分析总结得到的。管理原则是管理活动中所采取的标准和遵循的行为规范。掌握了管理过程中存在的一些基本原理和原则对于管理实践的开展具有极其重要的意义。

(一)管理的基本原理

1.系统原理

系统是若干要素相互作用和发生作用的有机整体。系统原理是指运用系统理论,管理的每个要素与自身系统内外的其他要素发生各种联系,为达到管理目标必须遵循的一个原理。管理的系统原理,就是运用系统论原理和分析方法来指导管理的实践活动,解决和处理管理中的实际问题。

管理的系统原理来自一般系统理论,要深刻理解和掌握管理的系统原理实质。首先应了解和掌握系统理论的基本概念和内容,才能将系统理论应用于管理问题的研究,进行研究时必须把管理的组织机构及被管理的组织机构看成是一个复杂的社会系统,一般将管理的组织机构称为管理系统,而被管理的组织系统则称为组织系统。如医院是一个提供医疗卫生服务的系统,其中包括护理系统、后勤系统、行政系统等,护理系统内还可以分为护理运行子系统、护理支持子系统等。各系统之间相互作用并发挥作用,从而完成医院系统的目标。

对管理者而言,运用管理的系统原理就在于应以系统的观念和系统的方法对组织活动实行系统的管理。以系统的观念看来,管理活动的实质任务就是协调系统内部各要素之间、要素与系统的整体之间、系统与环境之间的关系,以保证系统功能的实现和系统目标的达成。系统的特征包括目的性、整体性、层次性、动态平衡性等。

(1)目的性:是指每个系统都有自己存在的目的,而且不同的系统存在的目的有一定的差异。系统的结构按照系统的目的和功能来建立,系统内的子系统目的应有所区别,避免目的的相同性造成资源的浪费。各子系统的目的与所在系统的目的保持一致,当系统内的各子系统目的完成后,系统的目的也就达到了。

(2)整体性:是指各子系统围绕共同目标组织一个不可分割的整体,而且整体功能大于部分功能之和。系统内的任何要素都不能离开整体而单独发挥作用,要素之间的相互联系和作用不能脱离整体去研究。因此,管理工作更加强调整体性,部分服从整体,才能使得系统整体功能超过各要素功能的相加。

(3)层次性:是指系统的层次结构,即一个系统可以分为若干个子系统,各子系统又可分为更小的若干子系统,从而形成一个层次结构。每一个层次都有自己的功能和职责。同一层次各子系统之间可以横向联系,需调解决的问题可由上一层次系统协调解决。上一层次系统的任务一是向下级子系统发号施令,同时协调解决下级子系统需要协调的问题。

(4)动态平衡性:是指系统根据内外环境的变化,进行动态的调整,从而维持系统的平衡。任何一个系统都处于一定的环境中,与环境进行信息的交换。环境的变化对系统存在一定的影响。系统首先接受外在环境的信息,经过系统内部的处理,再将信息输出,同时调整系统内部的运行,从而保持系统自身的平衡。

2.人本原理

管理哲学中存在以人为中心和以物为中心的管理模式,从管理学理论的发展史中可以看出,管理从以物为中心逐步发展到以人为中心。人本原理是强调管理诸要素中"人"的要素的决定性作用,强调发挥人的核心作用。人本原理认为管理就应该主要是由人进行的管理和对人进行的管理。因此,管理活动必须以发挥人的积极性、创造性和主动性作为首要问题,再运用各种科学的方法和途径,调动人的积极性、激发人的工作热情、充分发挥人在组织活动中的中心作用。

一个优秀的管理者需要充分理解和运用人本原理来指导管理实践活动,但是在管理过程中运用人本原理时应该注意以下几方面:一是强调人在管理过程中的主导地位,管理的目标、计划等均由人来制订,管理的实施也是人来完成的,管理的对象包括物质、信息等也必须由人来组织和运作,无论在管理的任何环节,人的作用都是无可替代的;二是做好对人的管理,合理地组织和使用组织中的人才,采取有效的措施激发人的积极性和主动性,为人员提供良好的工作环境和工作条件,最终使组织达成预定目标;三是创造和谐的人际关系,改革传统的组织结构和管理方式,确立被管理者的主体意识,形成一种全员参与的民主管理方式;四是做好组织成员的培训工作,提高人的自身素质和能力,为提高组织工作效率和实现组织目标提供智力支持。

3.动态原理

世界上一切事物都是处于不断发展和变化的,管理本身也是一个动态的过程。从管理理论的产生和发展过程来看,从古典管理思想到现代管理理论,随着社会实践活动的发展变化,管理理论的发展经历了一个漫长的发展过程,这表明了管理者进行管理实践过程的动态性,也就决定了任何管理活动都应该遵循管理的动态原理。

管理的动态原理要求管理者根据管理对象和外在环境的变化,应适时调整管理方法和选择适宜的管理手段,以适应管理对象和外在环境的各种变化,最终实现组织的目标。在管理实践活动中,重视管理活动的动态特性对于提高管理的针对性和有效性具有积极的意义。运用管理动态原理时,还必须强调认清事物发展变化的规律,把握事物发展的趋势,为做好动态管理奠定基础。

4.效益原理

管理的目的在于产生经济效益和社会效益,效益原理就是一切管理都应以最小的投入得到尽可能多的产出,从而获得最大的效益。效益包含经济效益和社会效益两个方面,经济效益是指组织为社会创造的各种有形财富,而社会效益则是指有利于社会发展的无形财富。因此,管理的效益原理要求对管理的经济效益和社会效益两方面均进行合理的评判,以真正体现出组织的效益。

效益原理要求管理者做一个务实的领导者,反对形式主义和过程主义,注重工作的实效性。如果管理者在管理过程中以效益作为价值目标,紧紧围绕效益开展计划、组织、领导和控制活动,必然会取得良好的效果;相反,如果是以其他目的作为价值目标,管理活动的结果必然与管理的本来价值目标相去甚远。因此,只讲工作量而不讲实效的管理活动是毫无意义的,违背管理的效益原理。

(二)管理的基本原则

原则是指根据对客观事物的基本原理的认识,要求人们共同遵循的行为准则。管理原则就是管理者在管理过程中应该遵守的相关行为准则。

1.整分合原则

整分合原则是指管理者在进行管理活动的过程时应把管理的过程当作一个系统,从组织整体的角度把握环境、确定组织的整体目标,然后围绕组织的整体目标进行系统的分解、分工和落实,最后根据组织系统的整体规划和要求对各环节、各部门分散的管理活动进行协调和综合,靠整体的力量完成整体规划并达成组织总目标。整分合分为 3 个阶段:一是进行系统的整体设计,即所谓的"整";二是在整体设计的基础上对任务和目标进行的分解和分工,即"分";三是在分解和分工的基础上对总的组织目标进行的整体协作和综合,即"合"。以上 3 个阶段是相辅相成的,但是整分合原则在实际运用时需要把握好整体,科学分解目标和进行分工,组织综合需要良好的协调,以整体任务和目标的达成为标准,对各分目标进行系统的综合与优化,建立起有效的反馈机制和评价体系以保证活动不偏离组织总目标的要求。

2.相对封闭原则

相对封闭原则是指管理者在进行组织管理活动时,必须把管理组织当成一个与外部环境有密切的物质、能量和信息交换,但其内部又有着相对稳定的结构和特定的工作任务的系统来进行管理。对于管理系统自身来说,管理的各个环节相互联系并发挥作用,形成一个首尾相连的闭合环路;对于系统外来说,任何一个系统都是开发的,与相关系统存在相互联系。管理的相对封闭原则强调管理活动的过程中各要素之间的相互制约和促进,保证组织系统的存在和发展。

3.能级原则

能级原则是以人为中心的管理所应该遵循的原则之一,要求管理者在从事管理活动时,为了使管理活动稳定、高效,必须在组织系统中建立一定的管理层次,并设置各管理层次的管理职责和工作规范、标准,规定相应的管理任务、设置相应的管理权力,从而构建起严密、稳定的组织网络体系和组织管理结构系统,再按照组织成员所具备的不同的能力和素质,将把他们安排在适合的职位上,使之能充分发挥自己的能力。管理的能级原则要求必须按层次进行能级管理,管理工作中稳定的组织化结构应当是正三角形;不同的能级对应相应的责权利,在其位谋其政;随着环境和条件的变化,各类能级是动态对应的。

4.动力原则

动力是管理活动开展的必要条件,管理中的动力包括动力源和管理动力机制。在管理活动中,从事活动的人的种种需求及各种刺激诱导因素都可以成为动力源,并成为符合组织目标方向的机制。管理动力主要包括物质动力和精神动力,即人们为得到物质需求付出的相应行为的物质动力和以满足人类的精神需求为本源的、在追求精神满足时所付出的相应行为的精神动力两种。应该明确的是,物质动力是动力源的基础,因为人类要生存首先需要满足的即是物质需求,而当人们的物质需求得到一定程度的满足时就会产生较高级的精神需求。管理的动力原则指管理者在从事管理活动时,必须正确认识和掌握管理的动力源,运用管理的动力机制,有效地激发、引导、制约和控制被管理者在以满足需求为动力的种种行为,使这些行为聚集到完成组织目标的方向上,以保证管理活动有序、高效、持续地进行。

5.行为原则

管理的行为原则是指管理者熟悉管理对象的行为特点,根据管理对象的行为动机,制定相应的措施激发管理对象的积极性,达到有效管理和实现组织目标的目的。管理者激发管理对象行为主要有4个方面:一是满足人的合理需要,包括物质和精神两个方面的需求;二是合理设置目标,调动人的积极性;三是制定奖惩制度,但以奖为主,发挥正面激励的作用;四是合理用人,根据人的特点和特长来用人,使得人与岗位相匹配,达到才尽其用的目的。

6.反馈原则

管理的反馈原则是指管理者在进行管理时,对管理过程中的效果与组织目标进行比较,将比较的结果信息及时反馈给管理者,管理者采取相应的措施控制活动,确保组织目标的顺利达成。反馈就是通过信息的输入和输出,从而对结果起到控制的作用。因此,在管理活动中,需要建立起灵敏、准确、有力的信息反馈子系统,使之具备强大的信息收集、整理、分析、储存和传递等功能。管理者根据反馈的信息实施及时而有效的控制,因为信息反馈的最终目的是发现偏差并通过控制系统及时纠正。

7.弹性原则

弹性原则是基于系统内外环境变化的复杂多变的特性和组织系统的动态原理提出的。由于管理活动受到多方面因素的影响,管理活动的结果具有不确定性,因此,管理需要留有余地。管理的弹性原则是指管理者根据系统内外环境间的联系,分析和预测各种可能影响组织运行的因素,使得制订的组织目标、计划、领导和控制等均留有充分的余地,以增强组织管理系统的应变能力。此外,管理的弹性原则还可以表现为组织制定的目标及实施方案富有弹性,均要留有余地并要根据不断变化的条件进行调整,防止一成不变的管理;同时,弹性原则要求提高管理者的综合素质,使得管理者必须具备随机应变的管理能力。

8.价值原则

价值原则是基于效益原理而提出的,价值原则是指在管理活动中,以价值规律去衡量组织活动的效率。效率则是指投入与产出的比率,以最少的投入获得最多的产出,就可以获得最佳的效率。管理获得的利益包括经济利益和社会利益两个方面,而投入则包括物质资源、财力资源、智力资源、时间资源等各项支出,在评价投入与产出的效率时就应该从以上各方面进行综合全面的评估,以获得科学合理的结论。

(三)管理基本原理及原则的应用

1.系统原理及相应原则的应用

系统原理对应的是整分合原则和相对封闭原则,在护理管理中被广泛应用。医院是一个大系统,护理系统是医院大系统中的一个子系统,护理系统既保持自身系统的独立性,同时与医院大系统及医院大系统内的其他子系统是协调发展的,这样才能更好地完成医院系统的目标。单就护理系统来说,它是由不同层次的护理部门分工合作而形成,从上至下有护理部主任、科护士长、病区护士长和护士,不同的职位有着不同的职权。护理系统中的各级护理管理部门分工协作,并通过明确的责任制度来保证系统的有效运行。当各个护理人员和各护理部门都能够完成工作任务,护理系统的总目标就自然达到了。因此,在医院管理和护理管理系统中,既要注意分工协作,又要注意整体目标一致。当每一个下属子系统都能够有效运作时,子系统的上一级系统目标就会得到有效的实现。

2.人本原理及相应原则的应用

人本原理对应的是能级原则、动力原则和行为原则。护理管理主要是对人的管理,人的因素对管理活动效果产生重要的影响作用,但是以人为中心的管理,需要很高的管理技巧和管理艺术。在护理管理中,重视发挥护士的积极作用,建立激励机制,建立科学合理的绩效考核制度,使得奖金与工作绩效挂钩,从而激发护士的工作积极性;在物质激励的同时注重精神激励,对护士工作中的积极表现或取得的成绩及时予以肯定,激发护士的工作热情;让护士积极参与管理,护理管理者多倾听下属的意见,发挥护士的主人翁作用;护理管理者合理授权给下属,信任下属,激发护士的工作潜能。

3.动态原理及相应原则的应用

动态原理对应的是反馈原则和弹性原则。随着现代医学模式的发展及新的卫生政策的变化,护理模式也在不断发生改变,这对护理工作提出来新的挑战。护理管理者需要把握医疗卫生事业发展的变化,搜集新的信息,对护理管理目标和管理方法进行相应的调整,以动态的管理适应社会环境的变化。如护理部制定未来5年的发展规划,但是随着医疗环境的变化,出现一些新的情况,医院也在调整既定的目标和发展规划,这时护理部也需要进行调整。这就要求护理部在制定发展规划时候要留有余地。此外,护理部对护理服务过程进行监督管理,对发现的问题及时予以提出,要求下属有针对性地提出整改措施方案;对发现的一些好的做法,也可以进行及时总结和推广,目的是促进护理质量的提高。

4.效益原理及相应原则的应用

效益原理对应的是价值原则。护理管理的价值体现在两个方面:一是经济效益,以最低的护理成本和代价取得最佳的护理服务经济收益,这是从护理服务本身的角度来分析;二是社会效益,护理服务成本作为社会成本的一个组成部分,以尽可能低的护理服务成本来促进更多人的健康水平提高,这是从社会的角度来看待问题。护理管理目的是在提高经济效应的同时,更加注重社会效益,并以社会效益作为最高目标,获得社会整体效益。此外,为了取得良好的效益,最大化实现价值,护理管理需要注重时间管理,提高单位时间的价值。护理管理者需要采取科学管理的方式,将当前任务和长远目标相结合,以社会效益为目标开展护理服务工作。

第三节　护理质量管理

一、质量管理概述

(一)质量管理相关概念

1.质量

质量又称为"品质"。这个词常用于两个不同范畴:一个是指"度量物体惯性大小的物理质量"或"物体中所含物质的量";另一个是指产品或服务的优劣程度。在管理学中是指第二种含义。国际标准化组织对质量的定义是"反映实体满足明确和隐含需要的能力的特性总和"。

质量一般包含三层含义,即规定质量、要求质量和魅力质量。规定质量是指产品或服务达到预定标准;要求质量是指产品或服务的特性满足了顾客的要求;魅力质量是指产品或服务的特性远远超出顾客的期望。

2.质量管理

质量管理是组织为使产品质量能满足不断更新的质量要求并且达到顾客满意而开展的策划、组织、实施、控制、检查、审核及改进等有关活动的总和。质量管理的核心是制定、实施和实现质量方针与目标,质量管理的主要形式是质量策划、质量控制、质量保证和质量改进。它是全面管理的一个中心环节。

3.质量体系

质量体系指为实施质量管理所建构的组织结构、实施程序和所需资源的总和。它是整个全面质量管理的基础。

4.质量策划

质量策划是确定质量目标和要求以及采用质量体系要素并规定必要运行过程和相关资源的活动。

5.质量控制

质量控制指为达到质量要求所采取的贯穿于整个活动过程中的操作技术和监视活动。

6.质量保证

质量保证是为了向服务对象提供足够的信任,表明组织能够满足质量要求,而在质量体系中实施并根据需要进行证实信任度的有计划和有系统的全部活动。

7.持续质量改进

持续质量改进指增强满足要求的能力的循环活动。

（二）质量管理过程

1.质量策划

质量策划包括以下三个方面：

（1）服务策划：对服务质量特性进行识别、分类和比较，并建立其目标、质量要求和约束条件。

（2）管理和作业策划：对实施质量体系进行准备，包括组织和安排。

（3）编制质量计划和做出质量改进规定。

2.质量控制

质量控制在于以预防为主，通过采取预防措施来排除质量形成的各环节、各阶段产生问题的原因，以达到控制偏差和提高质量之目的。质量控制的具体实施主要是对影响产品质量的各环节、各因素制订相应的监控计划和程序，对发现的问题和不合格情况进行及时处理，并采取有效的纠正措施。质量控制强调满足质量要求，着眼消除可能发生的偶发性问题，使产品和体系保持在既定的质量水平上。

3.质量保证

质量保证是一种特殊的管理形式，其实质是组织机构通过提供足够的产品和服务信任度，阐明其为满足顾客和服务对象的期望而做出的某种承诺。

4.质量改进与持续改进质量

其涉及以下几个主要方面：

（1）产品质量改进：包括老产品改进、新产品开发以及服务产品的改进。

（2）过程质量改进：包括采用新技术、新方法、新工艺、新材料、新设备，进行技术改造和技术革新，实施更科学、更严格的过程质量控制方法和手段。

（3）体系质量改进：包括采用 ISO9001 质量管理体系标准和借鉴其他管理体系标准。

（4）增强顾客满意度：增强质量保证能力，提升服务信誉和组织信誉，提高顾客满意度，培养顾客忠诚。

（5）提高质量经济效益：包括增强质量效益和降低质量成本。持续改进是指质量改进不是一次性的活动，而是长期的、不间断的改进过程和活动。它不仅强调提高体系、过程及产品的有效性，同时还着眼于提高体系、过程及产品的效率。

（三）ISO9000 系列标准

"ISO"是国际标准化组织的缩写，是非政府性的各国标准化团体组成的世界性联合会，下设许多专业技术委员会（TC），负责起草标准。其标准是在总结世界发达国家先进质量管理和质量保证经验的基础上编制并发布的一套实用而有效的管理标准。

"ISO9000 系列标准"是指 ISO/TC176（国际化标准组织/质量管理和质量保证技术委员会）指定的全部国际标准。

ISO9000 系列标准提供的是一种标准化的质量管理制度，可以为护理质量管理提供目标，明确划分为质量职能、人员培训、仪器设备质量、护理服务质量、质量监控、预防护理缺陷、质量评价、质量改进与奖惩、质量文件与记录等 10 个方面的管理标准。

我国政府十分重视 ISO9000 系列标准，1988 年宣布等效采用，1992 年改为等同采用，并发布了 GB/T19000《质量管理和质量保证》国家标准。国家还先后成立了"国家质量管理和质量保证标准化技术委员会"和"中国质量体系认证机构国家认可委员会"等机构。

质量管理体系获得质量体系认证证书,证明具有提供高标准服务的能力,是对顾客持续的质量保证,可增加医院无形资产,也能更好地保护患者的利益。我国已有许多医院获得了带有国家认可标志的质量体系认证证书。

采用国际标准,经过咨询认证,可使医院收到以下益处:①医院有了一套正规的质量管理体系文件;②全员经受了国际标准培训;③中层管理人员掌握了现代质量管理的程序与方法;④部门质量职责明确,相互协调配合;⑤管理流程化,运转顺畅;⑥以患者为关注焦点,体现在重视需求调研和让患者满意上;⑦服务缺陷下降,医院效益良好,实现优质低价目标;⑧对发生的质量问题,易于追溯查证,能有效地处理。

二、护理质量管理标准

(一)护理质量标准的概念

1.标准

是为一定范围内获得最佳秩序,对活动或结果规定共同和重复使用的规则、准则和特性文件。标准以科学技术和实践经验为基础,经有关方面一致认定,由公认的机构批准,以特定形式发布,具有一定的权威性。我国的标准分 4 级:国家标准、行业标准、地方标准和企业标准。《中华人民共和国护士管理办法》《综合医院分级护理指导原则》《基础护理服务工作规范》《常用临床护理技术服务规范》等都是正式颁布的国家标准。

2.护理质量标准

是依据护理工作内容和特点、流程、管理要求、护理人员及患者特点、需求而制定的护理人员必须遵守的准则、规定、程序和方法。护理质量标准是护理管理的重要依据,建立科学的、系统的和先进的护理质量标准,有利于提高护理质量和护理管理水平。

(二)护理质量标准分类

护理质量标准依据使用范围分为护理管理质量标准和护理业务质量标准,根据使用目的分为方法性标准和衡量性标准,根据管理过程结构分为要素质量标准、过程质量标准和终末质量标准。

1.要素质量标准

要素质量是构成护理工作质量的基本要素。内容包括:①人员配备,如编制人数、职称、学历构成等。②环境、物资和设备,如仪器设备质量、药品质量、器材配备、环境质量(设施、空间、环境管理)等。③护士技能,可开展业务项目及合格程度的技术质量,如基础护理技术操作质量、专科护理技术操作质量等。④管理制度,如排班、值班传呼等质量、规章制度等基础管理质量。

2.过程质量标准

过程质量又称环节质量,是指各种要素通过组织管理所形成的工作能力、服务项目和工作程序质量。包括管理工作及护理业务技术活动过程,如执行医嘱、观察病情、患者管理、技术操作、护理文件书写、心理护理、健康教育等。

3.终末质量标准

终末质量是指患者所得到的护理效果的综合质量。如皮肤压疮的发生率、一级护理合格率、护理技术操作合格率、差错发生率及住院满意度。

（三）常用的护理质量标准

医院常用的护理质量标准包括护理技术操作质量标准、临床护理质量标准、护理文件书写质量标准及护理管理质量标准四大类。

1.护理技术操作质量标准

护理技术操作质量标准包括基础护理技术操作标准和专科护理技术操作标准。每项护理技术操作质量标准包括总标准和分标准。

(1)总标准:"以患者为中心"贯穿于护理工作的始终;严格执行三查七对;操作正确及时、安全、节力、省时、省物;严格执行无菌原则及操作程序,操作熟练。

(2)分标准:准备质量标准,包括护理人员自身准备、患者准备、环境准备和物品准备;过程质量标准,即操作过程的各个步骤;终末质量标准,即操作完成时所达到的效果。

计算公式:

$$护理技术操作合格率=\frac{护理技术操作考核合格护士人数}{考核护士总人数}\times100\%$$

2.临床护理质量标准

临床护理质量标准包括特级护理质量标准和一级护理质量标准、急救物品管理质量标准、基础护理质量标准。举例如下。

(1)特级护理质量标准:设专人24h护理,备齐急救药品、物品并能随时使用;严密观察病情,并做好特护记录;制订并执行护理计划,正确及时做好各项专科护理和基础护理,患者无并发症。

(2)一级护理质量标准:按病情需要准备急救用品,制订并执行护理计划,每小时巡视,密切观察病情变化,并做好记录。做好晨晚间护理,保护皮肤清洁无压疮。

(3)急救物品管理质量标准:急救物品及药品、器材完好,完整无缺处于备用状态;急救物品的管理做到三及时(及时清理、及时补充、及时检查维修)、五固定(定专人保管、定期检查核对、定点放置、定期消毒、定量供应)。急救物品合格率100%。

3.护理文件书写质量标准

护理文件包括体温单、医嘱执行单、护理记录单、手术护理记录单等。护理记录书写时要遵循客观、真实、可靠、准确、及时、完整的原则,字迹清晰、端正,无错别字,不能用刮、粘、涂等方法掩盖或去除原字迹。

计算公式:

$$护理文件书写合格率=\frac{护理文件书写合格份数}{护理文件抽查总份数}\times100\%$$

4.护理管理质量标准

护理管理质量标准包括护理部管理质量标准、病房护理工作质量标准、门诊护理工作质量标准、手术室质量标准和供应室工作质量标准。举例如下。

(1)护理部管理质量标准:认真落实国家有关法律法规和卫生行业的相关规章制度,专业技术人员具备相应的岗位任职资格,依法执业;护理人员的数量与梯队结构合理,满足保证护理质量的需求;护理管理制度健全,定期检查和质量控制,达到规定的质量要求。

（2）手术室质量标准:严格执行无菌操作规程,无菌手术感染率<0.5%;有严格的消毒隔离制度并认真贯彻;每月定期对手术室空气、物体表面、医护人员的手及无菌物品进行微生物监测;有严格消毒隔离制度,并认真执行;工作人员的衣、帽、鞋按要求穿戴;手术室清洁、安静、有定期清扫制度;巡回护士和手术护士遵守岗位工作制度,工作无差错。

（四）制定护理质量标准的原则

1.科学性原则

制定的护理质量标准不仅要符合法律法规和规章制度的要求,还要遵循护理工作规律,反映护理工作的本质,有利于规范护士行为,促进护理学科的发展。

2.实用性原则

从客观实际出发,根据现有的人力、物力、时间、任务等条件,制定既基于事实又略高于事实的质量标准和具体指标。标准是护理工作的导向,应该经过努力才能达到。

3.可衡量性原则

制定护理质量标准时要尽量用数据来表达,对一些定性标准尽可能将其转化为可计量指标,便于统计、分析和评价。

4.严肃性和相对稳定性原则

制定具有科学性、先进性的护理质量标准,一经审核,必须严肃认真地执行,并且要保持各项标准的相对稳定性和执行的连续性。

三、护理质量管理方法

质量管理需要一套科学合理的工作方法,即按照科学的程序和步骤进行质量管理活动,才能达到提高质量的良好效果。护理质量管理的方法有 PDCA 循环、品管圈、5S 法、根因分析法、失效模型与效应分析、以患者满意度为导向的护理质量管理方法等,其中 PDCA 循环是临床护理质量管理最基本的方法之一。

（一）PDCA 循环

1.PDCA 循环的概念

PDCA 循环管理,又称"戴明环",是美国质量管理专家爱德华戴明于 20 世纪 50 年代初提出。PDCA 是英语 Plan(计划)、Do(实施)、Check(检查)和 Action(处理)4 个词首字母缩写。它是在全面质量管理中反映质量管理客观规律和运用反馈原理的系统工作方法。

2.PDCA 循环的步骤

每一次 PDCA 循环都要经过 4 个阶段、8 个步骤。一个 PDCA 循环解决一部分问题,尚未解决的问题或新出现的问题进入下一个循环。它是一个多次重复的过程,只有起点,没有终点。

3.PDCA 循环的特点

（1）完整性、统一性和连续性。PDCA 循环作为科学的工作程序,其 4 个阶段的工作具有完整性、统一性和连续性的特点。在实际应用中缺少任何一环节,该循环都不可能取得预期的效果,只能在较低水平重复。如无计划或计划不周、有实施无检查、有问题未转入下一个PDCA循环,工作质量就难以提高。

(2)大环套小环,小环保大环,相互联系,相互促进。整个医院质量体系是一个大的PDCA循环,大循环所套着的层层小循环即为各部门、各科室及病区的质量体系。护理质量管理体系是医院质量体系中的一个小的PDCA循环,而每个护理单元的质量控制小组又是护理质量管理体系中的小循环。医院运转的绩效,取决于各部门、各环节的工作质量,而各部门、各环节必须围绕医院的方针目标协调行动。因此,大循环是小循环的依据,小循环是大循环的基础。

(3)不断循环,不断提高。PDCA循环不是简单在同一水平上的重复循环,每次循环都能解决一些问题,都能使质量提高一步;接着确定新的目标和计划,进入新的循环,使质量呈螺旋式上升,使管理工作从前一个水平上升到更高一个水平。

4.运用PDCA循环的基本要求

(1)PDCA循环周期制度化:循环管理要达到制度化,首先应明确规定循环周期,周期时间不宜过长或过短,一般以月周期为宜;其次必须按循环周期作为管理制度运转,不可随意搁置、停顿。

(2)PDCA循环管理责任制:PDCA循环能否有效转动,关键在于责任到人。首先是确定循环管理的主持人,其次是组织有关人员参加。

(3)PDCA循环管理标准规范化:制定循环管理的有关标准、制度,定期进行循环管理成绩考核,实现PDCA循环运作的程序化。

5.PDCA循环在护理管理中的运用举例

质量检查情况:

某医院老年科某月3名老年性痴呆、长期卧床的患者,臀部皮肤呈暗红色。

运用:

P

护士长召集患者的责任护士,分析问题出现的原因:

①患者长期卧床并伴小便失禁。

②患者变换体位困难。

③皮肤清洁不彻底,局部长期受压(3名患者臀部皮肤发红的主要原因)。

④责任护士针对分析得出的原因制订相应的护理计划。

D

责任护士要按照制订的护理计划实施:

①遵医嘱行保留导尿。

②清洁局部皮肤,每天2次。

③协助患者翻身,每2h1次。

④向患者陪护人员讲解避免患者长期卧床的重要性,教会陪护人员协助患者起床的方法,鼓励其协助患者下地行走。

⑤与主管医生协商,请康复理疗师协助康复理疗,促进患者肌力及关节功能的改善和恢复。

C

护士长在几次查房中发现:

①所有护理措施均按计划实施。

②3名患者臀部皮肤的颜色已经恢复正常,局部清洁干燥。

③1名患者经过理疗师的康复训练,已能独立起床并下地行走,另外2名患者仍需协助。

④3名患者的小便失禁状态仍未改善,需要继续行保留导尿。

A

3名患者小便失禁的护理和2名患者肌力、关节功能恢复的训练将转入下一个PDCA循环。

(二)品管圈法

1.品管圈的含义

品管圈(QCC),又称质量控制圈、质量小组、QC小组等,是由同一工作现场的人员自动自发地进行品质管理活动所组成的小组。它以PDCA循环为基础,强调领导、技术人员和员工三者相结合,实现个人与组织共同成长的活动。

2.品管圈活动的基本步骤

品管圈活动方法依序以组圈(工作岗位上的伙伴)、主题选定、活动计划拟定、现况把握、目标设定、解析、对策拟定、对策实施与检讨、效果确认、标准化(修订和增订标准)、检讨与改进步骤进行。

3.品管圈的活动原则

(1)圈成员来自同一单位或同一科室,是自愿的,且可以轮换。

(2)品管圈每周开会1次或每月开会2次,如遇有特殊问题则随时开会,每次30min。圈长要注意主持会议技巧,引导全体成员发言。

(3)圈成员应学习掌握发现问题、解决问题的技巧,不断提高品质管理的能力和水平。

(4)品管圈的活动要得到护理管理者的支持,管理者要重视品管圈质量管理的成果。

四、护理质量缺陷及管理

护理质量缺陷是引发医疗纠纷的重要原因,如何防范护理质量缺陷是护理管理者必须思考的问题。护理管理者要认真学习,充分理解领会其要求,并在实践中执行,预防缺陷的发生或及时采取补救措施,把患者的痛苦和损失降到最低。

(一)护理质量缺陷的相关概念

护理质量缺陷是指在护理工作中由于各种原因导致令人不满意的现象与结果发生或给患者造成损害的统称。一切不符合护理质量标准的现象都属于质量缺陷。

1.患者不满意

是指患者得到的服务结果小于期望的恰当服务且超出容忍区所形成的一种心理状态。一般有两种反应:一种是不抱怨,继续接受服务或直接退出服务;另一种是抱怨,如果问题得到迅速、有效的解决,就会维持或提高患者原有满意度,否则就会发生纠纷。

2.护理纠纷

是指患者或其家属对护理过程、内容、结果、收费、服务态度等不满而发生的争执或是同一护理事件护患双方对其原因及结果、处理方式或轻重程度产生分歧发生争议。

3.护理差错

是指护理活动中,由于责任心不强、工作疏忽、不严格执行规章制度、违反医疗卫生管理法律、行政法规、部门规章和诊疗护理规范、常规,过失给患者身体健康造成一定的损害,延长治疗时间,但未造成严重后果,未构成医疗事故的。护理差错分严重护理差错和一般护理差错。严重护理差错是指在护理工作中,由于责任或技术原因发生错误,虽给患者造成身心痛苦或影响了治疗工作,但未造成严重后果和构成事故。一般护理差错是指在护理工作中由于责任或技术原因发生的错误,造成了患者轻度身心痛苦或无不良后果。

4.医疗事故

按照《医疗事故处理条例》,医疗事故是指医疗机构及其医务人员在医疗活动中,违反医疗卫生管理法律、行政法规、部门规章和诊疗护理规范、常规,发生过失造成患者人身损害的事故。

(1)医疗事故分级:根据对患者人身造成的损害程度,医疗事故可分四级。

一级医疗事故:造成患者死亡、重度残疾。

二级医疗事故:造成患者中度残疾、器官组织损伤导致严重功能障碍。

三级医疗事故:造成患者轻度残疾、器官组织损伤导致一般功能障碍。

四级医疗事故:造成患者明显人身损害的其他后果。

(2)医疗事故构成要素:主体是医疗机构及其医务人员;发生在医疗护理活动中;行为的违法性;过失造成"人身损害"后果;过失行为和损害后果之间存在因果关系。

(3)不属于医疗事故的情形:①在紧急情况下为抢救生命而采取紧急医疗措施造成不良后果;②由于患者病情异常或者患者体质特殊而发生医疗意外的;③在现有条件下发生无法预料或者不能防范的不良后果;④无过错输血感染造成不良后果;⑤因患方原因延误诊疗导致不良后果;⑥因不可抗力造成不良后果。

(4)医疗事故中医疗过失行为责任程度的判定:医疗事故处理条例中规定,医疗事故中医疗过失行为责任程度分为完全责任、主要责任、次要责任和轻微责任。完全责任是医疗事故损害后果完全由医疗过失行为造成。主要责任是医疗事故损害后果主要由医疗过失行为造成,其他因素起次要作用。次要责任是医疗事故损害后果主要由其他因素造成,医疗过失行为起次要作用。轻微责任是医疗事故损害后果绝大部分由其他因素造成,医疗过失行为起轻微作用。

(二)护理质量缺陷的影响因素

1.管理因素

(1)规章制度不健全:护理工作的规章制度不健全,职责划分不清,缺乏质量管理的监督系统。如未建立健全查对制度、交接班制度、岗位责任制度、各种技术操作规程或在实施护理措施过程中执行制度不到位、监督管理不得力,以致发生护理缺陷。

（2）管理者缺乏经验：护理管理者的管理水平有限，缺乏工作经验、管理不力、监督不严，以致护理管理工作混乱。如抢救设备不齐全或损坏、抢救药品的管理不当，贻误抢救时机。

2.护理人员因素

（1）经验不足：护理工作中，护士的业务不熟悉、技术操作不规范、观察病情不到位、处理问题不及时等，可能发生护理缺陷。

（2）责任心不强：有的护理人员缺乏良好的医德医风，对患者缺乏同情心和责任心，工作态度不端正。如不能按时巡视病房，患者病情变化未能及时发现，延误病情，从而造成严重后果。

（3）违反操作规程：没有严格执行三查七对的制度及无菌技术，护理记录不完整及护理病案涂改。

3.护理服务的基础条件

（1）物品或设备因素：设备维修管理、保障供应不力，未定期维修保养和保持完整的备用状态；医院没有严格按照国家招标的要求和程序采购卫生材料，所采购的卫生材料质量不符合国家标准，导致患者发生不良反应。

（2）病区环境因素：医院的噪声、潮湿、昆虫、老鼠、放射源的保管不当等都可能造成护理缺陷。

（3）护理人员数量：护理工作量、医疗护理人员的配置等是发生护理质量缺陷的客观原因。护理工作量大，护士超负荷工作，必然造成接受信息迟缓、精力分散。如节假日由于在班人员少、任务重，护理人员缺乏安全意识，没有遵守交接班制度，容易发生护理缺陷。

（三）护理质量缺陷的处理

1.患者投诉的处理

当患者不满意而投诉时，一要耐心接待，认真受理并做好记录；二要做出适当的处理，如解释说明，向患者道歉等；三要及时采取适当有效的措施，如对投诉问题进行调查，了解原因，评估问题的严重性，分清责任；四要采取长效纠正措施，防止问题再次发生。

2.护理事故的处理

发生护理事故后，当事人应立即报告科室护士长及科室领导，科室护士应立即上报护理部，护理部应随即报告给医院相关负责人；派专人妥善保管有关的各种原始资料和物品，需要时封存病历；各种有关记录、检验报告及造成事故的可疑药品、器械等，不得擅自涂改销毁；立即进行调查核实和处理，把护理事故造成的损害减小到最低程度，并上报上级卫生管理部门；对发生护理事故的当事人，根据发生问题情节的严重程度给予处理，情节严重者给予处分、经济处罚、辞退或按《医疗事故处理条例》中的规定处理。

（四）护理质量缺陷的预防和控制

护理质量缺陷的控制关键在预防。预防为主的思想是整个护理质量管理的核心。

1.完善规章制度

（1）建立护理质量控制指挥和分层质量控制的管理制度。护理部、总护士长、护士长层层进行质量监督监控，尤为重要的是护士的自我监控。明确各自职责，定期分析判断，发现问题及时纠正，人人参与护理质量管理。

（2）建立健全护理安全管理制度、突发事件应急预案等及各类安全管理制度。本着预防第一的原则,重视事前控制,对容易出现差错的人、环境、环节、时间、部门要做持续的改进。护理人员严格遵守执行安全管理制度,使护理安全工作走向制度化、标准化、规范化。

(3)健全各项技术操作规程。各级护理人员必须严格执行各项技术操作规程,使各项操作程序化和规范化。

(4)建立健全护理制度和流程。提倡真实反映临床中存在和发现的各种不良事件隐患,如压疮、管道脱落、坠床、跌倒等。鼓励不良事件上报。积极发现可能存在的各种隐患,提出可行性的改进措施,起到预防为主的有效作用。

(5)严格执行和落实差错事故上报处理制度。不隐报、瞒报,各级护理人员要认真对待发生的问题,积极改进。正确评价护理差错的发生情况,不能简单地以差错多少评价一个护理单元的工作优劣,要做多原因分析,要从个人原因和责任找问题,也要从护理组织管理指导和领导等多方面寻求原因,吸取经验教训,有效防范护理缺陷的发生。

2.加强素质培养

(1)增强安全意识。护理人员对安全重要性的认识是预防质量缺陷的前提。护理部要经常对护理人员进行安全教育,时刻树立患者第一、安全第一的观念,让每个护理人员充分认识质量和安全对于护理专业可持续发展的重要性,自觉遵循以质量求发展的护理质量管理方针,以高度的责任感,主动为患者提供安全、细致、温馨的优质服务。

(2)增强法治观念。用法制教育、案例分析增强护理人员的法律意识和法治观念,自觉遵守法律法规,防范由于法治观念不强造成的护理质量缺陷。同时要把法律当成维护自身的合法权益,认真学习相关法律知识,让法律成为护理人员的守护神。

(3)提高专业水平。在实际工作中,有很多护理质量缺陷源于护理人员的技术水平低、临床专科经验缺乏。因此,护理人员要不断学习和培训,提高专业技能和业务水平。建立健全不同层次人员的在职教育,充分利用业务学习、护理查房、技术训练等形式反复进行提高业务技能的稳定性,促使护理人员自觉按照工作职责及质量标准进行工作。鼓励在职护士的深造学习,提高护士学历层次,为患者提供高质量的护理服务。

3.加强薄弱环节的管理

对容易发生护理质量缺陷的薄弱环节和关键环节要加强监督和指导,发现问题及时处理。如对实习护生的带教要保证质量,防止带教不尽力而发生护理缺陷;对新护士值班、节假日护士值班、病房患者多又有抢救患者时,要经常监督和指导,切实抓好各项护理工作的落实。护理质量控制要做到:对容易出差错的人要多查,对容易出差错的时间段要多查,对容易出差错的环节要多查,对容易出差错的药物要多查,对容易出差错的部门要多查。

4.建立评价机制

针对护理人员的工作,加强质量控制的力度,把每月质量考核结果与科室、个人的绩效分配结合,同时与管理责任挂钩,充分发挥经济杠杆作用。对于发现隐患及不良事件及时上报、纠正差错、对质量促进表现突出的科室和个人给予奖励。

5.坚持全面质量管理思想

全面质量管理的思想强调质量第一、用户第一、预防为主,用数据说话,运用 PDCA 循环的护理管理的基本方法,对护理质量和安全持续改进。

五、护理质量评价

评价一般指衡量所定标准或目标是否实现或实现的程度如何,即对护理工作大小、优劣、速度、质量等是否正确做出判断的过程。护理质量评价是护理质量管理的重要环节之一,贯穿于护理工作的始终。通过评价能够客观地反映护理质量及效果,确定发生问题的原因,进行持续改进,不断提高护理质量。

(一)护理质量评价指标

护理质量评价指标反映护理质量在一定时间和条件下基础、结构、结果等概念和数值,建立科学的护理质量评价指标是进行科学评价的基础。护理质量评价指标分为护理工作质量指标和护理工作效率指标两类。

1.护理工作质量指标

(1)反映护理要素质量和过程质量。如护理技术操作合格率、基础护理合格率、危重患者护理合格率、护理文件书写合格率、抢救物品完好率等。

(2)反映患者终末护理效果的评价指标。如患者满意度、住院患者压疮发生率、医院内跌倒/坠床发生率、健康教育知晓率、医院感染发生率、社会对医疗服务的满意率等。

2.护理工作效率指标

主要反映护理工作数量,是表明负荷程度的。除特级、一级护理人次数外,其余大部分是医疗护理人员共同完成的,如出入院人数、门急诊人数、手术台次、平均住院日、抢救患者次数、床位使用率、抢救成功率等。

护理工作指标:①基础护理合格率:≥90%;②一级护理合格率≥95%;③抢救物品管理合格率100%.;④护理文书书写合格率≥95%;⑤护理工作满意度≥85%;⑥护理人员技术操作合格率100%;⑦护理人员考试合格率100%;⑧常规器械消毒灭菌合格率100%;⑥一人一针一管一灭执行率100%;⑩护理事故发生率0; 年褥疮发生率0。

(二)护理质量评价形式

1.全程评价与重点评价

全程评价是对护理活动的全过程、护理工作的各个方面进行评价;重点评价就是对护理工作中的某个单项进行详细的评价,如护理技术操作、护理文书等质量的评价。

2.事前评价与事后评价

事前评价是在标准实施前进行的评价,找出质量问题,并明确解决问题的轻重缓急;事后评价是在标准实施后进行的评价,目的是对效果进行监测,为持续质量改进指明方向。

3.定期评价与不定期评价

定期评价是指按规定和计划的时间进行评价,如每月、每季度或半年、1年由护理部组织质量管理人员对护理质量进行全面检查或专项检查;不定期评价是各级护理质量管理人员根据需要随机进行的评价,这种评价是在护理人员无准备的状态的评价,能较真实地反映质量问题。

4.自我评价与他人评价

自我评价是由本人或本单位对自己工作进行的评价,如护士长自查;他人评价是由他人或机构进行的评价,如卫生行政主管部门或院级评价、服务对象评价、医生评价、护理人员之间的相互评价等。

5.院内评价与院外评价

院内评价主要是通过护理部、科护士长、护士长三级质量控制组织来进行的。也有部分医院在护理部下设立专职质量控制组,分片(内、外、妇、儿、门急诊等)或分项(护理技术操作、特级护理、一级护理、抢救物品、医院感染管理、病室管理、护士长考核等)对护理质量进行评价。院外评价主要由医院质量评审委员会评价(卫生行政部门组织)、社会舆论评价(各医院主聘任医德、医风监督员)和患者评价(各卫生主管部门、医院随访出院患者),部分医院采用了 JCI 认证。

(三)护理质量评价结果分析常用的统计图表

护理质量评价的结果直接表现形式主要是各种数据,但这些数据尚不能直接对护理质量进行判断,必须进行统计处理,才能进一步分析存在的质量问题。护理质量评价结果分析方法很多,根据收集数据的特性可采用不同的方法进行分析。统计图表有其通俗易懂、表现力强、易记忆及方便比较等特点而被护理管理者广泛采用,其中最常用的有统计表、柱形图、散点图、圆图、排列图、因果分析图和控制图(图表的绘制步骤和结果分析详见《卫生统计学》教材相关内容)。

1.统计表

采用表格形式将数字按照一定的特点、规律编排在表格里,用以反映事物的现象和过程。统计表具有便于阅读、易于分析、比较的优点。

2.柱形图

用柱形的长短来表示数量的大小,显示它们的对比关系。

3.散点图

描述两种现象的相关关系。

4.圆图

用总的面积表示总体,用扇形面积表示各部分。

5.排列图

或称主次因素分析图,是找出影响服务质量存在主要问题的一种有效方法。在影响质量的因素中,少数一些关键问题重复发生是管理者迫切需要解决的问题,排列图可以找出及表示"关键的少数和次要的多数"的关系。排列图通常把累计百分数分为 3 类:累计百分数在 80% 以内的诸因素为主要因素(A 类),累计百分数在 80%～90% 之间的为次要因素(B 类),累计百分数在 90% 以上的是一般因素(C 类)。由于 A 类因素已包含了 80% 的存在问题,解决了影响质量问题的 A 类因素(主要因素),大部分质量问题也就得到了解决。

6.因果分析图

又称鱼骨图、树枝图等。它是一种由结果寻找原因的方法,即根据反映出来的质量问题来寻找造成这种问题的原因,从主要原因到次要原因,从大到小,直至问题的根部。

7.控制图

又称管理图,利用这种有控制界限的图形来反映护理服务过程中质量监控指标的动态变化。控制图同体温表一样,对服务过程中的异常情况起着监控和警示作用。当用于护理缺陷发生率时,指标在上下警戒线以下表明控制良好,一旦靠近警戒线时应引起高度重视。

(四)护理质量评价的注意事项

1.评价标准恰当

制定的护理质量标准应是先进的、科学的、恰当的,符合本医院的实际情况,具有可操作性。

2.准确、客观、公正

护理质量的评价内容、评价标准很多是定性资料,检查人员对标准掌握得过严、过松或其他人为的因素,都可能导致评价结果不准。因此,护理质量评价时要培训评价人员,提高评价人员的能力,树立正确的评价动机,按制定的评价标准进行评价,做到公正、公平、公开,以确保评价结果的准确性和客观性。

3.重视信息反馈

评价的目的是改进工作,所以要重视信息的反馈。评价结果应及时、正确反馈给被评价者,并对反馈的信息认真加以分析,提出整改意见。

4.注重自我评价

全面质量管理的一个主要方面就是全员参与,全员都要树立质量意识,学习质量标准,注重自我评价。

第二章 呼吸内科疾病护理

第一节 急性呼吸道感染

一、急性上呼吸道感染

急性上呼吸道感染是指鼻腔、咽或喉部的急性炎症,是呼吸道最常见的传染病。本病全年均可发病,多为散发,以冬、春季多见。本病大多数由病毒引起,常见的有流感病毒(甲、乙、丙)、副流感病毒、鼻病毒、腺病毒、呼吸道合胞病毒等;细菌可继发于病毒感染或直接感染,常见溶血性链球菌,其次为流感嗜血杆菌、肺炎链球菌和葡萄球菌等。病原体常通过飞沫或被污染的用具传播。

(一)病因与诱因

1.病因

急性上呼吸道感染有70%～80%由病毒引起。其中主要包括流感病毒、副流感病毒、呼吸道合胞病毒、腺病毒、鼻病毒、埃克病毒、柯萨奇病毒、麻疹病毒、风疹病毒等。细菌感染占20%～30%,可直接或继发于病毒感染之后发生,以溶血性链球菌最为多见,其次为流感嗜血杆菌、肺炎链球菌和葡萄球菌等,偶见革兰阴性杆菌。

2.诱因

各种可导致全身或呼吸道局部防御功能降低的原因,如受凉、淋雨、过度紧张或疲劳等均可诱发本病。

(二)发病机制

当机体或呼吸道局部防御功能降低时,原先存在于上呼吸道或外界侵入的病毒和细菌迅速繁殖,引起本病。年老体弱者、儿童和有慢性呼吸道疾病者易患本病。

(三)临床表现

1.症状与体征

根据病因和临床表现不同,分为不同的类型。

(1)普通感冒:又称上呼吸道卡他,俗称伤风或上感。以鼻咽部卡他症状为主。起病急,初期出现咽痒、咽干或咽痛或伴有鼻塞、喷嚏,流清水样鼻涕,2～3d后变稠。可有流泪、声嘶、干咳或少量黏液痰。全身症状较轻或无,可仅有低热、轻度畏寒、头痛、食欲缺乏等。可见鼻腔黏膜充血、水肿、有分泌物、咽部轻度充血等体征。如无并发症,经5～7d后痊愈。

(2)咽炎和喉炎：常由病毒引起。急性咽炎表现为咽部发痒和有灼热感，有轻而短暂的咽痛，当有吞咽疼痛时，常提示有链球菌感染，咳嗽少见。急性喉炎表现为声嘶、说话困难、咳嗽时疼痛，常伴有发热或咽炎，可见喉部充血、水肿，局部淋巴结肿大伴触痛，可闻及喘息声。

(3)疱疹性咽峡炎：主要由柯萨奇病毒A所致。好发于夏季，多见于儿童。表现为咽痛明显，常伴有发热，可见咽充血，软腭、腭垂、咽和扁桃体表面有灰白色疱疹及浅表溃疡，周围有红晕。病程约1周。

(4)细菌性咽-扁桃体炎：多由溶血性链球菌引起。起病急，咽痛明显，伴畏寒、发热，体温可达39℃以上。可见咽部明显充血，扁桃体肥大、充血，表面有黄色点状渗出物，颌下淋巴结肿大、有压痛。

2.并发症

本病如不及时治疗，可并发急性鼻窦炎、中耳炎、气管支气管炎。部分患者可继发心肌炎、肾炎、风湿性疾病等。

（四）实验室和其他检查

1.血常规

病毒感染者，白细胞计数正常或偏低，淋巴细胞比例升高。细菌感染者，可见白细胞计数和中性粒细胞增多，并有核左移现象。

2.病原学检查

病毒分离、病毒抗原的血清学检查等，有利于判断病毒类型。细菌培养可判断细菌类型和药物敏感试验。

（五）诊断要点

根据咽部的症状、体征和流行情况，血常规以及胸部X线检查无异常表现，可做出临床诊断。通过病毒分离、血清学检查和细菌培养等，可明确病因诊断。

（六）治疗要点

1.对症治疗

重点是减轻症状、缩短病程和预防并发症。

2.抗感染治疗

目前尚无特异性抗病毒药物。由于常并发细菌感染，临床可根据病原菌和药敏试验选用抗生素。常用青霉素、头孢菌素、氨基糖苷类抗生素，也可口服大环内酯类或喹诺酮类及磺胺类抗菌药物。

3.中医治疗

常用中成药有板蓝根冲剂、感冒清热冲剂、银翘解毒片等。

（七）常用护理诊断/问题

1.舒适的改变

与鼻塞、流涕、咽痛，与病毒和(或)细菌感染有关。

2.体温升高

与感染有关。

（八）护理措施

1.一般护理

保持室内适宜的温度、湿度和空气流通；患者应注意休息，减少消耗；给予高热量、丰富维生素、易消化的食物，鼓励患者每天保持足够的饮水量，避免刺激性食物，限烟酒。

2.病情观察

观察鼻塞是双侧还是单侧、是清涕还是脓涕，咽痛是否伴声嘶；注意观察体温变化，有无咳嗽、咳痰及痰液的特点等。监测体温，体温超过38.5℃时给予物理降温或按医嘱给予解热药，预防高热惊厥，并观察记录用药效果。

3.对症护理

进食后漱口或口腔护理，防止口腔感染；高热时可行物理降温或遵医嘱选用解热镇痛药物；咽痛、声嘶时给予雾化吸入。出汗后及时给患者用温水擦净汗液，更换衣服。加强口腔护理。

4.观察并发症的早期表现

如高热持续不退或退而复升、淋巴结肿大、耳痛或外耳道流脓、咳嗽加重、呼吸困难等。

（九）健康指导

1.避免诱发因素

帮助患者及家属掌握上呼吸道感染的常见诱因，避免受凉、过度疲劳，注意保暖；保持室内空气新鲜、阳光充足；在高发季节少去人群密集的公共场所；戒烟；防止交叉感染。

2.增强免疫力

注意劳逸结合，加强体育活动，提高机体抵抗力及抗寒能力。必要时注射疫苗预防，如流感疫苗。

3.识别并发症并及时就诊

药物治疗后，症状不缓解或出现耳鸣、耳痛、外耳道流脓等中耳炎症状或恢复期出现胸闷、心悸，眼睑浮肿、腰酸或关节痛者，应及时就诊。

二、急性气管支气管炎

（一）病因与发病机制

1.病因

(1)感染：常见致病细菌为流感嗜血杆菌、肺炎球菌、链球菌、葡萄球菌等。

(2)物理、化学因素：过冷空气、粉尘、刺激性气体或烟雾（如二氧化硫、二氧化氮、氨气、氯气等）的吸入。

(3)变态反应：花粉、有机粉尘、真菌孢子等的吸入；钩虫、蛔虫的幼虫在肺移行；或对细菌蛋白质的过敏等。

2.发病机制

由病毒、细菌直接感染，也可因急性上呼吸道感染的病毒或细菌蔓延，在机体气管支气管防御功能受损时发病。也可由于吸入某些过敏物质如花粉、刺激性气体等，引起气管支气管的过敏炎症反应。

（二）临床表现

1.病史

有急性上呼吸道感染史。

2.症状和体征

（1）初期表现为急性上呼吸道感染症状，全身症状轻微，早期干咳或咳少量黏液性痰，2～3d后可转为黏液脓性痰，量增多，在晨起时或夜间咳嗽常常较为显著，咳嗽剧烈时伴有恶心、呕吐及胸部、腹部肌肉疼痛。

（2）如支气管发生痉挛，可有哮鸣音和气急。

（3）体检两肺呼吸音粗糙，可有散在干、湿啰音，啰音部位常不固定，咳痰后可减少或消失。

（4）4～5d全身症状消退，咳嗽和咳痰可延续2～3周才消失。

3.实验室检查

白细胞计数和分类多无明显改变。细菌性感染时白细胞计数和中性粒细胞比例均升高。

4.辅助检查

X线胸片检查大多数正常或肺纹理增粗。

（三）治疗原则

急性气管支气管炎的主要临床特征为持久和严重的咳嗽，影响患者的休息和工作，其治疗原则是控制感染、祛痰、止咳，解痉、平喘和增强机体的免疫功能。

1.一般治疗

注意休息和保暖，多饮水。

2.对症治疗

患者有全身症状时，给予补充液体和应用退热药物。适当使用镇咳药物，对久咳不愈的患者，必要时使用可待因。痰量较多或痰稠不易咳出时可应用祛痰药，如氨溴索或溴己新，也可用雾化疗法帮助祛痰。对有家族史者，如查体发现哮鸣音，可吸入支气管扩张药如喘乐宁等。

3.抗菌药物治疗

研究表明，抗生素与支气管扩张药的疗效是一致的，对缓解症状并无显著性差别，在治疗时应避免滥用抗生素。如果出现发热、脓性痰和重症咳嗽时，根据感染的病原体，可选用抗菌药物治疗，如红霉素、克拉霉素、阿奇霉素等，一般口服有效。

（四）常见护理问题

1.睡眠形态紊乱

（1）相关因素：咳嗽、咳痰频繁；环境刺激。

（2）临床表现：患者主诉睡眠差；晨起精神萎靡，白天昏昏欲睡；咳嗽、咳痰。

（3）护理措施

①观察患者日常的睡眠形态及扰乱睡眠的相关因素。

②提供有助于休息的睡眠环境，避免大声喧哗，保持周围环境的安静、舒适。

③注意保暖，避免受凉，避免尘埃和烟雾等刺激，以免诱发咳嗽。

④避免饮用浓茶、咖啡等饮料，禁食辛辣刺激性食物。

⑤指导患者促进睡眠或入睡的方式：睡前喝牛奶、热水泡足、听音乐等。

⑥有计划地安排护理活动和治疗，尽量减少对患者睡眠的干扰。

⑦护士做到四轻：说话轻、走路轻、关门轻、操作轻。

⑧必要时按医嘱使用镇咳药（表 2-1）、镇静催眠药，观察药物疗效及不良反应。

表 2-1　常用镇咳药

药物	制剂/mg	药理及应用	注意
可待因 （甲基吗啡）	30	直接抑制延髓的呼吸中枢，适用于各种原因引起的剧烈咳嗽	不宜用于多痰患者，长久服用易耐受和成瘾
醋氢可待因 （乙酰可待因）	5	中枢性镇咳药，作用比可待因强约 4 倍，镇痛作用次于吗啡，仅应用于可待因无效的严重咳嗽	可见有呕吐
羟蒂巴酚 （羟甲吗啡）	2	强效中枢镇咳药，镇咳作用强于可待因，呼吸抑制作用和成瘾性比可待因弱，用于各种原因引起的干咳	不良反应有口干、恶心、呕吐、头晕、嗜睡等
喷托维林 （咳必清）	25	为非成瘾性镇咳药，镇咳作用强度约为可待因的 1/3，大剂量对支气管平滑肌有解痉作用，用于上呼吸道感染引起的干咳和儿童的百日咳	偶有轻度头晕、口干、恶心、腹胀等阿托品样作用，青光眼患者慎用
苯丙哌林 （咳快好）	20	为非麻醉性镇咳药，镇咳强度较可待因强 2～4 倍，既是中枢性镇咳药，又是外周性镇咳药，但不抑制呼吸，未发现耐受性及成瘾性	偶见口干、胃部烧灼感、乏力、头晕和药疹，对本品过敏者禁用，服用时不能嚼碎，以免引起口腔麻木
右美沙芬 （美沙芬）	15	为中枢性镇咳药，镇咳作用与可待因相等或略强，主要用于干咳，适用于感冒、急性或慢性支气管炎、支气管哮喘、咽喉炎、肺结核及其他上呼吸道感染时的咳嗽	偶有头晕、轻度嗜睡、口干、便秘等反应，痰多患者慎用，长期服用无成瘾性
依普拉酮 （易咳嗪）	40	主要作用于咳嗽中枢，也兼有末梢性镇咳作用。镇咳强度约为可待因的 2 倍，无成瘾性。其适用于急、慢性支气管炎，肺炎，肺结核等	偶有头晕、口干、恶心、胃部不适等反应
二氧丙嗪 （克咳敏）	5	具有较强的镇咳作用，镇咳强度为本品 10mg 相当于可待因 15mg，可用于急、慢性支气管炎及各种疾病引起的咳嗽	偶见困倦、嗜睡，无成瘾性和耐受性
福米诺苯 （氨酰苯吗啉）	80	强效镇咳药，作用与可待因相仿，在抑制呼吸中枢的同时，具有呼吸中枢兴奋作用，适用于各种原因引起的慢性咳嗽及呼吸困难和小儿百日咳	大剂量时可使血压降低，服药后起效快，无成瘾性
苯佐那酯 （退嗽）	50	为外周镇咳药，镇咳效果较可待因略差，但不抑制呼吸，常用于各种原因引起的刺激性咳嗽	轻度嗜睡、胸部紧迫感、麻木等反应，口服时勿嚼碎，以免引起口腔麻木

2.清理呼吸道无效

（1）相关因素：与痰液黏稠、咳嗽无力、咳嗽方式无效、年老体弱等有关。

（2）临床表现：咳嗽、咳痰费力，不易咳出，喉部有痰鸣音；精神差，焦虑不安。

（3）护理措施

①观察痰液颜色、性状、量、气味及其咳嗽的频率、程度。

②改善环境,保持空气流通,温湿度适宜。

③给予高蛋白、富含维生素饮食,多饮水,每天饮水量＞1500mL,以利痰液稀释。

④指导有效咳嗽。

⑤胸部叩击与胸壁振荡。

⑥湿化呼吸道:适用于痰液黏稠不易咳出者。使用压缩空气雾化或超声雾化、氧气驱动雾化吸入,指导患者正确的雾化吸入疗法。

⑦按医嘱留取新鲜痰标本进行培养和药敏试验,并根据药敏试验使用抗生素,观察药物疗效及不良反应。

3.有感染的危险

(1)相关因素:与痰液潴留、呼吸道防御系统受损有关。

(2)临床表现:体温升高＞37.5℃;白细胞数升高;咳嗽、咳痰加剧,痰液黏稠且有脓性分泌物或痰呈黄色或黄绿色;呼吸困难。

(3)护理措施

①保持病室空气新鲜,每天通风2次,每次15～30min,并保持适宜的温度、湿度。

②鼓励患者有效地咳嗽,及时咳出痰液和呼吸道分泌物,避免痰液潴留。

③接触患者前后要洗手,减少感染因素。

④嘱患者进食高热量、高蛋白、高维生素、易消化的饮食,增强机体抵抗力,同时多饮水,促进毒物排泄。

⑤观察患者的体温变化和肺部感染表现。

(五)健康教育

(1)坚持有规律的合理的身体锻炼,坚持冷水浴、冷水洗脸,提高机体预防疾病能力及对寒冷的适应能力,增强体质。坚持群众性的体育活动,如体操、养生功等。

(2)注意保暖,防止感冒,是预防急性气管支气管炎的有效措施。

(3)做好个人防护,避免受凉、淋雨、过度疲劳、吸烟等诱发因素和吸入过敏原,吸烟者戒烟。

(4)改善劳动环境卫生,防止空气污染。在感冒流行季节,尽量少去公共场所,防止交叉感染。

第二节 支气管哮喘

一、支气管哮喘

支气管哮喘(简称哮喘)是由多种细胞(如肥大细胞、嗜酸性粒细胞和 T 淋巴细胞等)和细胞组分参与的气道慢性炎症,这种炎症导致气道高反应性和广泛多变的可逆性气流受限。典型特点是反复发作性喘息和伴有哮鸣音的呼气性呼吸困难。

（一）病因与发病机制

1.病因

哮喘的病因尚未完全清楚，一般认为是多基因遗传病，同时受遗传因素和环境因素的双重影响，环境因素起着激发作用。常见的环境激发因素有：吸入物，如尘螨、花粉、真菌、动物毛屑、氨气等；感染，如细菌、病毒、病原虫、寄生虫等；食物，如鱼、虾、蟹、蛋类、牛奶等；药物，如普萘洛尔、阿司匹林等；气候变化、运动、妊娠等。

2.发病机制

哮喘与变态反应（Ⅰ型最多，其次是Ⅳ型等）、气道炎症、气道高反应性及神经因素有关。目前认为某些激发因素作用于遗传易感个体，通过体液和细胞免疫反应，调控免疫介质释放，引起气道产生炎症及气道高反应性，使支气管平滑肌痉挛、气道黏膜水肿、腺体分泌增多。

二、临床表现与诊断

（一）临床表现

1.症状

哮喘发作前可有干咳、打喷嚏、流泪等先兆，典型表现为发作性呼气性呼吸困难、喘息、胸闷。患者被迫采取坐位或呈端坐呼吸。

2.体征

发作期间，可表现为胸廓饱满、心率增快，辅助呼吸肌参与呼吸运动，说话困难。肺部听诊可闻及广泛的哮鸣音，尤以呼气相为明显，一般哮鸣音随哮喘的严重度而加重，但当气道极度收缩加上黏痰阻塞时，哮鸣音反而减弱，甚至完全消失，是病情危重的表现，应积极予以抢救。发作缓解后可无任何症状及体征，但常反复发作。

3.辅助检查

（1）痰液检查：部分患者痰涂片显微镜下可见较多嗜酸粒细胞。

（2）胸部 X 线检查：肺部透亮度升高，并发感染时可见肺纹理增多及炎症阴影。

（3）血常规检查：合并感染时白细胞计数和中性粒细胞升高。

（4）肺功能检查：①通气功能检测，哮喘发作时呈阻塞性通气功能障碍表现，用力肺活量（FVC）正常或下降，第 1 秒用力呼气量（FEV_1）、1s 率（$FEV_1/FVC\%$）以及最高呼气流量（PEF）均下降；残气量及残气量与肺总量比值增加。其中，以 $FEV_1/FVC\% < 70\%$ 或 FEV_1 低于正常预计值的 80% 为判断气流受限的最重要指标。缓解期上述通气功能指标可逐渐恢复。病变迁延、反复发作者，其通气功能可逐渐下降。②支气管激发试验（BPT），用以测定气道反应性。常用吸入激发剂为乙酰胆碱和组胺，其他激发剂包括过敏原、单磷酸腺苷、甘露醇、高渗盐水等，也有用物理激发因素如运动、冷空气等作为激发剂。观察指标包括 FEV_1、PEF 等。结果判断与采用的激发剂有关，通常以使 FEV_1 下降 20% 所需吸入乙酰胆碱或组胺累积剂量（PD20-FEV_1）或浓度（PC20-FEV_1）来表示，如 FEV_1 下降 $\geq 20\%$，判断结果为阳性，提示存在气道高反应性。BPT 适用于非哮喘发作期、FEV_1 在正常预计值 70% 以上患者的检查。③支气管舒张试验（BDT）：用以测定气道的可逆性改变。常用的吸入支气管舒张药有沙丁胺醇、

特布他林。当吸入支气管舒张药 20min 后重复测定肺功能,FEV_1 较用药前增加≥12%,且其绝对值增加≥200mL,判断结果为阳性,提示存在可逆性的气道阻塞。④PEF 及其变异率测定:哮喘发作时 PEF 下降。由于哮喘有通气功能昼夜节律变化的特点,监测 PEF 日间、夜间变异率有助于哮喘的诊断和病情评估。若昼夜 PEF 变异率≥20%,提示存在可逆性的气道变化。

(5)动脉血气分析:严重发作时可有 PaO_2 降低,由于过度通气可使 $PaCO_2$ 下降,pH 上升,表现为呼吸性碱中毒;如气道阻塞时,可出现 CO_2 潴留,$PaCO_2$ 上升,表现为呼吸性酸中毒;如缺氧明显可合并代谢性酸中毒。

(6)过敏原测试:①用放射性过敏原吸附法可直接测定特异性血清 IgE,哮喘患者的血清 IgE 常升高 2~6 倍;②在哮喘缓解期用可疑的过敏原做皮肤划痕或皮内试验,可呈阳性反应结果。

(二)诊断标准

(1)反复发作喘息,呼吸困难,胸闷或咳嗽,多与接触过敏原、病毒感染、运动或某些刺激物有关。

(2)发作时双肺可闻及散在或弥散性,以呼气期为主的哮鸣音,呼气相延长。

(3)上述症状可经治疗缓解或自行缓解。

(4)对症状不典型者(如无明显喘息或体征),应最少具备以下一项试验阳性:①若基础 FEV_1(或 PEF)<80%正常值,吸入 $β_2$ 受体激动药后 FEV_1(或 PEF)增加 15% 以上;②PEF 变异率(用呼气峰流速仪测定,清晨及入夜各测 1 次)≥20%;③支气管激发试验(或运动激发试验)阳性。

(三)支气管哮喘的临床分类与分期

1.临床分类

(1)按发作时间可分为速发型哮喘和迟发型哮喘。速发型哮喘反应在接触过敏原后哮喘立即发作,迟发型哮喘反应在接触过敏原数小时后哮喘才发作或再次发作加重。

(2)按致病因素可分为外源性哮喘、内源性哮喘和混合性哮喘。外源性哮喘多见于有遗传过敏体质的青少年,患者常有过敏病史和明显的过敏原接触史,一般有明确的致病因素。而对一些无明确致病因素者,则称为内源性哮喘。但近来认为任何哮喘都是外因和内因共同作用的结果。哮喘在长期反复发作过程中,外源性哮喘和内源性哮喘可相互影响而混合存在,使症状复杂或不典型,称为混合性哮喘。

(3)其他类型:咳嗽性哮喘、运动性哮喘、药物性哮喘等。咳嗽性哮喘大多有个人或家族过敏史,春秋季节多发。常以咳嗽为主要症状,多表现为刺激性干咳,听诊无哮鸣音,对止咳药和抗生素治疗无效,而对平喘药有效,可发现气道反应性升高,支气管舒张试验阳性。运动性哮喘一般在运动 6~10min 和停止运动 10~15min 出现胸闷、气急、喘息和哮鸣音,30min 内逐渐缓解,少数持续 2~4h。药物性哮喘为无哮喘病史者应用某药物后引起哮喘或哮喘患者应用某药物诱发哮喘或使哮喘加重。常为使用非甾体抗炎药如阿司匹林、吲哚美辛、安乃近和布洛芬等诱发哮喘发作。

2.临床分期

根据临床表现哮喘可分为急性发作期、慢性持续期和缓解期。

哮喘急性发作是指喘息、气急、咳嗽、胸闷等症状突然发生或原有症状急剧加重,常有呼吸困难,以呼气流量降低为其特征,常因接触过敏原等刺激物或治疗不当等所致。其程度轻重不一。病情加重可在数小时或数天内出现,偶尔可在数分钟内危及生命,故应对病情做出正确评估,以便给予及时有效的紧急治疗(表 2-2)。

慢性持续期是指在相当长的时间内,每周均有不同频度和(或)不同程度地出现症状(喘息、气急、胸闷、咳嗽等),其病情严重程度分级见表 2-3。

缓解期是指经过治疗或未经治疗症状、体征消失,肺功能恢复到急性发作前水平,并维持 4 周以上。

表 2-2　哮喘急性发作时病情严重程度的分级

临床特点	轻度	中度	重度	危重
气短	步行、上楼时	稍事活动	休息时	—
体位	可平卧	喜坐位	端坐呼吸	—
讲话方式	连续成句	单词	单字	不能讲话
精神状态	可有焦虑,尚安静	时有焦虑或烦躁	常有焦虑、烦躁	嗜睡或意识模糊
出汗	无	有	大汗淋漓	
呼吸频率	轻度增加	增加	常>30 次/min	
辅助呼吸肌活动及三凹征	常无	可有	常有	胸腹矛盾运动
哮鸣音	散在,呼吸末期	响亮,弥漫	响亮,弥漫	减弱,乃至无
脉率	<100 次/min	100~120 次/min	>120 次/min	脉率变慢或不规则
奇脉	无,<10mmHg	可有,10~25mmHg	常有,>25mmHg	无,提示呼吸肌疲劳
使用 β_2 受体激动药后 PEF 预计或个人最佳值/%	>80%	60%~80%	<60% 或<100L/min 或作用时间<2h	—
PaO_2(吸空气)/mmHg	正常	≥60	<60	—
$PaCO_2$/mmHg	<45	≤45	>45	—
SaO_2(吸空气)/%	>95	91~95	≤90	—

表 2-3　哮喘慢性持续期病情严重程度的分级

分级	临床特点
间歇(第一级)	症状<每周 1 次,短期出现,夜间哮喘症状≤每月 2 次,FEV_1≥80%预计值或 PEF≥80%个人最佳值,PEF 或 FEV_1 变异率<20%

分级	临床特点
轻度持续（第二级）	症状≥每周1次,但<每天1次,可能影响活动和睡眠夜间哮喘症状>每月2次,但<每周1次,FEV$_1$≥80%预计值或PEF≥80%个人最佳值,PEF或FEV$_1$变异率20%～30%
中度持续（第三级）	每天有症状,影响活动和睡眠,夜间哮喘症状≥每周1次,FEV$_1$占预计值为60%～79%或PEF 60%～79%个人最佳值,PEF或FEV$_1$变异率>30%
严重持续（第四级）	每天有症状,频繁出现,经常出现夜间哮喘症状,体力活动受限,FEV$_1$<60%或PEF<60%个人最佳值,PEF或FEV$_1$变异率>30%

危重哮喘一般多指哮喘的急性严重发作,常规吸入和口服平喘药物,包括静脉滴注氨茶碱等药物,仍不能在24h内缓解者。

三、治疗原则

治疗原则为消除病因、控制发作及预防复发,同时应加强对患者的教育和管理。对于危重哮喘,应给予氧疗、补液、糖皮质激素、沙丁胺醇（舒喘灵）雾化吸入或注射、异丙托溴铵溶液雾化吸入、氨茶碱静脉滴注或静脉注射,同时应注意电解质平衡、纠正酸中毒和二氧化碳潴留。

（一）脱离过敏原

脱离过敏原是哮喘治疗最有效的方法。如能找出引起哮喘发作的过敏原或其他非特异性刺激因素,应立即使患者脱离过敏原的接触。

（二）药物治疗

1.缓解哮喘发作

此类药物的主要作用是舒张支气管,故又称为支气管舒张药。

（1）β$_2$肾上腺素受体激动药:主要通过舒张支气管平滑肌,改善呼吸道阻塞,是控制哮喘急性发作的首选药物。常用短效β$_2$肾上腺素受体激动药有沙丁胺醇、特布他林和非诺特罗,作用时间为4～6h。长效β$_2$肾上腺素受体激动药有丙卡特罗、沙美特罗和福莫特罗,作用时间为12～24h,β$_2$肾上腺素受体激动药的缓释型和控制型制剂疗效维持时间较长,适用于防治反复发作性哮喘和夜间哮喘。

（2）茶碱类:为黄嘌呤类生物碱。可通过抑制磷酸二酯酶,提高平滑肌细胞内cAMP浓度,拮抗腺苷受体,刺激肾上腺素分泌,扩张支气管,增强呼吸肌收缩,增强呼吸道纤毛清除功能等。小于呼吸道扩张作用的低血浓度茶碱（5～10μg/mL）具有明显抗炎、免疫调节和降低呼吸道高反应性的作用,是目前治疗哮喘的有效药物。

（3）抗胆碱药:为M胆碱受体拮抗药。异丙托溴铵雾化吸入约5min起效,维持4～6h。吸入后阻断节后迷走神经通路,降低迷走神经兴奋性而使支气管扩张,并有减少痰液分泌的作用。与β$_2$肾上腺素受体激动药联合协同作用,尤其适用于夜间哮喘和痰多者。

2.控制哮喘发作

此类药物主要治疗哮喘的呼吸道炎症,又称为抗炎药。

（1）糖皮质激素:主要通过多环节阻止呼吸道炎症的发展及降低呼吸道高反应性,是当前防治哮喘最有效的抗炎药物。其可采用吸入、口服和静脉用药。

（2）色甘酸钠及尼多酸钠：是一种非糖皮质激素抗炎药。其主要通过抑制炎症细胞释放多种炎症介质，能预防过敏原引起速发和迟发反应，以及过度通气、运动引起的呼吸道收缩。因口服本药胃肠道不易吸收，宜采取干粉吸入或雾化吸入。妊娠妇女慎用。

（3）白三烯（LT）调节剂：通过调节 LT 的生物活性而发挥抗炎作用。同时，也具有舒张支气管平滑肌的作用。常用半胱氨酰 LT 受体拮抗药，如扎鲁司特、孟鲁司特。

（三）急性发作期的治疗

治疗目的：①尽快缓解呼吸道阻塞；②纠正低氧血症；③恢复肺功能；④预防哮喘进一步加重或再次发作；⑤防止并发症。临床根据哮喘分度进行综合性治疗。

1.轻度

每天定时吸入糖皮质激素。出现症状时吸入短效 β₂ 受体激动药，可间断吸入。如症状无改善可加服 β₂ 受体激动药控释片或小剂量茶碱控释片或加用抗胆碱药（如异丙托溴铵）气雾剂吸入。

2.中度

糖皮质激素吸入剂量增大，规则吸入 β₂ 受体激动药或口服其长效药。症状不缓解者加用抗胆碱药气雾剂吸入或加服 LT 拮抗药或口服糖皮质激素＜60mg/d。必要时可用氨茶碱静脉滴注。

3.重度至危重度

β₂ 受体激动药持续雾化吸入或合用抗胆碱药；或沙丁胺醇或氨茶碱静脉滴注，加用口服 LT 受体拮抗药。糖皮质激素（琥珀酸氢化可的松或甲泼尼龙）静脉滴注，病情好转，逐渐减量，改为口服。适当补液，维持水、电解质、酸碱平稳。如氧疗不能纠正缺氧，可行机械通气。目前，预防下呼吸道感染等综合治疗是治疗重、危重症哮喘的有效措施。

（四）哮喘非急性发作期的治疗

哮喘经急性发作期治疗症状好转后，其慢性炎症病理生理改变仍存在，必须制订长期的治疗方案，防止哮喘再次急性发作。注意个体差异，以最小量、最简单的联合应用，不良反应最少和最佳控制症状为原则，根据病情评价，按不同程度选择合适的治疗方案。

1.间歇至轻度

根据个体差异，采用 β₂ 受体激动药吸入或口服以控制症状。或小剂量氨茶碱口服或定量吸入糖皮质激素。

2.中度

定量吸入糖皮质激素。按需吸入 β₂ 受体激动药，效果不佳时加用吸入型长效 β₂ 受体激动药，口服 β₂ 受体激动药控释片、小剂量茶碱控释片或 LT 受体拮抗药等，亦可加用抗胆碱药。

3.重度

吸入糖皮质激素。规则吸入 β₂ 受体激动药或口服 β₂ 受体激动药、茶碱控释片或 β₂ 受体激动药合用抗胆碱药或加用 LT 受体拮抗药口服，如症状仍存在，应规律口服泼尼松或泼尼松龙，长期服用者，尽可能使用维持剂量≤10mg/kg。

（五）免疫疗法

1.特异性免疫疗法（又称为脱敏疗法或减敏疗法）

采用特异性过敏原（如尘螨、花粉等制剂）做定期反复皮下注射，剂量由低至高，以产生免疫耐受性，使患者脱敏。

2.非特异性免疫疗法

如注射卡介苗、转移因子等生物制品抑制过敏原的过程有一定辅助疗效。目前,采用基因工程制备的人重组抗 IgE 单克隆抗体治疗中重度过敏性哮喘已取得较好疗效。

四、常见护理问题

（一）气体交换受损

1.相关因素

与支气管痉挛,气道炎症,黏液分泌增加,气道阻塞有关。

2.临床表现

可出现哮喘急性发作的典型症状和体征:呼吸费力、气短、感觉头晕、心悸、心率增快;伴有哮鸣音的呼气性呼吸困难,呼吸急促、深度变浅或加深,伴端坐呼吸、发绀、鼻翼扇动,有三凹征出现(锁骨上窝、胸骨上窝、肋间隙明显凹陷),患者不能活动,不能将一句话完整地说完。

3.护理措施

(1)环境:明确过敏原者应尽快脱离过敏原。为患者提供安静、舒适的环境,室内保持温度为 20~22℃,湿度为 50%~70%。每天通风 1~2 次,每次 15~30min。

(2)休息与体位:协助患者抬高床头,使患者半坐卧位或端坐位,可借助身体的重力使膈肌下降,胸腔扩大,肺活量增加,从而减轻呼吸困难,有利呼吸。为端坐卧位者提供床旁桌椅以做支撑。

(3)氧疗:遵医嘱给予鼻导管或面罩吸氧(FiO$_2$ 为 30%~40%),改善通气,从而提高吸入气体的氧浓度、动脉血氧含量及饱和度,改善呼吸功能。如有 CO$_2$ 潴留者宜持续低流量给予,吸入氧气应温暖湿润。严重发作,经一般治疗无效时,应做好机械通气的准备。

(4)心理安慰:陪伴患者,使患者平静,以免精神紧张加重呼吸困难。

(5)加强巡视与病情观察:哮喘多在夜间和凌晨发作,应加强夜间巡视(1 次/h),做好预防,加强对急性发作患者的监护,发现哮喘发作的前驱症状,及时给予缓解支气管痉挛药物,制止哮喘发作。

(6)鼓励患者缓慢地深呼吸,患者因过度通气,出汗多、进食少致痰多、黏稠而咳嗽不畅,可因气管阻塞而发生严重缺氧。应积极配合医师,及早做气管插管或气管切开,吸出呼吸道的分泌物。

(7)定时监测动脉血气分析值的变化,维持动脉血氧分压在 60mmHg(1mmHg＝0.133kPa)以上。

（二）清理呼吸道无效

1.相关因素

与气道平滑肌收缩、痰液黏稠、排痰不畅、无效咳嗽、疲乏有关。

2.临床表现

痰液黏稠、量多,反复咳嗽,伴有痰鸣音。

3.护理措施

(1)观察患者咳嗽、痰液黏稠度和量。

(2)环境整洁、舒适,减少不良刺激。

(3)采取有效的排痰措施。

(4)用药护理:按医嘱用抗生素、止咳、祛痰药,指导患者正确使用雾化吸入,掌握药物疗效和不良反应,不滥用药物。

(三)活动无耐药

1.相关因素

与发作时缺氧、疲乏有关。

2.临床表现

患者痛苦面容,四肢肌肉无力,嘴唇、面颊发绀,查动脉血气示明显低氧血症。

3.护理措施

(1)评估患者的活动耐力程度,制订活动计划。我们使用 6min 步行距离法结合患者 DASI 体能(METs)评估表测定活动耐力程度(表 2-4,表 2-5)。

(2)尽量避免情绪激动及紧张的活动。患者活动前后,监测其呼吸和心率情况,活动时如有气促、心率加快,可给予持续吸氧并嘱其休息。依病情逐渐增加活动量。

(3)给予氧气吸入。

(4)协助其日常生活,做好患者的生活护理。教会患者节力技巧。

(5)根据病情和活动耐力限制探视人次和时间。

表 2-4　患者 DASI 体能评估表

日常活动	METs 加权均数
1.生活自理,如吃饭、穿衣、洗澡、上厕所	2.75
2.室内行走,如在自己房间内	1.75
3.在平地上走一两个街区	2.75
4.爬一层楼或爬小山坡	5.50
5.短跑	8.00
6.能做轻家务,如倒垃圾、洗盘子	2.70
7.能做中等家务,如用吸尘器、扫地、搬杂物	3.50
8.能做重体力活,如擦洗地板、抬挪重家具	8.00
9.能做田园活,如耙树叶、锄草、推电动割草机	4.50
10.能过性生活	5.25
11.能参加运动景适中的娱乐活动,如打高尔夫球、滚木球、跳舞、双人网球、扔足球或棒球	6.00
12.能参加大强度的运动,如游泳、网球单打、踢足球、打篮球、滑冰	7.50

表 2-5　患者活动耐力评估表

活动无耐力	6min 步行距离/m	METs
重度	<150	<4
中度	150～425	>4
轻度	425～550	>10

（四）知识缺乏

1.相关因素

（1）缺乏支气管哮喘治疗、预防的有关知识。

（2）缺乏正确使用雾化吸入器的有关知识。

2.护理措施

（1）评估患者对疾病知识的了解程度，帮助患者理解哮喘发病机制、本质，发作先兆、症状等。

（2）告知患者避免诱发哮喘的因素。

（3）讲解常用药物的用法、剂量、疗效、不良反应。

（4）介绍雾化吸入的器具，提供雾化吸入器相关的学习资料。常用的雾化吸入器见表 2-6。

表 2-6　常用的雾化吸入器

分类	雾化吸入器举例
干粉吸入器	布地奈德（普米克都保）、福莫特罗（奥克斯都保等）
氧启动雾化吸入器	布地奈德（普米克令舒）、特布他林雾化液、异丙托溴铵（可必特）等
手压式定量雾化器	沙丁胺醇（万托林）、异丙托溴铵气雾剂等

（5）指导患者雾化吸入器的正确使用方法：临床中一般使用超声雾化吸入器、氧气驱动雾化吸入器和定量雾化吸入器。有报道称氧气驱动雾化较超声雾化效果更好。①接上电源，连接雾化储液罐与雾化器；②将待吸入的药物放入储液罐；③打开雾化器上的开关，嘱患者深呼气至残气位，张开口腔，张口咬住喷嘴，缓慢深吸气到肺总量时可屏气 4～10s，注意吸气时用手盖住储液罐上端开口，呼气时打开；④持续雾化时间 10～15min。

定量雾化吸入器在每次使用前应摇匀药液，患者深呼气至残气位，张开口腔，置雾化气喷嘴于口前 4cm 处，缓慢吸气（0～5L/s）几乎达肺总量位，于开始吸气时即以手指揿压喷药，吸气末屏气 5～10s，然后缓慢呼气至功能残气位。休息 30min 左右可重复再使用 1 次。

雾化吸入时坐位最佳，借助协和作用使雾滴深入到细支气管、肺泡。宜在进食 1h 后进行喷雾吸入，对因不适应难以坚持的吸入者，可采用间歇吸入法，即吸入数分钟停吸片刻，而后再吸，反复进行，直到吸完所需治疗药液，以免引起疲劳。吸入期间应密切观察患者的神志、呼吸、心率、SaO_2 的变化，观察患者有无憋气、发绀、烦躁、出汗等不良反应，出现上述症状需暂停吸入，休息。如呼吸、心率加快，SaO_2 下降，不能以原病患解释时，即提示气流动力学或雾化药物不适宜，应立即停止吸入。对老年患者尤其是肺功能极差者，护士应守候在其身旁予以指导，防止发生意外。

五、危重哮喘的护理问题

(一)体液不足

1.相关因素

与呼吸急促或大量出汗使体液丢失、疲乏、焦虑、意识障碍、液体摄入量减少有关。

2.临床表现

呼吸急促或大量出汗,口渴、脉率增加、皮肤弹性下降、黏膜干燥、疲乏、虚弱。

3.护理措施

(1)评估患者的失水量(表2-7)。

表2-7 不同程度的脱水表现

项目	轻度	中度	重度
失水量占体重/%	5	5~10	>10
比例/(mL·kg^{-1})	50	50~100	100~200
精神状态	稍差、略烦躁	萎靡或烦躁	呈重病容,嗜睡甚至昏迷
皮肤	稍干燥	苍白干燥、弹性差	发灰干燥、弹性极差
眼窝和前囟	稍凹陷	明显凹陷	深凹陷,眼不能闭合
眼泪	有	少	无
口腔黏膜	略干燥	干燥	极干燥
尿量	稍减少	明显减少	极少或无尿
休克症状	无	无	有

(2)鼓励患者多饮水或提供患者喜欢的饮料,24h摄入量>2000mL,稀释痰液,防止便秘,改善呼吸功能。

(3)做好口腔护理2次/d(饭前、睡前),促进饮水的欲望。

(4)准确记录24h出入液量,保持尿量每天1000mL以上,随时调整输液速度,维持液体出入量平衡。

(5)定时称体重,每天1次或每周1次,且在同一时间称。

(6)建立静脉通道,重者应给予静脉输液,纠正水、电解质紊乱,酸碱失衡。根据失水及心功能情况,遵医嘱静脉给予等渗液体,每天用量2500~3000mL,以纠正失水。

(二)酸碱失衡

1.相关因素

由于呼气性呼吸困难所引起的低氧血症和高碳酸血症。

2.临床表现

严重哮喘发作可有不同的低氧血症,缺氧引起反射性肺泡过度通气导致低碳酸血症,产生呼吸性碱中毒,如病情进一步加剧,气道严重阻塞,可有PO_2下降,PCO_2升高,表现为呼吸性酸中毒,如缺氧明显,可合并代谢性酸中毒。

3.护理措施

(1)氧疗:重症哮喘应遵医嘱给予鼻导管或面罩吸氧,氧流量一般为 1～3L/min。

(2)吸氧前和吸氧中均抽取动脉血气,检测血气分析结果。

(3)遵医嘱给予抗酸药物,如碳酸氢钠静脉滴注。

(4)机械通气护理:①保持气道通畅,必须及时清除气道分泌物,合理吸痰,动作要轻、稳、准、快,避免损伤黏膜,定时翻身拍背,促进痰液引流,保持气道通畅。②气道湿化,吸入相当温度并经过湿化的气体,才有利于气道净化,防止感染。③密切观察呼吸机的参数,各种功能报警设置是否适宜,密切观察表、观察患者呼吸是否与呼吸机同步,当患者出现烦躁且与呼吸机抵抗时,查找原因给予处理。④气囊的管理按常规需要保持气囊压力为 2.45kPa,每隔 4h 充气或放气 1 次,每次 5～10min。

(三)恐惧

1.相关因素

与呼吸困难且反复发作、哮喘持续加重有关。

2.临床表现

焦虑不安、失眠、畏食等,对治疗失去信心。

3.护理措施

(1)评估恐惧的程度及相关因素,并去除或减少相关因素。

(2)向患者解释,保持心情平静的重要意义。

(3)当哮喘发作时,陪伴患者,体贴和安慰患者,使患者产生信任和安全感。

(4)加强与患者沟通:了解患者所需所想,及时解决、消除其顾虑和担心。

(5)每项操作前简要解释操作的过程、目的及意义,使患者消除顾虑和担心。

(6)教会患者减轻恐惧的放松技术,如缓慢地深呼吸,全身肌肉放松。

六、健康教育

(一)心理指导

哮喘急性发作时,患者因呼吸困难而紧张,烦躁甚至产生恐惧心理,护士应安慰患者,指导患者缓慢地深呼吸,稳定情绪,配合治疗。护士应帮助长期反复发作患者树立信心、保持平和、轻松的心态预防哮喘发作及控制哮喘。

(二)饮食指导

(1)老年支气管哮喘患者选择食物时,要注意补充蛋白质,增加维生素 A 和维生素 C 的摄入量。

(2)适当多吃含铁的食物,如动物内脏、菠菜等。

(3)多吃新鲜蔬菜和水果,不仅可补充各种维生素和无机盐,而且还有清痰祛火之功能。果品类食物,不仅可祛痰止咳,而且能健脾补肾养肺,如百合、丝瓜、竹笋、萝卜、鲜莲子、藕、柑橘、橙子、核桃、梨等可常吃。

(4)木耳、花生、蜂蜜、奶油、黄油、海带等,对祛痰、平喘、止咳、润肺都有一定作用,可以作为辅助防治食品食用。

(5)忌食海腥肥腻及易产气食物,避免腹部胀气向上压迫原已憋气的肺而加重气急症状。鱼虾、肥肉等易助湿生痰,产气食物如韭菜、红薯等对肺气宣降不利,高糖、高脂肪和高盐分的食物及味精等,会增加哮喘病的发病率,故均应少食或不食。

(6)戒烟:香烟中的尼古丁等及吸烟时喷出的烟雾对哮喘患者都会有直接的影响,因为它们会刺激呼吸管道,患者亦要尽量避免吸入二手烟。

(三)作息指导

(1)养成良好的生活习惯,早睡早起,避免疲劳。

(2)加强锻炼,如医疗体操、养生功、太极拳等可以增强人体抗病能力,做到循序渐进,逐步增加,持之以恒。此外,还应坚持适当的耐寒锻炼,可用冷水洗脸、洗手,增强抗寒能力;防寒保暖,注意根据气候变化随时增减衣物,做到胸常护,背常暖;外出时,为避免冷空气对呼吸道的刺激,诱发哮喘病,最好戴上口罩。

(3)要常用湿抹布擦拭容易落尘的地方,湿扫地面,禁止在室内吸烟,经常打开门窗通风换气,少用或不用家用化学清洁制剂。

(四)用药指导

(1)β_2 受体激动药:指导患者按需用药,不宜长期规律使用,因为长期应用可引起 β_2 受体功能下调和气道反应性升高,出现耐受性。沙丁胺醇静脉滴注时应注意滴速($2\sim4\mu g/min$),并注意观察有无心悸、骨骼肌震颤等不良反应。

(2)茶碱类:静脉注射浓度不宜过高,速度不宜过快,注射时间应在 $10min$ 以上,以防中毒症状发生。慎用于妊娠妇女、发热患者、小儿或老年人,心、肝、肾功能障碍或甲状腺功能亢进者。观察用药后疗效和不良反应,如恶心、呕吐等胃肠道症状,心动过速、心律失常、血压下降等心血管症状,偶有兴奋呼吸中枢作用,甚至引起抽搐,直至死亡。用药中最好监测氨茶碱血浓度,安全浓度为 $6\sim15\mu g/mL$。

(3)糖皮质激素:注意观察和预防不良反应。①部分患者吸入后可出现声音嘶哑、口咽部念珠菌感染或呼吸道不适;指导患者喷药后用清水充分漱口,使口咽部无药物残留,以减少局部反应和胃肠吸收。②如长期吸入剂量>1mg/d 可引骨质疏松等全身不良反应,应注意观察;指导患者宜联合使用小剂量糖皮质激素和长效 β_2 受体激动药或控释茶碱,以减少吸入糖皮质激素的不良反应。③全身用药应注意肥胖、糖尿病、高血压、骨质疏松、消化性溃疡等不良反应;宜在饭后服用,以减少对消化道的刺激。④气雾吸入糖皮质激素可减少其口服量。当用吸入剂替代口服药时,开始时应在口服剂量的基础上加用吸入剂,在 2 周内逐步减少口服量。嘱患者勿自行减量或停药。⑤布地奈德(普米克令舒)不良反应为:Ⅰ型、Ⅳ型超敏反应,包括皮疹、接触性皮炎、荨麻疹、口咽部念珠菌感染等。

(4)抗胆碱受体:抗胆碱药物吸入时,少数患者可有口苦或口干感。溴化异丙托品有个别病例有口干或喉部激惹等局部反应及变态反应。闭角型青光眼患者操作不当而使药物进入眼可使眼压增高,慎用于因前列腺肥大而尿道梗阻的患者。酮替芬有镇静、头晕、口干、嗜睡等不良反应,持续服药数天可自行减轻,慎用于高空作业人员、驾驶员、操作精密仪器者。

(5)常用的化痰药:①α-糜蛋白酶,通过分解痰液糖蛋白中的氨基酸氢基肽键而溶解痰液,可使脓性和非脓性痰液稀释,用于慢性支气管炎、肺脓肿和支气管扩张等痰液黏稠不易吸引或自行咳出的患者;②溴己新(必嗽平),作用于支气管腺体,导致黏液分泌细胞的溶酶体释放,裂解黏多糖和抵制酸性糖蛋白的合成,降低痰液的黏性;③氨溴索(沐舒坦),除了能分解痰液蛋白中的多糖纤维部分,还能促进支气管上皮修复,刺激Ⅱ型肺泡上皮细胞分泌表面活性物质,增加支气管浆液腺分泌,调节浆液与黏液的分泌,降低痰液黏稠度,改善纤毛上皮黏液层的运输功能;④乙酰半胱氨酸:直接溶解黏痰中的双硫键,降低痰黏度,对非脓性痰效果好。

(五)出院指导

(1)改善居住环境,避免接触过敏原,在气温骤变和换季时要特别注意保暖。

(2)休息与活动:合理休息,早睡早起,避免疲劳,适当运动。

(3)饮食指导:进食富含蛋白质、维生素的清淡饮食,少量多餐。

(4)用药指导:正确服药,注意不良反应。随身携带止喘气雾剂(如β_2受体激动药),如出现哮喘先兆症状,要患者保持平静,可立即吸入气雾剂,并脱离致病环境。

(5)定期随访:定期门诊随访,如果出现睡眠不良、活动能力下降、支气管扩张药治疗效果下降和需要量增加、PEF值下降等信号要及时到医院就医。

第三节 呼吸衰竭和急性呼吸窘迫综合征

一、呼吸衰竭

呼吸衰竭(简称呼衰)是指各种原因引起的肺通气和(或)换气功能严重障碍,以致在静息状态下亦不能维持足够的气体交换,导致低氧血症伴(或不伴)高碳酸血症,进而引起一系列病理生理改变和相应临床表现的综合征。

(一)病因和发病机制

完整的呼吸过程包括外呼吸、气体运输和内呼吸3个环节。外呼吸中,肺通气和肺换气的任何一个环节的严重病变,都可导致呼吸衰竭。如气道阻塞性病变(COPD、重症哮喘)、肺组织病变(肺气肿、肺结核)、肺血管疾病(肺栓塞等)、胸廓与胸膜病变、神经肌肉疾病等均可引起通气/血流比例失调,导致缺氧或合并CO_2潴留。

具体机制如下:

1.缺氧和CO_2潴留的发生机制

(1)肺泡通气不足:气道阻力增加、呼吸驱动力弱、无效腔气量增加均可导致通气不足,使肺泡O_2分压下降和CO_2分压上升。

(2)通气/血流比例失调:正常每分钟肺泡通气量(V)4L,肺毛细血管血流量(Q)5L,两者之比应保持在0.8,只有这样才能保证有效的气体交换。如V/Q>0.8,表明通气过剩,血流不足,则形成生理无效腔增加,即为无效腔效应;V/Q<0.8,表明血流过剩,通气不足,使肺动脉的混合静脉血未经充分氧合进入肺静脉,则形成动静脉样分流。通气/血流比例失调,产生缺

O_2,而无 CO_2 潴留。

(3)弥散障碍:肺泡弥散面积减少或呼吸膜的增厚均可影响气体的弥散。氧气弥散能力仅为 CO_2 的1/20,故在弥散障碍时产生单纯缺氧。

2.缺氧和 CO_2 潴留对机体的影响

(1)对中枢神经的影响:脑组织对缺氧最为敏感,轻度缺氧可引起注意力不集中、智力减退、定向障碍;随缺氧加重,可致烦躁不安、神志恍惚、谵妄,甚至神志丧失乃至昏迷。CO_2 潴留对大脑皮质中枢的影响分 3 个阶段:开始抑制皮质活动;随着 CO_2 的增加,对皮质下层刺激加强,间接引起兴奋;若 CO_2 继续升高,皮质下层明显受抑制,进入 CO_2 麻醉状态。

(2)对心脏、循环的影响:缺氧可使心率加快,心搏出量增加,血压上升;缺氧和 CO_2 潴留均能引起肺动脉收缩而增加肺循环阻力,导致肺动脉高压和右心负荷加重;长期缺氧可使心肌变性、坏死和收缩力降低,导致心力衰竭;CO_2 浓度增加,可使皮下浅表毛细血管和静脉扩张,表现为四肢红润、温暖、多汗;缺氧、CO_2 潴留和酸中毒可引起严重的心律失常。

(3)对呼吸的影响:缺氧对呼吸的影响远较 CO_2 潴留的影响小。缺氧主要通过颈动脉窦和主动脉体化学感受器的反射作用刺激通气,如缺氧程度缓慢加重,这种反射迟钝。CO_2 是强有力的呼吸中枢兴奋剂,CO_2 浓度增加,通气量成倍增加,但当 CO_2 浓度过高时,反而抑制呼吸中枢。慢性呼衰时,$PaCO_2$ 缓慢增高,由于机体的慢性适应效应,通气量并无相应增加,反而有所下降,此时主要靠缺氧刺激呼吸,所以慢性呼衰应给予低浓度氧疗,以防止呼吸抑制。

(4)对酸碱平衡和电解质的影响:严重缺氧可抑制有氧氧化,使无氧代谢增加,使乳酸在体内堆积,引起代谢性酸中毒;酸中毒使细胞内、外离子发生转移,细胞内钾离子移出而导致高钾血症和低氯血症。由于同时有呼吸性酸中毒,CO_2 在体内潴留使血中 HCO 增加,而代谢性酸中毒对 HCO^- 的消耗增加,所以 pH 值可能无明显降低。

(5)对肝、肾和造血系统的影响:缺氧可直接或间接损害肝功能,使 ALT 上升。持续缺氧和 CO_2 潴留使肾血管痉挛,血流量减少,尿量减少。慢性缺血可使红细胞生成素增加,促使红细胞增生,有利于增加血液携氧量,但增加了血液黏稠度,加重肺循环和右心负担。

(二)分类

1.按动脉血气分析,分为Ⅰ型呼衰和Ⅱ型呼衰

Ⅰ型呼衰,只有缺氧,不伴有二氧化碳潴留或伴 $PaCO_2$ 降低;Ⅱ型呼衰,既有缺氧,又有二氧化碳潴留。

2.按有无原肺功能损害和发生的缓急,分为急性呼衰和慢性呼衰

(1)急性呼衰:原肺功能正常,常因急性药物中毒、脑血管意外等引起呼衰,由于机体不能很快代偿,如不及时抢救,将危及患者生命。

(2)慢性呼衰:指慢性呼吸系统疾病导致肺功能损害逐渐加重而发展为呼衰。开始通过机体代偿适应,称为代偿性慢性呼衰,常因急性呼吸道感染等诱因导致严重缺氧、CO_2 潴留及酸中毒而进入失代偿性慢性呼衰。

(三)临床表现

急性呼吸衰竭的临床表现主要是低氧血症所致的呼吸困难和多器官功能障碍。

1.呼吸困难

呼吸困难是呼吸衰竭最早出现的症状。多数患者有明显的呼吸困难,可表现为频率、节律和幅度的改变。较早表现为呼吸频率增快,病情加重时出现呼吸困难,辅助呼吸肌活动加强,如三凹征。若并发 CO_2 潴留,$PaCO_2$ 升高过快或显著升高,以致发生 CO_2 麻醉时,患者可由呼吸过速转为浅慢呼吸或潮式呼吸。

2.发绀

发绀是缺氧的典型表现。当动脉血氧饱和度低于 90% 时,可在口唇、指甲出现发绀;另应注意,因发绀的程度与还原型血红蛋白含量相关,所以红细胞增多者发绀更明显,贫血者则发绀不明显或不出现;严重休克等原因引起末梢循环障碍的患者,即使动脉血氧分压尚正常,也可出现发绀,称作外周性发绀。而真正由于动脉血氧饱和度降低引起的发绀,称作中央性发绀。发绀还受皮肤色素及心功能的影响。

3.精神神经症状

急性缺氧可出现精神错乱、躁狂、昏迷、抽搐等症状。如合并急性 CO_2 潴留,可出现嗜睡、淡漠、扑翼样震颤,以致呼吸骤停。慢性呼吸衰竭伴 CO_2 潴留时,随 $PaCO_2$ 升高可表现为先兴奋后抑制现象。兴奋症状包括失眠、烦躁、躁动、夜间失眠而白天嗜睡(昼夜颠倒现象)。但此时切忌用镇静或催眠药,以免加重 CO_2 潴留,发生肺性脑病。肺性脑病表现为神志淡漠、肌肉震颤或扑翼样震颤、间歇抽搐、昏睡,甚至昏迷等。亦可出现腱反射减弱或消失、锥体束征阳性等。

4.循环系统表现

多数有心动过速,亦可引起周围循环衰竭、血压下降、心律失常、心搏停止。CO_2 潴留使外周体表静脉充盈、皮肤充血、温暖多汗、血压升高、心排出量增多而致脉搏洪大;脑血管扩张产生搏动性头痛。

5.消化和泌尿系统表现

严重呼吸衰竭对肝、肾功能都有影响,部分病例可出现丙氨酸氨基转移酶与血浆尿素氮升高;个别病例可出现尿蛋白、红细胞和管型。因胃肠道黏膜屏障功能损伤,导致胃肠道黏膜充血水肿、糜烂渗血或应激性溃疡,引起上消化道出血。

(四)诊断要点

除原发疾病和低氧血症及 CO_2 潴留导致的临床表现外,呼吸衰竭的诊断主要依靠血气分析。而结合肺功能、胸部影像学和纤维支气管镜等检查对于明确呼吸衰竭的原因至为重要。

因其临床表现缺乏特异性,明确诊断有赖于动脉血气分析:在海平面、静息状态、呼吸空气条件下,动脉血氧分压(PaO_2)<60mmHg,伴或不伴二氧化碳分压($PaCO_2$)>50mmHg,并排除心内解剖分流和原发于心排出量降低等因素,可诊为呼吸衰竭。Ⅰ型:动脉血氧分压(PaO_2)<60mmHg,$PaCO_2$ 正常或降低。Ⅱ型:动脉血氧分压(PaO_2)<60mmHg,同时 $PaCO_2$>50mmHg。

(五)治疗要点

(1)呼吸衰竭总的治疗原则是:加强呼吸支持,包括保持呼吸道通畅、纠正缺氧和改善通气等。

（2）呼吸衰竭病因和诱发因素的治疗：加强一般支持治疗和对其他重要脏器功能的监测与支持。

1.保持呼吸道通畅

对于任何类型的呼吸衰竭，保持呼吸道通畅是最基本、最重要的治疗措施。保持气道通畅的方法主要有：昏迷者应使其处于仰卧位，头后仰，托起下颌并将口打开；清除气道内分泌物及异物；若以上方法不能奏效，必要时应建立人工气道。简便人工气道主要有口咽通气道、鼻咽通气道和喉罩。若仍无效，应气管插管或切开（气管内导管）。气管内导管是重建呼吸通道最可靠的方法。

2.氧疗

通过增加吸入氧浓度来纠正患者缺氧状态的治疗方法即为氧疗。对于急性呼吸衰竭患者，应给予氧疗。

（1）吸氧浓度：确定吸氧浓度的原则是在保证 PaO_2 迅速提高到 60mmHg 或脉搏容积血氧饱和度（SpO_2）达 90％以上的前提下，尽量减低吸氧浓度。Ⅰ型呼吸衰竭给予中、高浓度（＞35％～50％）给氧，可以迅速缓解低氧血症而不会引起 CO_2 潴留。Ⅱ型呼衰需要持续低浓度给氧。

（2）吸氧方式

①鼻导管或鼻塞：简单、方便，不影响咳痰、进食。但氧浓度不恒定，易受呼吸的影响；高流量时对局部黏膜有刺激，氧流量不能大于 7L/min。吸入氧浓度与氧流量的关系：吸入氧浓度（％）＝21＋4×氧流量（L/min）。

②面罩：吸氧浓度相对稳定，可按需调节，该方法对于鼻黏膜刺激小，但在一定程度上影响咳痰、进食。

3.增加通气量、改善 CO_2 潴留

（1）呼吸兴奋剂：常用的药物有尼可刹米和洛贝林，用量过大可引起不良反应。近年来这两种药物在西方国家几乎已被淘汰，取而代之的有多沙普仑，该药对于镇静催眠药过量引起的呼吸抑制和 COPD 并发急性呼吸衰竭有显著的呼吸兴奋效果。

（2）机械通气：机械通气是当机体出现严重的通气和（或）换气功能障碍时，以人工辅助通气装置（呼吸机）来改善通气和（或）换气功能。

4.一般支持疗法

纠正电解质紊乱和酸碱平衡失调（呼吸性酸中毒、代谢性酸中毒、呼吸性碱中毒、低钾低氯等）。加强液体管理，防止血容量不足和液体负荷过大。呼吸衰竭患者由于摄入不足或代谢失衡，往往存在营养不良，需保证充足的营养及热量供给。

5.并发症防治

呼吸衰竭往往会累及其他重要脏器，因此应及时将重症患者转入 ICU，加强对重要脏器功能的监测与支持，预防和治疗肺动脉高压、肺源性心脏病、肺性脑病、肾功能不全、消化道功能障碍和弥散性血管内凝血（DIC）等。要特别注意防治多器官功能障碍综合征（MODS）。

（六）急救护理

1.休息与活动

帮助患者采取舒适且有利于改善呼吸状态的体位，一般取半卧位或坐位，患者趴伏在桌面上,借此增加辅助呼吸肌的功能,促进肺膨胀。患者尽量减少自主活动和不必要的操作,减少体力消耗。必要时可采取俯卧位辅助通气,以改善氧合状况。

2.氧疗护理

Ⅰ型呼吸衰竭患者需吸入高浓度($FiO_2 > 50\%$)氧气,使氧分压迅速提高到 60mmHg 或血氧饱和度>90%。Ⅱ型呼吸衰竭的患者一般在氧分压<60mmHg 时才开始氧疗,应给予持续低浓度($FiO_2 < 35\%$)氧疗,使氧分压控制在 60mmHg 或血氧饱和度在 90% 或略高。如通气不足者,给予人工辅助呼吸,必要时给予气管插管或气管切开,实施机械通气。

3.保持气道通畅,促进痰液引流

呼吸衰竭的治疗原则是保持气道通畅、正确合理地氧疗、控制呼吸道感染。在氧疗和改善通气之前必须采取各种措施,保持气道通畅。具体做法如下。

(1)指导并协助患者进行有效的咳嗽、咳痰。

(2)每 1~2h 翻身一次,并给予拍背,促进痰液排出。

(3)对于病情严重、意识不清的患者,可经鼻或经口进行负压吸引,以清除口咽分泌物,并刺激咳嗽,利于痰液排出。

(4)饮水、口服或雾化吸入祛痰药可湿化并稀释痰液,使痰液易于咳出或吸出。

4.用药护理

按医嘱及时准确给药,并观察疗效和不良反应。患者使用呼吸兴奋药时应保持气道通畅,适当提高吸入氧流量,静脉滴注速度不宜过快,注意观察呼吸频率和节律、神志及动脉血气的变化,以便调整剂量。遵医嘱应用抗生素,预防感染。

5.病情观察

严密监测生命体征、意识及尿量的变化,严格记录 24h 出入水量,观察患者呼吸频率、深度、节律与胸廓起伏是否一致,以及呼吸费力程度。观察患者的精神症状及呼吸困难、发绀的程度等。

6.心理护理

患者因呼吸困难、可能危及生命等,常会产生紧张、焦虑情绪。应多了解患者的心理状况,指导患者放松,以缓解紧张和焦虑情绪。

(七)健康教育

1.疾病知识指导

急性呼吸衰竭如果处理及时、恰当,患者可完全康复。慢性呼吸衰竭度过危重期后,关键是预防和及时处理呼吸道感染的诱因,以减少急性发作,尽可能延缓肺功能恶化的进程。

2.指导呼吸功能锻炼

教会患者有效咳嗽、叩击排痰、体位引流、缩唇呼吸、腹式呼吸,提高自我护理能力,促进康复。

3.休息与活动指导

根据患者的病情和对日常活动的耐受性,指导患者合理安排活动与休息。

4.用药指导

遵医嘱指导患者用药,教会患者科学实施家庭氧疗的方法。

5.营养指导

为患者提供能改善营养状态且富含膳食纤维的饮食指导。指导患者每天计划性地摄入水分。机体水分不足时,呼吸道的水分也会减少,痰液易结块,不易咳出,导致气道狭窄,通气障碍;饮水过多会增加心脏的负担,可诱发心力衰竭。

6.其他

指导患者发现病情加重如气急、发绀严重时立即就诊。

二、急性呼吸窘迫综合征的护理

急性呼吸窘迫综合征(ARDS)是由不同病因造成具有明显特征的肺损伤,病理上表现为弥散性肺泡损伤,以肺泡上皮和毛细血管内皮损伤、肺泡膜通透性明显增加导致高蛋白肺泡和间质水肿为病理生理特征,以低氧血症与呼吸窘迫为主要表现的临床综合征。

(一)病因与发病机制

1.病因

能直接或间接损伤肺组织的疾病,均可成为 ARDS 的病因。其中,感染、创伤、休克为最常见的病因,占 70%~85%。

(二)发病机制

ARDS 的发病机制十分复杂,其中急性炎症介导肺损伤是发病机制的关键,急性炎症最重要的效应细胞之一是中性粒细胞(PMN)。其基本机制包括:①炎症细胞的迁移与聚集;②炎症介质释放;③肺泡毛细血管损伤和通透性升高。

(二)临床表现与诊断

1.临床表现

(1)病史:有严重创伤、感染、休克、大手术等病史。

(2)症状和体征:ARDS 通常发生于原发疾病或损伤起病后 24~48h,表现为突发性、进行性的呼吸窘迫、气促、发绀,常伴有烦躁、焦虑、出汗等。

(3)辅助检查:高分辨率 CT 不仅有助于早期诊断,还可帮助理解各病期的通气治疗策略。早期表现为非重力性分布的全肺水肿(均质肺),随病情进展,呈直立性分布的肺萎陷(压缩性肺不张),阴影密度不一致(非均质肺);在中期和晚期,发生组织增生、机化、重塑和纤维化,气腔扩大伴气囊和气肿样病变形成。

2.诊断

对 ARDS 患者及时准确的诊断,是早期认识与积极治疗的前提。ARDS 联席会议提出的诊断标准如下:

(1)急性起病。

(2)氧合指数(PaO_2/FiO_2)≤200mmHg。

(3)胸部 X 线检查表现为双肺斑片状阴影。

(4)肺动脉楔压(PAWP)≤18mmHg 或无左心房压力升高的临床证据。

Schuster、Ferguson、Monnet 提出,依据特征性的病理与病理生理改变,ARDS 的诊断标准应具有以下特征。

(1)弥散性(或双肺)肺泡水肿或 X 线胸片具有弥散性(或双侧)肺泡水肿的特征。

(2)肺毛细血管通透性明显增加。

(3)病理上具有弥散性肺泡损伤的表现。

(4)具有低氧血症和呼吸窘迫等临床特征。

这样,ARDS 诊断的特异性明显升高,且不再需要排除其他疾病(急性左侧心力衰竭)。

(三)治疗原则

ARDS 的出现有很大的危险性,目前尚无特效的治疗方法,其治疗原则:积极控制原发病,改善氧合功能,纠正缺氧,支持生命,保护重要器官功能,防治并发症。

1.去除病因

ARDS 一般均有较明确的相关原发病,这些因素在 ARDS 的发生和发展中起着重要作用。尤其是对全身感染的控制和纠正低血容量导致的组织灌注不足,积极处理原发病将有利于 ARDS 的治疗和疾病预后的改善。

2.氧疗

纠正低氧血症是 ARDS 治疗中最为重要的目的。通常早期轻症患者可先面罩高浓度($FiO_2 > 0.6$)给氧,使 $PaO_2 > 60mmHg$ 和 $SaO_2 > 90\%$。如血氧分压不能改善,如 $< 60mmHg$,则建议行机械通气。

3.机械通气

可减轻呼吸做功,使呼吸窘迫改善;应用呼气末正压(PEEP)或连续气道正压(CPAP),可使呼气末肺容量增加,闭陷的小气道和肺泡再开放;肺泡内正压可减轻肺泡水肿的形成从而改善弥散功能和通气/血流比例,减少肺内分流,达到改善氧合功能和肺顺应性的目的。

4.维持适当的液体平衡

以最低有效血管内血容量来维持有效循环功能,要避免过多的液体输入加重肺水肿,在血压稳定的前提下,出入液体量宜轻度负平衡。

5.支持治疗

ARDS 时机体处于高代谢状态,营养支持应尽早开始。静脉营养可引起感染和血栓形成等并发症,应提倡全胃肠营养。

6.体位治疗

由仰卧位改变为俯卧位,可使 75% ARDS 患者的氧合改善。可能与血流重新分布,部分萎陷肺泡再膨胀达到"开放肺"的效果有关。这样可改善肺通气/血流比值,降低肺内分流。

7.糖皮质激素的应用

有研究表明,糖皮质激素可抑制肺的炎性反应及肺的纤维化,但临床研究并未证明。

8.其他治疗

如肺血管舒张药的应用,氧化亚氮(N_2O)吸入等。

(四)常见护理问题及相关措施

1.低效型呼吸型态

(1)相关因素

①肺泡Ⅱ型细胞损伤,表面活性物质缺失导致肺泡萎陷、水肿、肺顺应性降低。

②疲乏或无力。

（2）临床表现

①呼吸困难、发绀（以口唇、舌、口腔黏膜、鼻尖、颊部、耳垂和指、趾末端最为明显）、鼻翼扇动、呼吸浅快。

②动脉血气分析值异常。

（3）护理措施

①严密监测患者生命体征，尤其是呼吸的频率、节律、深度的变化，观察患者有无胸闷、气急、口唇发绀等缺氧症状。

②遵医嘱给予高浓度氧气吸入或使用 PEEP，并根据动脉血气分析值变化调节氧浓度。经常检查鼻氧管有无堵塞或脱出，每周更换导管 1 次，每天 2 次消毒导管头端和清洁鼻腔。

③给患者提供有利于呼吸的体位，如端坐位或高枕卧位。

④动脉血气是反映患者肺、心血管、肾和代谢功能的综合指标，定时监测动脉血气分析值的变化，有助于判断患者的病情变化。a.物品准备：治疗盘、内含抗凝药的注射空针、橡皮塞、无菌治疗巾、血气分析申请单。b.部位选择：成年人最常用的穿刺采血样部位有桡动脉、肱动脉、股动脉和足背动脉。桡动脉最适宜于动脉穿刺取血，因在腕部桡侧易于触及，部位表浅，穿刺后易于压迫和防止血栓形成。c.采血步骤：解释→体位选择（坐位或半卧位）→穿刺部位选择→常规消毒→一手握注射器，一手摸动脉搏动，穿刺→逐渐进针，看到鲜血停止进针→获取足够血量，拔针→穿刺针头刺入橡皮塞→送检。d.注意事项：抗凝药湿润整个注射器针筒内表面；排尽空气和过多抗凝药；采血完毕，尽快送检，如不能及时送检，放入冰箱，2h 内有效。

⑤预测患者是否需要气管插管或使用呼吸机辅助呼吸，做好抢救准备工作。

2.气体交换受损

（1）相关因素：肺毛细血管内皮细胞损伤，血管通透性增加，使肺间质及肺泡水肿，导致气体弥散障碍。

（2）临床表现

①呼吸困难，患者意识状态改变，嗜睡、烦躁不安。

②患者动脉血气分析值异常：低氧血症、高碳酸血症。

（3）护理措施

①保持病室环境清洁，定时进行空气和地面消毒，注意通风换气。

②监测患者生命体征和意识状态，每 30min 一次，判断与急性缺氧有关的症状和体征，尤其是呼吸和发绀状况的变化。

③遵医嘱及时采集和送检血气分析与生化检测标本，通过脉搏氧饱和度和血气分析中氧分压来判断患者有无低氧血症和低氧血症的严重程度。

④高浓度氧疗可以提高血氧分压，记录吸氧方式、吸氧浓度及时间，观察氧疗的效果和不良反应，在吸氧过程中气体应充分湿化，防止气道黏膜干裂受损。临床上给氧和改善氧合的方法可分为有创伤性和无创伤性两大类。

⑤呼吸机辅助呼吸：PEEP 是最常用的呼吸模式。应用 PEEP 时，应选择"最佳 PEEP"，所谓最佳 PEEP，既能防止呼气末肺泡萎陷，又能避免肺泡过度膨胀，即用最小 PEEP 值达到最

佳的血氧浓度。但 PEEP 可增加胸内正压,减少回心血量,从而降低心排血量。因此,应用 PEEP 时应注意对血容量不足的患者适当补充血容量,以代偿回心血量的不足;但又不能过量,以免加重肺水肿;PEEP 从低水平开始,先用 $3\sim5cmH_2O$($1cmH_2O=0.1kPa$)开始逐渐增加至合适的水平。争取维持 $PaO_2>60mmHg$ 而 $FiO_2<0.6$。一般 PEEP 水平为 $5\sim15cmH_2O$ 或 $10\sim18cmH_2O$;施行肺保护性通气策略,选用压力控制的通气模式,将吸气末气道峰压(PAP)限制在 $35cmH_2O$ 水平以下,防止肺泡过度充气;低潮气量通气($6\sim8mL/kg$),允许性高碳酸血症。

⑥协助翻身拍背,每 2h 一次,以促进分泌物的排出。

⑦根据医嘱使用利尿药,以减轻肺间质及肺泡水肿,观察并记录尿量。

⑧加强巡视,及时满足患者的需求,减少机体耗氧。

3.心排血量减少

(1)相关因素:正压通气使上下腔静脉血的回心血量减少。

(2)临床表现

①血压下降、脉搏细速、尿量减少。

②肢端皮肤冷、苍白或发绀。

(3)护理措施

①使用 PEEP 时应有足够的有效循环血量,严格掌握好 PEEP 压力值。

②严密监测体温、脉搏、血压、呼吸的变化。

③准确记录出入量,密切观察尿量的变化。

④遵医嘱给予强心、利尿、扩血管药物,注意观察用药效果与不良反应。

⑤准备好抢救用物和药品。

4.营养失调:低于机体需要量

(1)相关因素:代谢率升高、营养摄入减少。

(2)临床表现:皮肤弹性减退,脂肪变薄;消瘦、体重进行性下降;头发枯黄,无光泽。

(3)护理措施

①给予营养支持,可经胃肠道(EN)或胃肠外(PN)途径实施。尽管临床上多用胃肠外营养,但实验和临床研究证明胃肠内营养远胜于胃肠外营养,胃肠内营养支持有助于恢复肠道黏膜的完整性,减少肠萎缩,保持肠道 pH 平衡,抑制细菌过度生长,减少胃肠道出血,还可增加胃肠运动,纠正胃肠排空延迟,故应尽早经胃肠内补充营养。

营养支持的原则:采用高蛋白、高脂肪、高糖类的膳食或胃肠外营养液;蛋白质、脂肪、糖类的能量比分别为 20%、$20\%\sim30\%$、$50\%\sim60\%$;每天的摄入量,卡氮比为($628\sim753$)kJ:$1g$($1kcal=4.2kJ$),危重患者可高达($837\sim1255$)kJ:$1g$;每天适量补充各种维生素及微量元素,依据临床情况调整电解质用量,特别注意补充钾、镁、磷等元素。

营养支持的护理:包括胃肠内营养的护理和胃肠外营养的护理。

a.胃肠内营养的护理:鼻饲管的选择一般选择稳定性、相容性较好,耐胃酸腐蚀,放置时间长的聚氨酯材料的胃管,螺旋形鼻胃管用于胃肠道功能基本正常或肠道功能基本正常而胃功能受损的患者,能减少食物反流带来的误吸危险。喂养方法有灌注、滴注、泵注三种方法。用于机械通气患者时,其中泵注更能减少反流。喂养中注意"三度",即营养液的温度为 37～41℃;浓度按比例调配,如为即用型营养液可直接使用;灌注速度由慢到快,最高速度不超过130mL/h,24h 总量最高为 1500～2000mL。

b.胃肠外营养的护理:静脉的选择有周围静脉和中心静脉,选择周围静脉时应选择弹性好、走向清晰、较粗的血管,同时采用静脉留置针;中心静脉常选择锁骨下静脉、颈内静脉、颈外静脉,行中心静脉插管术。配制方法必须严格无菌操作,应在无菌层流室或净化室内操作,按医嘱执行各种营养液的成分及比例配制。滴注速度应根据输液量及病情掌握输液速度,最快速度≤60 滴/分,要求匀速滴入,以免发生高糖血症,可以使用输液泵进行严格控制。

②向患者解释加强营养和合理搭配膳食的重要性,采取良好的均衡饮食,指导患者多食肉类、蛋类、牛奶及水果等高热量、高蛋白质、高维生素的食物,以维持足够的营养,保持和恢复身体健康。

③做好口腔护理或漱口,提供色、香、味佳的饮食,刺激食欲,鼓励进食,提供一个整洁、安静、舒适的进餐环境,使患者能在愉快的心境中进食。

④大量盗汗者,监测患者液体摄入量与排出量,给予足够的液体。

⑤每周监测体重 1 次并记录。

⑥定时监测白蛋白、血红蛋白水平及皮肤的弹性厚度。

5.潜在并发症:气压伤

(1)相关因素

①呼吸机压力过高和潮气量过大。

②特殊的通气模式,如 PEEP 和 PSV。

③患者有引起气胸的原发疾病或诱发因素,如先天性肺大疱、后天性肺气肿等。

(2)临床表现

①气胸:胸痛、烦躁、大汗淋漓、缺氧、发绀、患侧胸廓膨隆、呼吸音消失或减弱,X 线胸片显示有气胸。

②皮下气肿:皮肤触诊有握雪感,严重时局部皮肤膨隆。

③纵隔气肿:主要依据胸部 X 线诊断。

(3)护理措施

①气胸是呼吸机引起气压伤的主要临床类型,但并不是所有接受呼吸机治疗的患者都会发生气胸,注意以下方面,是可以预防的。a.对于应用呼吸机的患者,在通气压力调节和控制时以维持较好通气和氧合功能的最低水平为最佳水平;b.对于有诱发气胸原发病存在的患者,慎用 PEEP 和 PSV,必须使用 PEEP 时压力从低水平 0.29～0.49kPa(3～5cmH$_2$O)开始,逐渐增加,不宜超过 0.98kPa(10cmH$_2$O)。

②严密观察患者有无发生气压伤的临床表现,若发现立即通知医师,并协助处理。

③如患者气胸诊断明确应立即进行排气减压,不能立即减压时,需停止呼吸机的应用,以免胸膜腔内压越来越高,危及患者生命。

④胸腔闭式引流是应用呼吸机患者排气减压的唯一方法。

⑤做好胸腔闭式引流管的护理:a.在胸腔引流管下方垫一小毛巾以减轻不适。b.妥善固

定引流管,防止引流管受压、扭曲及脱管。c.保持水封瓶位置低于引流管;需进行必要检查、治疗而运送患者时应用两把血管钳钳紧引流管,防止空气或瓶内水倒吸入胸腔。d.定时做深呼吸及咳嗽动作,加强胸腔内气体排出。e.观察局部伤口有无红肿,定时更换敷料。

6.有皮肤完整性受损的危险

(1)相关因素:长期卧床,不能活动;营养状况差;微循环灌注不良,致皮肤缺血、缺氧等。

(2)临床表现:患者躯体受压部位、骨隆突处皮肤易出现红肿、破溃。

(3)护理措施:原则是以预防为主,防止组织长时间受压,立足整体治疗;改善营养、血液循环状况;重视局部护理;加强观察,对发生压疮危险度高的患者不但要查看受压皮肤的颜色,而且要触摸皮肤的质地。具体措施如下。

①采用评分法来评估发生压疮的危险程度,评分值越大,说明器官功能越差,发生压疮的危险性越高。

②重视预防:保持床铺的平整、松软、清洁、干燥、无皱褶、无碎屑;对长期卧床的患者,骨隆突处使用衬垫、气垫、棉垫、棉圈等,以减轻局部组织长期受压;间歇性解除压迫是预防压疮的关键。卧床患者每2～3h翻身1次,有条件的可使用特制的翻身床、气垫床、明胶床垫、波纹床垫、压疮防治装置等专用器具;减少摩擦力和剪切力。半卧位时,可在足底部放一坚实的木垫,并屈髋30°,臀下衬垫软枕,防止身体下滑移动,以免产生摩擦损害皮肤角质层;为患者及时更换床单、内衣;搬动患者时避免拖、拉、推等;平卧位抬高床头一般不高于30°,以防剪切力。

③保持皮肤的清洁和完整是预防压疮的重要措施;每天用温水清洁皮肤2次,以保持皮肤清洁及凉爽;擦干皮肤后骨隆突处外涂赛肤润以保护皮肤;对皮肤易出汗部位(腋窝、腘窝、腹股沟部)随时擦拭。当大小便失禁时,每次温水擦拭后涂擦鞣酸软膏或赛肤润,以防肛门周围皮肤糜烂。当小便失禁时,女性患者用吸水性能良好的尿不湿;男性患者用阴茎套外接引流管引流尿液,避免会阴部皮肤长期被尿液浸渍而溃烂,对于男性患者阴囊处可用爽身粉保持干爽。

④正确实施按摩:患者变换体位后,对受压部位辅以按摩,尤其是骶尾部、肩胛区、髂嵴、股骨大转子、内外踝、足跟及肘部;对病情极其严重,翻身可能促进病情恶化、加重损伤时,则暂不翻身,仅对骨隆突受压处按摩,以改善局部血液循环;按摩手法:用大小鱼际肌,力量由轻—重—轻,每个部位按摩5～10min,每2～3h按摩1次。按摩时可使用润肤乳或赛肤润,促进局部血液循环;对因受压而出现反应性充血(局部皮肤变红)、皮肤变硬时则不主张按摩,以免加重损伤,而应使其局部悬空,避免受压。

7.有口腔黏膜改变的危险

(1)相关因素:禁食、机体抵抗力降低。

(2)临床表现:患者口腔黏膜发生溃疡、感染。

(3)护理措施

①检查患者口腔黏膜是否有病灶、溃疡、出血,发现异常报告医师。

②向患者及其家属讲解引起口腔黏膜改变的危险因素。

③在晨起、睡前、餐前、餐后做好口腔护理,以保证最佳的口腔卫生状况和良好的食欲。

④提供温度适宜的食物和饮料,避免过热或过冷的食物。

⑤根据病情选择合适的漱口液,如复方硼砂漱口液、生理盐水、3%过氧化氢。

⑥禁食期间,根据医嘱给予鼻饲或静脉高营养,以维持足够的能量供应,增加机体抵抗力。

⑦对应用抗生素时间较长者,应注意口腔有无真菌感染。

8.潜在并发症:水、电解质紊乱及酸碱平衡失调

(1)相关因素:禁食;利尿药的应用;晚期多器官功能衰竭。

(2)临床表现

①等渗性脱水:畏食、恶心、尿少,但不觉得口渴;皮肤黏膜、舌干燥,眼球下陷和周围血管萎陷等。

②低渗性脱水:血清钠<135mmol/L,轻度表现为疲乏、头晕、起立性晕倒及直立性低血压;中度表现为恶心、呕吐、脉搏细速、血压不稳定或下降,皮肤弹性差,浅静脉萎陷,眼球凹陷,尿少;重度表现为神志恍惚不清,肌肉痉挛性抽搐,肌腱反射减弱或消失,出现木僵状态甚至昏迷等严重神经系统症状。

③高渗性脱水:血清钠>150mmol/L,分为三度。轻度脱水患者主诉口渴,无其他症状;中度脱水患者极度口渴,乏力、烦躁、皮肤黏膜干燥、尿少、尿比重升高;重度脱水患者除上述症状外,可出现幻觉、躁狂、谵妄、精神失常甚至昏迷等脑功能障碍。

④低钠血症:乏力、头痛、恶心、呕吐、食欲缺乏和反应迟钝;严重者可有意识模糊、昏迷等;尿少、水肿;咳嗽无力,痰液黏稠,不易咳出。

⑤低钾血症:软弱无力、口苦、食欲缺乏、烦躁、腹胀、呕吐,特征性的心电图改变(ST段下降,T波低平或倒置,可出现U波)。

⑥低镁血症:面色苍白、嗜睡、全身乏力、恶心、记忆力减退、精神紧张、烦躁、手足徐动样运动。

(3)护理措施

①详细记录24h出入水量,水日需量估算应以患者体重为依据,对标准体重的成年人的计算方法如下。

年轻人:年龄(16～25岁),40mL/(kg·d)。

成年人:年龄(25～55岁),35mL/(kg·d)。

长者:年龄(55～65岁),30mL/(kg·d)。

老年人:年龄(>65岁),25mL/(kg·d)。

②严密观察有无腹胀、神志淡漠、肌肉软弱无力、腱反射减退等表现。

③监测血清电解质、动脉血气分析,发现异常立即与医师联系并协助处理。

a.等渗性脱水:根据临床表现估计脱水量,治疗应补充等渗氯化钠溶液或平衡盐溶液,同时注意其他电解质和酸碱平衡失调。其计算公式为:

补等渗氯化钠溶液量(L)=(血细胞比容上升值/血细胞比容正常值)×体重(kg)×0.25。

b.低渗性脱水:采用含盐溶液或高渗盐水静脉给予纠正体液的低渗状态和补充血容量,首次量可先补给一半。其计算公式:

补钠量(mmol)=[血钠正常值(mmol/L)-血钠观测值(mmol/L)]×体重(kg)×0.6(女性0.5)。

c.高渗性脱水：主要补充水分,不能口服者静脉滴注 5%葡萄糖溶液或 0.45%氯化钠溶液,可分两天补给,当天给补水量的一半,另一半量在次日给予,以免发生水中毒。其计算公式：

补水量(ml)＝[血钠测得值(mmol/L)－血钠正常值(mmol/L)]×体重(kg)×4(女性 3,婴儿 5)。

d.低钠血症：轻者可静脉输入 5%葡萄糖生理盐水；当血钠＜125mmol/L 时,需限制水的摄入,每天为 500mL,使水分处于负平衡；当低钠血症严重合并有神经症状时,应立即提高血清渗透压,输入 3%高渗盐水,同时应用袢利尿药如呋塞米等,以去除体内潴留的水。其计算公式：

补钠量(mmol/L)＝[142(mmol/L)－测出的血钠值(mmol/L)]×体重(kg)×0.6。

e.低钾血症：治疗时首先明确是急性低钾血症还是慢性低钾血症,在肾功能良好的情况下,成人每天补钾不宜超过 100～200mmol/L,补钾速度一般不宜超过 20mmol/L,如伴有室性心律失常者按 1h 补钾 40mmol/L,以控制心律失常。其计算公式：

补氯化钾(g)＝[5－血钾测得值(mmol/L)]×体重(kg)×0.0149

补 10%氯化钾(mL)＝[5－血钾测得值(mmol/L)]×体重(kg)×0.149

(单位换算：g×13.4＝mmol；mmol×0.0745＝g)

f.低镁血症：低镁血症患者多不能进食,应采取胃肠外途径给药。可用 50%硫酸镁肌内注射或静脉滴注,因镁有直接扩张血管平滑肌作用,在静脉滴注过程中必须监测血压,缓慢静脉滴注。

9.焦虑

(1)相关因素：状况的改变、适应环境。

(2)临床表现：患者紧张不安、忧郁、悲痛、易激动、治疗不合作。

(3)护理措施

①同情、理解患者的感受,和患者一起分析其焦虑产生的原因及表现,并对其焦虑程度做出评价。

②主动向患者介绍环境,解释机械通气、监测及呼吸机的报警系统,消除患者的陌生感和紧张感。

③在护理患者时应保持冷静和耐心,表现出自信和镇静。

④耐心向患者解释病情,对患者提出的问题要给予明确、有效的回答,消除心理紧张和顾虑。

⑤如果患者由于呼吸困难或人工通气不能讲话,可提供纸笔或以手势与患者交流。

⑥限制患者与其他具有焦虑情绪的患者及亲友接触。

⑦加强巡视,了解患者的需要,帮助患者解决问题。

⑧保持环境安静,保证患者的休息。

⑨帮助并指导患者及其家属应用松弛疗法、按摩等。

10.有感染的危险

(1)相关因素：与意识障碍、建立人工气道进行机械通气有关。

（2）临床表现：体温高于正常，痰量增多，颜色由白色变为黄色。

（3）护理措施

①做好人工气道和机械通气的常规护理，如保持气管切开伤口的无菌，气道的湿化、通畅，吸引器及呼吸器的消毒以及密切观察呼吸机的工作状况和详细记录各项数据等。

②做好基础疾病治疗的护理配合工作。

③进行各项护理操作应严格执行无菌技术。

④对昏迷患者，应定时翻身、拍背。

⑤加强口腔护理，防止发生口腔炎和口腔真菌感染。

⑥保持会阴部的清洁，防止泌尿系统感染。

（五）健康教育

1.疾病相关知识宣教

急性呼吸窘迫综合征（ARDS）是一种继发于基础病，以急性呼吸窘迫和低氧血症为特点的综合征。多见于青壮年，在基础病发病后1～3d，出现进行性呼吸窘迫、发绀，而常规氧疗无效，急需机械通气改善呼吸。

2.心理指导

向患者家属或神志清楚的患者介绍 ARDS 抢救成功的例子，树立其战胜疾病的信心，促进患者与其家属之间的沟通，减轻患者身心负担。并解释使用呼吸机可帮助渡过难关，说明机械通气引起的不适可逐步适应，向意识清醒的患者说明配合的方法。撤机前应向患者说明其病情已好转，具备自主呼吸能力，撤机是逐步的、安全的，精神紧张会增加撤机困难、延长撤机时间。

3.饮食指导

抢救时予以鼻饲饮食。人工气道拔除24h后可进食流质饮食，如牛奶稀饭（加肉类）、肉汤等。逐渐过渡到半流质及普食，半流质饮食可选用面条、馄饨、羹类等。第1次进食应先试喝水，不出现呛咳者方可进食。

4.用药指导

急性期主要由医护人员使用药物，缓解期应遵医嘱用药，使用药物后如出现恶心、消化道出血、腹胀、兴奋及睡眠紊乱、手足麻木、皮肤瘙痒、皮疹等应立即告诉医护人员。

5.休息与活动

急性期绝对卧床休息，可在床上活动四肢，勤翻身，保证充足的睡眠，缓解期可坐起并在床边活动，逐渐增大活动范围。

6.特殊行为指导

（1）配合医师接受血气分析的动脉血抽取。

（2）必要时配合接受气管插管及呼吸机辅助呼吸。注意人机同步，机器送气时要主动吸气；反之呼气。头部的转动应轻柔及逐步进行，同时调整呼吸机管道于合适位置，注意防止意外拔管和脱管，以免导致窒息。

（3）学会使用手写板或摇铃的方法与医护人员沟通或呼叫医护人员。

（4）学会咳嗽（清醒患者）的方法：患者坐位，双足着地，身体稍前倾，双手环抱一个枕头（有助于膈肌上升），进行数次深而缓慢的腹式呼吸，深吸气末屏气，然后缩唇（噘嘴），缓慢地经过口腔尽可能呼气（降低肋弓，腹部往下沉）；再深吸一口气后屏气 3～5s，身体前倾，从胸腔进行 2 次或 3 次短促有力的咳嗽，张口咳出痰液，咳嗽时收缩腹肌或用自己的手按压上腹部，帮助咳嗽。

7.出院指导

（1）注意劳逸结合，勿过劳。

（2）注意预防并及时治疗上呼吸道感染。

（3）1 个月后复查 X 线胸片。如出现进行性呼吸困难、发绀应立即就医。

第四节 原发性支气管肺癌

原发性支气管肺癌简称肺癌，起源于支气管黏膜或腺体，常有区域性淋巴转移和血行转移，是当前世界各地最常见的恶性肿瘤之一。全世界每年约有 98.9 万人死于肺癌。在我国，肺癌死亡列癌症死亡患者病因的第三位，城市占第一位，农村占第四位。

一、病因及发病机制

迄今尚未明确。一般认为与下列因素有关：

（一）吸烟

国内外的调查资料均证明 80%～90% 的男性肺癌患者与吸烟有关，女性 19.3%～40%。吸烟者肺癌的死亡率比不吸烟者高 10～13 倍。已证明烟草中含有各种致癌物质，其中苯并芘是致癌的主要物质。

（二）职业致癌因子

目前已确认的致人类肺癌的职业因素有：石棉、砷、二氯甲醚、镍冶炼、铬及其化合物、煤烟、焦油和石油中的多环芳烃、烟草的加热产物等。

（三）空气污染

室内用煤、烹调油加热时所产生的油烟雾、被动吸烟均与肺癌有关。室外环境污染也与肺癌有关，主要原因是工业废气、汽车废气、公路沥青等污染大气后被人体吸入致病。

（四）电离辐射

大剂量电离辐射可引起肺癌。

（五）饮食与营养

维生素 A 及其衍生物 β 胡萝卜素能够抑制化学致癌物诱发的肿瘤。此外，病毒感染、真菌毒素（黄曲霉菌）、机体免疫功能低下、内分泌失调及家族遗传等因素对肺癌的发生可能也起一定的作用。

二、分类

(一)按解剖学部位分类

1.中央型肺癌

发生在段支气管以上至主支气管的癌肿约占 3/4,以鳞状上皮细胞癌和小细胞未分化癌较多见。

2.周围型肺癌

发生在段支气管以下的癌肿,约占 1/4,以腺癌较为多见。

(二)按组织学分类.

1.鳞状上皮细胞癌(简称鳞癌)

最常见,多见于老年男性,与吸烟关系密切。中央型肺癌多见,易引起支气管狭窄,导致肺不张或阻塞性肺炎。鳞癌生长缓慢,转移晚,手术切除机会多,5 年生存率较高,但放射和化学药物治疗不如小细胞未分化癌敏感。

2.小细胞未分化癌(简称小细胞癌)

它是肺癌中恶性程度最高的一种,患病年龄较轻,常在 40~50 岁,多有吸烟史。小细胞癌侵袭力较强,远处转移早,常转移到脑、肝、骨、肾上腺等脏器。本型肺癌对放疗和化疗比较敏感。

3.大细胞未分化癌(简称大细胞癌)

可发生在肺门附近或肺边缘的支气管,恶性程度较高,大细胞癌较小细胞癌转移晚,手术切除机会较多。

4.腺癌

女性多见,与吸烟关系不大。腺癌血管丰富,故局部浸润和血行转移较早。

三、临床表现与诊断

(一)临床表现

1.症状

多数肺癌患者就诊时已为晚期,肺癌患者的常见症状如下。

(1)全身一般表现:消瘦、食欲缺乏、乏力、发热、恶病质。

(2)原发肿瘤引起的症状:①咳嗽,为最常见的症状。早期常出现刺激性咳嗽,肿瘤肿大引起支气管狭窄,咳嗽呈高金属音,继发感染时痰量增多,呈黏液脓性;②咯血,癌组织血管丰富,易发生组织坏死,多为持续性痰中带血,如侵犯大血管可引起大咯血;③其他,由于肿瘤造成较大气道的阻塞,患者可出现不同程度的阻塞症状,如喘鸣、气促、胸痛和发热等。

(3)肿瘤胸内蔓延:如胸痛、呼吸困难、胸闷、声音嘶哑、上腔静脉压迫综合征(SVCS)、肺上沟瘤综合征(Pancoast瘤)、胸腔及心包积液症状、吞咽困难、气管-食管瘘、膈肌麻痹。

(4)胸外转移引起的症状和体征:①中枢神经系统症状,往往提示颅内转移,如头痛、呕吐、眩晕、复视、共济失调、偏瘫、癫痫发作;②转移至骨骼,可引起病理性骨折;③转移至腹部,可引起胰腺炎,病理性黄疸,肝区疼痛、肿大;④转移主淋巴结,引起锁骨上、颈部等淋巴结肿大。

(5)癌细胞作用于其他系统引起的肺外表现:又称为伴癌综合征,如内分泌异常(如Cushing 综合征、男性乳房发育征、稀释性钠综合征)、肥大性肺骨关节病(表现为杵状指和肥大性骨关节病)、神经肌肉综合征、高钙血症。

2.体征

早期无异常,肺部体征有局限性吸气性哮鸣音、积液或肺不张体征。肺外体征有锁骨上淋巴结肿大、消瘦等。

3.辅助检查

(1)X 线检查:为发现肺癌的重要方法之一。中央型肺癌和周围型肺癌比较见表 2-8。

表 2-8　中央型肺癌和周围型肺癌 X 线比较

肺癌分类	表现
周围型肺癌	表现为边界毛糙的结节状(圆形病灶、分叶、毛刺、胸膜凹陷等)或团块阴影(偏心空洞、小泡征、浸润样阴影)
中央型肺癌	主要表现为单侧不规则的肺门肿块,局限性肺气肿段,叶性肺炎或不张肺门增大增浓

(2)胸部 CT 检查:空间分辨率高,肿瘤内部结构及边缘征象显示好,可发现胸内隐蔽性病灶和纵隔与肺门淋巴结形态观察。

(3)正电子发射体层扫描(PET):PET 不显示组织解剖结构,探查局部组织代谢异常敏感性为 $81\%\sim97\%$,特异性为 $78\%\sim85\%$;此检查对确定淋巴结转移具有优势。

(4)痰液脱落细胞检查:是简单有效的早期诊断肺癌的方法之一,阳性率为 $70\%\sim80\%$,为提高痰检阳性率,必须得到由气管深处咳出的痰,标本必须新鲜,送检及时。

(5)纤维支气管镜检查:是诊断中心型肺癌的主要方法,可直接观察并配合刷检、活检等手段。

(6)淋巴结活组织检查等。

(7)常用肿瘤标志物,如 CEA、NSE 等(表 2-9)。

表 2-9　TNM 与临床分期的关系

癌标志物	肺癌	阳性率/%
CYFRA21-1	鳞癌	$47\sim70$
SCC	鳞癌	50
CEA	腺癌	$40\sim60$
NSE	SCLC	$55\sim86$

(8)胸腔镜的应用:不明原因的恶性胸腔积液,阳性率为 $70\%\sim100\%$。

(9)其他:经皮针吸肺活检、MRI、放射性核素检查、纵隔镜检查、剖胸手术探查等。

(二)诊断

一般依据详细询问病史、体格检查和有关辅助检查进行综合判断,早期发现、早期诊断、早期治疗至关重要。早期诊断需要做好:第一,普及肺癌防治知识,患者有任何疑问及时就诊;第二,医务人员应对肺癌的早期征象提高警惕,避免漏诊、误诊。影像学检查是发现肺癌常用有价值的方法,细胞学检查和病理学检查是确诊肺癌的必要手段。

四、治疗原则

综合治疗是肿瘤治疗的总原则。肺癌综合治疗的方案为小细胞肺癌,多选用化疗加放疗加手术,非小细胞癌则先手术,然后放疗和化疗。

(1)手术治疗:Ⅰ期、Ⅱ期和部分Ⅲ期为非小细胞肺癌的首选。

(2)小细胞未分化癌对化疗最敏感,鳞癌次之,腺癌治疗效果最差。

(3)放疗主要用于不能手术患者同时配合化疗,小细胞未分化癌疗效最好,鳞癌次之,腺癌效果最差。

(4)肺癌介入性治疗,如支气管动脉灌注化疗、经支气管镜介导治疗等。

(5)生物靶向制剂的治疗。

(6)生物免疫治疗。

(7)其他:对症处理(升白细胞,止吐,镇痛)、营养支持、中医治疗等。

五、常见护理问题及相关措施

(一)疼痛

1.相关因素

与肿瘤直接侵犯胸膜、肋骨和胸壁、肿瘤压迫肋间神经或浸润器官、组织有关。

2.主要表现

(1)肿瘤侵犯部位的疼痛。

(2)神经分布区域的疼痛。

(3)患者出现痛苦表情,强迫体位,不敢咳嗽。

3.护理措施

(1)运用评估工具(表 2-10),评估患者的疼痛原因、部位及程度。

表 2-10 长海痛尺

分级	表现
0 级	无痛
Ⅰ级(0~4 分)	轻度,虽有疼痛,但可忍受,能正常生活,睡眠不受干扰
Ⅱ级(4~6 分)	中度,疼痛明显,要求服用镇痛药,睡眠受干扰
Ⅲ级(>6 分)	重度,疼痛剧烈,被动体征,伴有自主神经功能紊乱,睡眠严重受干扰,需镇痛药

(2)多与患者交流,教会患者减轻疼痛的方法:如听音乐,看报纸等,分散患者的注意力,鼓励患者多与家人、朋友交谈,宣泄自己的感受。

(3)给予患者舒适的体位,如患侧卧位,以减轻随呼吸运动产生的疼痛。

(4)随咳嗽加重的胸痛,在患者需要咳嗽时,以手压迫疼痛部位,鼓励患者咳嗽。

(5)遵医嘱按 WHO 提出的癌症患者三级镇痛原则给予镇痛药。注意给药原则:按阶梯用药、按时用药、口服用药、个体化用药、注意具体细节。

(6)注意镇痛药物的不良反应:便秘;恶心、呕吐;排尿困难;呼吸抑制等。

(二)预感性悲哀

1.相关因素

与疾病预后不良威胁生命有关。

2.主要表现

患者表现出悲痛、忧愁、压抑感,对治疗失去信心,甚至不配合治疗。

3.护理措施

(1)及时与患者沟通,耐心倾听其诉说,并认真解答其疑问,用亲切的语言、热情的行为安慰和感动患者。

(2)根据患者不同心理状况,引导和训练其控制不良情绪,鼓励患者及时讲出心理感受,并进行有效疏导。

(3)在做任何治疗操作前要认真地为患者讲解其意义,鼓励患者树立战胜疾病的信心,积极配合治疗。

(4)要加强与患者家属的沟通交流,赢得亲属对患者的支持与关爱。

(5)让抗癌明星现身说法,提高患者的信心。

(三)营养失调:低于机体需要量

1.相关因素

与患者食欲下降,摄食减少,癌性发热,机体处于高代谢状态、消耗增多,以及化疗的不良反应致剧烈呕吐,味觉异常有关。

2.主要表现

(1)患者体重减轻、消瘦、无力。

(2)血液检查示血清白蛋白降低,血红蛋白降低。

3.护理措施

(1)为患者创造一个愉快的进餐环境,尽量满足患者的饮食习惯。

(2)指导患者饮食宜清淡,进食易消化、含纤维素少的流质、半流质食物,食谱宜多样化,少食多餐,进食富含优质蛋白、高热量、高维生素食物,如牛奶、鲜鱼、瘦肉、鸡蛋、豆类制品等,以促进组织修复,补充癌症或化疗、放疗对身体的消耗。避免辛辣、生冷、过硬及过于油腻的食物。

(3)化疗药物可引起白细胞计数减少,因此应多食富含蛋白质、铁、维生素的食物,如动物肝脏、瘦肉、大枣、新鲜水果和蔬菜等。对腹泻患者,应指导其进食纤维含量少的食物,如腹泻严重,以清淡饮食为主,如清肉汤、果汁或生姜乌龙茶。未削皮的苹果含丰富的果胶,可多食用,同时可多选用含钾量多的食物,如蔬菜汤、橘子汁、番茄汁等。避免可能引起腹泻的食物如牛奶及乳制品。

(4)癌症患者活动量少,加上某些抗癌药物有神经毒性,使肠蠕动变慢而导致便秘。应指导患者多饮水,每天约 2000mL。

（5）对反应严重、长期营养摄入障碍的患者，可考虑肠外营养。

（6）化疗期间，遵医嘱给予镇吐药，如甲氧氯普胺片口服，盐酸昂丹司琼静脉注射等。呕吐严重者，注意观察呕吐的次数、量及颜色，配合应用镇吐治疗。

（四）气体交换受损

气体交换受损与继发于肺组织破坏的气体交换面积减少有关。护理措施见 COPD 的气体交换受损。

（五）潜在并发症：化疗药物毒性反应

1.主要表现

（1）化疗药物的不良反应见表 2-11。

表 2-11　化疗药物的不良反应

药品	敏感的肺癌类型	主要不良反应
异环磷酰胺（IFO）	SCLC，NSCLC	膀胱出血，骨髓抑制
替尼泊苷（VM26）	SCLC（可进入血脑屏障）	骨髓抑制
依托泊苷（VP-16）	SCLC，NSCLC	脱发，骨髓抑制
卡铂（C-DDP）	SCLC，NSCLC	骨髓抑制明显
长春新碱（VCR）	SCLC，NSCLC	恶心、呕吐、听觉和肾损害
长春地辛（VDS）	SCLC，NSCLC	神经毒性，便秘
长春碱（VBL）	SCLC，NSCLC	骨髓抑制，神经毒性
长春瑞滨（NVB）	SCLC，NSCLC	骨髓抑制明显，神经毒性
多柔比星（ADM）	SCLC，NSCLC	骨髓抑制，神经毒性较轻
表柔比星（ADM）	SCLC，NSCLC	心脏毒性，脱发
丝裂霉素（MMV）	NSCLC	骨髓抑制

（2）化疗药物静脉滴注时的不良反应

①过敏：可见于静脉滴注紫杉醇类，表现为输液时发生呼吸困难、头晕、心悸、面色潮红。

②恶心、呕吐：见于所有的化疗药物，类化疗药物尤为显著。

③腹泻：见于卡铂、紫杉醇（力朴素）、奥沙利铂、依立替康等。

④便秘：见于长春地辛等。

⑤直立性低血压：可在静脉滴注 1h 内发生，见于紫杉醇类。

⑥末梢神经疼痛：表现为四肢末梢麻木、疼痛，多见于奥沙利铂。

⑦静脉炎：静脉注射时不慎外渗引起局部组织坏死及静脉炎，以发泡剂类化疗药物为甚，如长春瑞滨等。外渗及静脉炎的分级如下（表 2-12，表 2-13）。

表 2-12　静脉炎的评判断标准

级别	临床标准
0	没有症状

级别	临床标准
1	输液部位发红伴有或不伴有疼痛
2	输液部位疼痛伴有发红和(或)水肿
3	输液部位疼痛伴有发红和(或)水肿,条索状物形成,可触摸到条状的静脉
4	输液部位疼痛伴有发红和(或)水肿,条索状物形成,可触及的静脉条索状物长度大于 2.5cm

表 2-13　输液外渗的评判标准

级别	临床标准
0	没有症状
1	皮肤发白,水肿范围的最大处直径<2.5cm,皮肤发凉。伴有或不伴有疼痛
2	皮肤发白,水肿范围最大处直径 2.5~15.2cm,皮肤发凉。伴有或不伴有疼痛
3	皮肤发白,半透明状,水肿范围最小处直径>15.2cm,皮肤发凉,轻到中等程度的疼痛,可能有麻木感
4	皮肤发白,半透明状,皮肤紧绷,有渗出,皮肤变色,有淤伤,肿胀,水肿范围最小处直径>15.2cm,可凹性水肿,循环障碍,中度到重度的疼痛,任何容量的血液制品、刺激性或腐蚀性的液体渗出

2.护理措施

(1)密切观察患者进食、腹痛性质和排便情况,胃肠道反应重者可安排在晚餐后给药,并服镇静镇痛药。

(2)每周监测血常规 1~2 次。必要时遵医嘱给予升白细胞及血小板的药物。对重度骨髓抑制者,需实施保护性隔离。血小板严重减少者注意观察出血情况。

(3)保持口腔清洁,口腔护理 2 次/d。口腔溃疡疼痛剧烈者可用 2% 利多卡因喷雾镇痛。

(4)注射前 5~10min,头部放置冰帽,注药后维持 30~40min,可防止药物对毛囊的刺激,有防脱发的作用。

(5)监测肝、肾功能,嘱患者多饮水,2000~3000mL/d。

(6)熟练掌握静脉穿刺技术,正确选择血管:应选择不弯曲、弹性好、无破损、无炎症、回流通畅的血管;尽量不用皮下脂肪少而邻近肌腱、神经、关节等部位的血管,最好采用 PICC 置管或中心静脉置管输入化疗药物。输入化疗药物前给予预防性用药,如给予地塞米松 5mg、法莫替丁 40mg 稀释后静脉注射,苯海拉明 50mg 口服,先输入 0.9% 生理盐水或 10% 葡萄糖液,确定针头在血管内后再输入化疗药物。输液期间加强巡视,谨防药液外渗。

(7)化疗药物外渗的处理:停止注射或输液,保留针头接注射器回抽后,注入解毒剂再拔针,皮下注入解毒剂,用利多卡因与地塞米松皮下局部封闭;冰敷 24h,使用类肝素或金黄散涂在患处,报告医院并记录。

(8)给予患者心理安慰,使其以平和的心态接受化疗。

(9)低血压的护理:①化疗前要详细询问病史,有无高血压和心血管疾病,提前采取预防措施;②在用药过程中加强巡视,严密观察病情,发现问题及时处理;③用药后应卧床休息 4h,年老体弱患者下床活动要给予协助,以免发生晕厥等并发症;④用药中及时测量血压,并做好记录,如有异常立即停药。

六、健康宣教

(一)心理指导

给予患者心理援助,介绍肺癌的治疗方法及前景,使之摆脱痛苦,正确认识疾病,保持乐观开朗的心情,增强治疗信心,提高生活质量。

(二)饮食指导

(1)嘱患者应食高蛋白、高维生素的饮食,补充营养。

(2)给予患者针对性的指导。增强机体免疫力,多食黄鱼、山药、甲鱼等;咳嗽多痰者多食萝卜、杏仁、橘皮、枇杷;咯血者宜吃莲藕、甘蔗、梨、鲫鱼等。

(3)为减轻放疗化疗不良反应宜多吃蘑菇、龙眼肉、核桃、苹果、绿豆等。忌辛辣刺激性食物如葱、蒜、韭菜,忌油煎、烧烤等热性食物,忌油腻、黏滞生痰的食物。

(三)作息指导

(1)合理安排休息,注意改善劳动和生活环境,防止空气污染,特别是粉尘及有害气体的吸入,嘱患者戒烟,指出防治慢性肺部疾病对肺癌防治的积极意义。

(2)不去人多拥挤、空气污染的场所,在病毒、细菌性疾病流行的季节,应减少外出。

(3)鼓励患者进行适当的体育锻炼,到室外散步或慢跑,做上、下楼梯运动,做蹲起运动,以增加肺活量,提高机体的抗病防病能力。

(四)用药指导

督促患者按时服药,并适当告知患者可能出现的不良反应,如患者出院带药如易瑞沙,需告知患者可能会出现全身皮疹,但无须担心,而一旦出现视物不清等不良反应要及时就医。

(五)出院指导

(1)活动与休息:注意休息,适当的运动。劳逸结合,生活规律。

(2)饮食指导进食富含蛋白质、维生素的清淡饮食,少量多餐。

(3)用药指导:交代患者下次化疗时间及注意事项,并做好必要的准备。正确服药,注意药物的不良反应。

(4)定期随访:告知晚期癌肿转移的患者及其家属需对症处理,并坚持出院后到医院复诊。

第三章　心血管内科疾病护理

第一节　冠状动脉粥样硬化性心脏病

冠状动脉粥样硬化性心脏病(CHD)简称冠心病,亦称为缺血性心脏病,是由于冠状动脉因粥样硬化发生狭窄,阻塞或(和)因冠状动脉痉挛导致的心肌缺血缺氧、坏死而引起的心脏病。最常发生狭窄或闭塞的是冠状动脉前降支,其次是回旋支、右冠状动脉、左主干。目前我国冠心病发病率呈上升、年轻化趋势,正跃居成为导致人群死亡的主要原因。

一、高危因素

冠心病的病因不能完全确定,高危因素包括很多方面,需要帮助患者控制可改变因素。

(一)不可改变因素

1.年龄

常见于 40 岁以上,随年龄增加,发病率增加。

2.性别

男多于女,约为 2∶1。绝经期之后,女性患者发病率显著增加。

3.遗传因素

家族中有小于 50 岁患病者,近亲得病率高。

(二)可改变因素

1.血脂异常

脂质代谢异常是动脉粥样硬化最重要的危险因素。血清总胆固醇(TC)、甘油三酯(TG)、低密度脂蛋白(LDL)、极低密度脂蛋白(VLDL)、载脂蛋白 B(ApoB)增高,高密度脂蛋白(HDL)、载脂蛋白 A(ApoA)降低都被认为是独立的危险因素。TC 和 LDL 升高最受关注。

2.高血压

血压升高与本病关系密切,高血压者患本病率比血压正常者高 3~4 倍。

3.吸烟

主动和被动吸烟均与本病密切相关。与每天吸烟数量成正比。

4.糖尿病或糖耐量异常

糖尿病患者本病发病率高且进展迅速。

5.肥胖

近年来,多人提出代谢综合征是重要的危险因素,代谢综合征是指肥胖、血脂异常、高血压和糖尿病(糖耐量异常)同时存在。

6.其他因素

如体力活动减少、性情急躁、工作压力大、工作投入不注意身体、强制自己为成就而奋斗的A型性格、西方的饮食方式等。

二、分型

(一)世界卫生组织(WHO)

由于冠状动脉病变部位、范围、程度不同,临床特点不同,1979年,WHO将冠心病分为五型:

1.无症状性冠心病

无症状,静息及运动负荷时心电图有心肌缺血性改变。

2.心绞痛

出现发作性胸骨后疼痛,为一过性心肌缺血所致。

3.心肌梗死

症状严重,为冠状动脉闭塞、心肌急性缺血性坏死所致。

4.缺血性心肌病

表现为心脏增大、心力衰竭和(或)心律失常。长期心肌缺血使心肌逐渐纤维化,类似扩张型心肌病。

5.猝死

突发心脏骤停而死亡,多由因缺血心肌局部发生电生理紊乱,诱发严重心律失常所致。

(二)是否为临床急症

近年临床上提出两种综合征分型,以提高对急性的高危胸痛患者的关注,做出正确判断,降低死亡率。

1.急性冠脉综合征(ACS)

包括不稳定型心绞痛、急性心肌梗死。共同的病理基础是不稳定粥样斑块(易损斑块)破裂、继发出血、血栓形成、冠状动脉痉挛导致管腔完全或不完全阻塞。不稳定斑块破裂后形成的继发血栓未完全阻塞冠状动脉,则发生不稳定型心绞痛;若完全阻塞,则发生急性心肌梗死。患者均出现急性胸痛,需要紧急处理。

2.慢性心肌缺血综合征

WHO组织分型中的无症状性冠心病、稳定型心绞痛及缺血性心肌病归于此类。病情发展相对缓和。

三、稳定型心绞痛

稳定型心绞痛也称劳力性心绞痛,是指在冠状动脉严重狭窄的基础上,由于心肌负荷的增加而引起心肌急剧的、暂时的缺血与缺氧的临床综合征。其特点为发作性胸骨后压榨样疼痛,可放射至心前区和左上肢尺侧,常发生于劳力负荷增加时,一般持续数分钟,休息或用硝酸制剂后疼痛消失。

（一）病因与发病机制

本病的基本病因是冠状动脉粥样硬化。其发病机制主要是冠状动脉存在狭窄或部分闭塞的基础上发生需氧量的增加。当冠状动脉粥样硬化至冠状动脉狭窄或部分闭塞时，其扩张性减弱，血流量减少，当心肌的血供减少到尚能应付平时的需要时，则休息时无症状。一旦心脏负荷突然增加，如劳累、激动、心力衰竭等使心脏负荷增加，心肌耗氧量增加时，而冠状动脉的供血却不能相应地增加以满足心肌对血液的需求时，即可引起心绞痛。

（二）临床表现与诊断

1.临床表现

（1）症状：以发作性胸痛为主要临床表现，疼痛特点如下。

①部位：主要在胸骨体上段或中段之后，可波及心前区；界线不清楚，常放射至左肩、左臂内侧达环指和小指，偶有或至颈咽部或下颌部、上腹部并伴消化道症状。

②性质：胸痛常为压迫、发闷或紧缩性，也可有烧灼感，但不尖锐，偶伴濒死的恐惧感。发作时，患者往往不自觉地停止原来的活动，直至症状缓解。

③诱因：发作常由体力劳动或情绪激动所激发，如饱食、寒冷、吸烟、心动过速、休克等亦可诱发。疼痛发生于劳力或激动的当时，而不是在一天劳累之后。

④持续时间：疼痛出现后常逐步加重，然后在 $3\sim5min$ 内逐渐消失，可数天或数周发作一次，亦可 1d 内发作多次。

⑤缓解方式：一般在停止原来诱发症状的活动后即缓解。舌下含服硝酸甘油等硝酸酯类药物能在数分钟内使之缓解。

（2）体征：心绞痛发作时患者面色苍白、表情焦虑、皮肤冷或出冷汗、心率增快、血压升高，心尖部听诊有时出现奔马律，短暂心尖部收缩期杂音，是乳头肌缺血以致功能失调引起二尖瓣关闭不全所致。

2.辅助检查

（1）心电图：患者休息时心电图 50％以上属正常，异常心电图包括 ST 段和 T 波改变、房室传导阻滞、束支传导阻滞、左束支前分支或后分支传导阻滞、左心室肥大或心律失常等，偶有陈旧性心肌梗死表现。疼痛发作时心电图可呈典型的缺血性 ST 段压低的改变（$\geqslant0.1mV$），R 波为主的导联中，ST 段压低，T 波平坦或倒置。心电图负荷试验及 24h 动态心电图可显著提高缺血性心电图的检出率。

（2）X 线检查：对稳定型心绞痛并无特殊的诊断意义，但有助于了解其他心肺疾病的情况，如有无心影增大、肺充血等，帮助鉴别诊断。

（3）放射性核素检查：利用放射性^{201}TI（铊）心肌显像所示灌注缺损提示心肌供血不足或血供消失，对心肌缺血诊断较有价值。近年来，有用^{99m}Tc-MIBI 取代^{201}TI 做心肌显像，可取得与之相似的良好效果。

（4）多层螺旋 CT 冠状动脉成像（CTA）：通过冠状动脉二维或三维重建来判断冠状动脉的管腔狭窄程度和管壁钙化情况，对判断管壁内斑块分布范围和性质有一定的意义。有较高的阴性预测价值，若未见狭窄病变，一般可不进行有创检查。但 CT 冠状动脉造影对狭窄病变及程度有一定限度,特别当钙化存在时会显著影响狭窄程度的判断,而钙化在冠心病者中相当普遍,因此仅作为参考。

(5)超声心动图:可探测到缺血区心室壁的运动异常,也可测定左心室功能,射血分数降低者预后差。

(6)冠状动脉造影:为有创检查手段,目前仍然是诊断冠心病的金标准。选择性冠状动脉造影是通过对冠状动脉注入少量含碘对比剂,在不同的投射方位下摄影可使左、右冠状动脉及其主要分支得到清楚的显影,具有确诊价值。

3.诊断

据典型的发作特点和体征,含服硝酸甘油后缓解,结合年龄和存在的冠心病易患因素,除外其他原因所致的心绞痛,一般即可确立诊断。发作时心电图检查可见 ST-T 改变,症状消失后 ST-T 改变逐渐恢复,支持心绞痛诊断。诊断仍有困难者可做无创检查如心电图运动负荷试验、冠状动脉 CTA 或考虑行有创检查如选择性冠状动脉造影。

(三)治疗原则

调整生活方式、纠正冠心病易患因素;改善冠状动脉的血供和降低心肌耗氧,减轻症状和缺血的发作,改善生活质量;治疗冠状动脉粥样硬化,预防心肌梗死和死亡,延长寿命。

1.发作时治疗

(1)休息发作时应立即休息,一般患者在停止活动后症状逐渐消除。

(2)药物治疗较重的患者发作可选用较快速的硝酸酯类制剂。这类药物能较快地松弛血管平滑肌,除扩张冠状动脉外还使全身血管尤其是静脉扩张,从而减少回心血量,降低心脏前后负荷。该药还可减少心室容量、降低室壁张力,减少心脏机械活动、心排血量和血压,因而降低心肌耗氧量,从而缓解心绞痛。

2.缓解期的治疗

(1)一般治疗:一般不需要卧床休息,应尽量避免各种已知的可以避免的诱发因素。调节饮食,特别是一次进食不应过饱;禁烟、酒。调整日常生活与工作量;减轻精神负担,保持适当的体力活动,以不导致发生疼痛为宜。

(2)药物治疗:以改善缺血、减轻症状、改善预后的药物为主。

①减轻症状及改善缺血药物

a.β 受体拮抗药:能抑制心脏 β 肾上腺素受体,减慢心率、降低血压、减低心肌收缩力以减少心肌耗氧量,从而缓解心绞痛的发作和增加运动耐量。用药后要求静息心率降至 55～60 次/min,严重心绞痛患者如无心动过缓症状,可降至 50 次/min。β 受体拮抗药能降低心肌梗死后稳定型心绞痛患者死亡和再梗死的风险。推荐使用无内在拟交感活性的选择性 $β_1$ 受体拮抗药,如美托洛尔、阿替洛尔及比索洛尔。只要无禁忌证(严重心动过缓和高度房室传导阻滞,窦房结功能混乱,支气管痉挛或支气管哮喘),β 受体拮抗药应作为稳定型心绞痛的初始治疗药物。

b.硝酸酯类制剂:为内皮依赖性血管扩张剂,能减少心肌需氧和改善心肌灌注,从而改善心绞痛的症状,并有预防和减少心绞痛发作的作用。常用的药物有二硝酸异山梨酯、单硝酸异山梨酯、硝酸甘油。长效硝酸酯制剂用于减低心绞痛发作的频率和程度,并可能增加运动耐量。长效硝酸酯制剂不适宜用于心绞痛发作的治疗,而适宜用于慢性长期治疗。每天用药时应注意给予足够的无药间期,以减少耐药性的发生。硝酸酯类药物的不良反应包括头痛、面色潮红、心率反射性加快和低血压。

c.钙通道阻滞药:抑制钙离子进入心肌细胞及平滑肌细胞,也抑制心肌细胞-收缩耦联中钙离子的利用。因而抑制心肌收缩,减少氧耗;扩张冠状动脉,解除冠状动脉痉挛,改善心内膜下心肌的供血;扩张周围血管,降低动脉压,减轻心脏负荷;还降低血黏度,抗血小板聚集,改善心肌的微循环。常用药物有维拉帕米、硝苯地平控释片、氨氯地平、地尔硫䓬。不良反应有头痛、头晕、便秘、失眠、颜面潮红、下肢水肿、低血压等。

d.代谢性药物:曲美他嗪通过抑制脂肪酸氧化和增加葡萄糖代谢提高氧的利用率而治疗心肌缺血,缓解心绞痛。

e.中医中药治疗:以活血化瘀、芳香温通及中医辨证施治等治疗为主。常用药物有麝香保心丸、复方丹参滴丸等。

②预防心肌梗死和改善预后的药物

a.阿司匹林:通过抑制环氧化酶和血栓烷(TXA_2)的合成达到抗血小板聚集作用。可降低心肌梗死、脑卒中或心血管性死亡的风险,所有患者只要没有用药禁忌证都应服用阿司匹林。阿司匹林最佳剂量范围为75～150mg/d,抑制每天新生血小板的10%。主要不良反应为胃肠道出血或阿司匹林过敏。

b.氯吡格雷:通过选择性不可逆地抑制血小板 ADP 受体而阻断 ADP 依赖激活的 GP Ⅱb/Ⅲa 复合物,有效减少 ADP 介导的血小板激活和聚集。其主要用于支架置入术后及阿司匹林有禁忌证的患者。常用维持剂量为75mg/d,1 次口服。

c.他汀类药物:能有效降低血清总胆固醇(TC)和低密度脂蛋白胆固醇(LDL-C)含量,能延缓斑块进展,对斑块稳定和抗炎等起有益作用。患者使用他汀类药物治疗的主要目标为降低 LDL-C,根据危险程度不同,LDL-C 的目标值不同,并根据 LDL-C 水平调整剂量。常用药物有辛伐他汀、阿托伐他汀、瑞舒伐他汀。在应用药物时要严密监测氨基转移酶及肌酸激酶等生化指标,及时发现药物可能引起的肝损害和肌病。

d.血管紧张素转化酶抑制药(ACEI)或血管紧张素受体阻滞药(ARB):在稳定型心绞痛患者中,合并糖尿病、心力衰竭或左心室收缩功能不全的高危患者应使用 ACEI 类药物。其作用与 ACEI 降压、保护内皮功能及抗炎作用有关。常用药物有卡托普利、依那普利、培哚普利、贝那普利、雷米普利。不能耐受 ACEI 类药物者可用 ARB 类药物替代。

(3)血管重建治疗

①经皮冠状动脉介入治疗(PCI):是一组经皮介入治疗。对于药物治疗后仍有心绞痛发作,而且狭窄的血管中到大面积存活心肌的患者或介入治疗后复发、管腔再狭窄的患者,可考虑行 PCI 治疗,包括经皮球囊冠状动脉成形术(PTCA)、冠状动脉内支架置入术、冠状动脉内旋切术、旋磨术等。随着新型药物洗脱支架及新型抗血小板药物的应用,冠状动脉介入治疗的效果也有提高,已成为治疗本症的重要方法。

②冠状动脉旁路移植术(CABG):通过取患者的自身大隐静脉作为旁路移植材料,一端吻合在主动脉,另一端吻合在有病变的冠状动脉段的远端;或游离内乳动脉与病变冠状动脉远端

吻合,引主动脉血流以改善病变冠状动脉所供血心肌的血液供应。

(四)常见护理问题

1.疼痛

(1)相关因素:与心肌急剧、短暂的缺血、缺氧,冠状动脉痉挛有关。

(2)临床表现:阵发性胸骨后疼痛。

(3)护理措施

①休息与活动:心绞痛发作时立即停止活动,就地休息,必要时卧床休息,并密切观察。

②心理护理:安慰患者,消除紧张不安,以减少心肌耗氧量。医护人员守候在患者床边,以增加其安全感。

③给氧。

④疼痛观察:评估胸痛部位、性质、程度、持续时间,密切观察患者神志面色变化,嘱患者疼痛加重时,及时告知医护人员,描记疼痛发作时心电图。

⑤用药护理:a.心绞痛发作时给予硝酸甘油 0.5mg 舌下含服,1~2min 即开始起作用,约30min 作用消失。观察药物疗效,观察胸痛变化情况,监测血压、心率变化。延迟见效或完全无效时提示患者并非患冠心病或为 ACS 的可能,应及时报告医师。部分患者用药后出现面色潮红、头部胀痛、头晕、心动过速、心悸等不适,告知患者为硝酸酯类药物不良反应,以解除患者顾虑。第 1 次含用硝酸甘油时,应注意可能发生直立性低血压,嘱患者宜平卧片刻。b.应用他汀类药物时,应注意监测氨基转移酶及肌酸激酶等生化指标,及时发现药物可能引起的肝损害和肌病,尤其在采用大剂量他汀类药物进行强化调脂治疗时,应注意监测药物的安全性。

⑥减少或避免诱因:做好患者宣教工作,避免过度劳累、情绪激动,保持大便通畅,禁烟酒。

2.活动无耐力

(1)相关因素:与心肌氧的供需失调有关。

(2)临床表现:疲乏无力、活动持续时间短。

(3)护理措施

①评估活动受限的程度:评估患者心绞痛严重程度及活动受限程度。

②制订合理的活动计划:心绞痛发作时应立即停止活动,缓解期一般不需要卧床休息。鼓励患者参加适当的体力劳动和体育锻炼,循序渐进,最大活动量以不发生心绞痛症状为度。避免精神紧张的工作和长时间工作。适当运动有利于侧支循环建立,提高患者活动耐力。

③活动中不良反应的观察与处理:观察活动中有无呼吸困难、胸痛、脉搏增快等反应(患者年龄为可以接受的最大脉搏数)。一旦出现症状,立即停止活动,并及时予以处理,如含服硝酸甘油、吸氧等。

3.焦虑

(1)相关因素:与心绞痛反复发作、疗效不理想有关。

(2)临床表现:睡眠不佳,缺乏自信心、思维混乱。

(3)护理措施

①向患者讲解心绞痛的治疗是一个长期过程,需要有毅力,鼓励其说出内心的想法,针对其具体心理情况给予指导和帮助。

②心绞痛发作时,尽量陪伴患者,多与患者沟通,指导患者掌握心绞痛发作的有效应对措施。

③及时向患者分析讲解疾病好转信息,增强患者的治疗信心。

④告知患者不良的心理状况对疾病的负面影响,鼓励患者进行舒展身心的活动,如看报纸、听音乐等,转移患者注意力。

4.知识缺乏(特定的)

(1)相关因素:与缺乏知识来源,认知能力有限有关。

(2)临床表现:患者不能说出心绞痛相关知识,不知道如何避免相关诱发因素。

(3)护理措施

①避免诱发心绞痛的相关因素:如情绪激动、饱食、焦虑不安等不良心理状态。

②告知患者心绞痛的症状为胸骨后疼痛,可放射至左臂、颈、胸,常为压迫或紧缩感。

③指导患者服用硝酸甘油的注意事项。

④提供简单易懂的书面或影像资料,使患者了解自身疾病的相关知识。

(五)健康教育

1.心理指导

告知患者需保持良好心态,因精神紧张、情绪激动、饱食、焦虑不安等不良心理状态可诱发和加重病情。患者常因不适而烦躁不安,且伴恐惧,此时鼓励患者表达感觉,告知尽量做深呼吸、放松情绪才能使疾病尽快消除。

2.饮食指导

(1)减少饮食热能,控制体重:少量多餐(每天 4～5 餐),晚餐尤应控制进食量,饭后散步,切忌暴饮暴食,避免过饱;减少脂肪总量,限制饱和脂肪酸和胆固醇的摄入量,增加不饱和脂肪酸;限制单糖和双糖摄入量,供给适量的矿物质及维生素,戒烟戒酒。

(2)在食物选择方面,应适当控制主食和含糖零食:多吃粗粮、杂粮,如玉米、小米、荞麦等;禽肉、鱼类,以及核桃仁、花生、葵花籽等硬果类含不饱和脂肪酸较多,可多食用;多食蔬菜和水果,尤其是超体重患者,更应多选用带色蔬菜,如菠菜、油菜、番茄、茄子和带酸味的新鲜水果,如苹果、橘子、山楂;多食用豆油、花生油、菜油及香油等植物油;蛋白质按劳动强度供给,冠心病患者蛋白质按 2g/kg 供给。尽量多食用黄豆及其制品,如豆腐、豆干等,其他如绿豆、赤豆。

(3)禁忌食物:忌烟、酒、咖啡及辛辣的刺激性食品;少用猪油、黄油等动物油烹调;禁用动物脂肪高的食物,如猪肉、牛肉、羊肉及含胆固醇高的动物内脏、动物脂肪、脑髓、贝类、乌贼鱼、蛋黄等;食盐不宜多用,每天 2～4g;含钠味精也应适量限用。

3.作息指导

制订固定的日常活动计划,避免劳累。避免突发性的劳力动作,尤其在较长时间休息以后。如凌晨起来后活动动作宜慢。心绞痛发作时,应停止所有活动,卧床休息。频发或严重心绞痛患者,应绝对卧床休息,严格限制体力活动。

4.用药指导

(1)硝酸酯类:硝酸甘油是缓解心绞痛的首选药物。

①心绞痛发作时可用短效制剂 1 片舌下含服,勿吞服,1～2min 即开始起作用,一般可持续 30min。如药物不易溶解,可轻轻嚼碎继续含化。

②应用硝酸酯类药物时可能出现头晕、头胀痛、头部跳动感、面红、心悸等症状,继续用药数日后可自行消失。

③硝酸甘油应储存在棕褐色的密闭小玻璃瓶中,防止受热、受潮,使用时应注意有效期,每6个月需更换药物。如果含服药物时无舌尖麻刺、烧灼感,说明药物已失效,不宜再使用。

④为避免直立性低血压所引起的晕厥,用药后患者应平卧片刻,必要时吸氧。长期反复应用会产生耐药性而效力降低,但停用10d以上,复用可恢复效力。

(2)长期服用β受体拮抗药:如使用阿替洛尔(氨酰心安)、美托洛尔(倍他乐克)时,应指导患者用药。

①不能随意突然停药或漏服,否则会引起心绞痛加剧或心肌梗死。

②应在饭前服用,因食物能延缓此类药物吸收。

③用药过程中注意监测心率、血压、心电图等。

(3)钙通道阻滞药:目前不主张使用短效制剂(如硝苯地平),以减少心肌耗氧量。

5.特殊及行为指导

(1)寒冷刺激可诱发心绞痛发作,不宜用冷水洗脸,洗澡时注意水温及时间。外出应戴口罩或围巾。

(2)患者应随身携带心绞痛急救盒(内装硝酸甘油片)。心绞痛发作时,立即停止活动并休息,保持安静。及时使用硝酸甘油制剂,如片剂舌下含服,喷雾剂喷舌底1～2下,贴剂粘贴在心前区。如果自行用药后,心绞痛未缓解,应请求协助救护。

(3)有条件者可以吸入氧气,使用氧气时,避免明火。

(4)患者洗澡时应告诉家属,不宜在饱餐或饥饿时进行,水温勿过冷过热,时间不宜过长,门不要上锁,以防发生意外。

(5)与患者讨论引起心绞痛的发作诱因,确定患者需要的帮助,总结预防发作的方法。

6.病情观察指导

注意观察胸痛的发作时间、部位、性质、有无放射性及伴随症状,定时监测心率、心律。若心绞痛发作次数增加,持续时间延长,疼痛程度加重,含服硝酸甘油无效者,有可能是心肌梗死先兆,应立即就诊。

7.出院指导

(1)减轻体重,肥胖者需限制饮食热量及适当增加体力活动,避免采用剧烈运动,防治各种可加重病情的疾病,如高血压、糖尿病、贫血、甲状腺功能亢进等。特别要控制血压,使血压维持在正常水平。

(2)慢性稳定型心绞痛患者大多数可继续正常性生活,为预防心绞痛发作,可在1h前含服硝酸甘油1片。

(3)患者应随身携带硝酸甘油片以备急用,患者及其家属应熟知药物的放置地点,以备急需。

四、急性冠状动脉综合征

急性冠状动脉综合征(ACS)是一组由急性心肌缺血引起的临床综合征,包括不稳定型心绞痛(UA)、非 ST 段抬高心肌梗死(NSTEMI)和 ST 段抬高心肌梗死(STEMI)。它们有共同的病理机制,即冠状动脉粥样硬化不稳定斑块破裂或糜烂、血栓形成并导致病变血管不同程度的阻塞。其中,STEMI 大多是由于冠状动脉的急性完全阻塞所致,而 UA、NSTEMI 则是由于病变血管严重但非完全性阻塞所致。UA、NSTEMI 其两者区别是心肌缺血的程度不同,NSTEMI 所导致的心肌缺血情况较重,血液中可检测到心肌损伤的标志物,即肌钙蛋白 T(cTnT)、肌钙蛋白 I(cTnI)或肌酸激酶-MB(CK-MB)。

(一)不稳定型心绞痛和非 ST 段抬高心肌梗死

1.病因与发病机制

ACS 是指在不稳定粥样硬化斑块破裂或糜烂基础上血小板聚集、诱发血栓形成、血管痉挛,导致冠状动脉严重狭窄甚至闭塞,引起的急性或亚急性心肌供氧的减少和缺血加重。

2.临床表现与诊断

(1)临床表现

①不稳定型心绞痛(UA)临床表现

a.静息型心绞痛:心绞痛发作在休息时,并且持续时间通常在 20min 以上。

b.初发心绞痛:1 个月内新发心绞痛,可表现为自发性发作与劳力性发作并存,疼痛分级在Ⅲ级以上。

c.恶化劳力性心绞痛:既往有心绞痛病史,近 1 个月内心绞痛恶化严重,发作次数频繁、时间延长或痛阈降低(心绞痛分级至少增加 1 级或至少达到Ⅲ级)。

d.梗死后心绞痛:指急性心肌梗死 24h 后至 1 个月内发生的心绞痛。

e.变异型心绞痛:也是 UA 的一种,通常是自发性。其特点是一过性 ST 段抬高,多数自行缓解,一般不演变为心肌梗死,但少数可演变成心肌梗死。动脉硬化斑块是导致局部内皮功能紊乱和冠状动脉痉挛的发病原因,硝酸甘油和钙通道阻滞药可以使其缓解。

②非 ST 段抬高心肌梗死(NSTEMI)临床表现:NSTEMI 临床表现与 UA 相似,但是比UA 更严重,持续时间更长。多数患者临床表现很难与 STEMI 相鉴别。

(2)体征:大部分 UA、NSTEMI 无明显体征。可发现一过性第三心音及第四心音,以及由于二尖瓣反流引起的一过性收缩期杂音。高危患者心功能不全时可有新出现的肺部啰音或原有啰音增加。

(3)实验室和辅助检查

①心电图检查:是诊断 UA、NSTEMI 的最重要方法。症状发作时的心电图尤其有意义,与之前心电图对比,可提高心电图异常的诊断价值。大多数患者胸痛发作时有一过性 ST 段抬高或压低和 T 波低平或倒置,其中 ST 段的动态改变(≥0.1mV 的抬高或压低)是严重冠状动脉疾病的表现,可能会发生严重急性心肌梗死或猝死。急性心肌缺血时,可出现一过性U 波倒置或双向,常见于Ⅰ、Ⅱ及 $V_4 \sim V_6$ 导联,提示左前降支病变或多支病变。不稳定型心绞痛的缺血性 ST-T 改变是一过性的,常在数分钟至数小时内恢复。若心电图改变持续 12h以上,则提示 NSTEMI 的可能。若患者具有稳定型心绞痛的典型病史或冠心病诊断明确(既往有心肌梗死,冠状动脉造影提示狭窄或非侵入性试验阳性),即使没有心电图改变,也可以做出 UA 的诊断。所以,心电图正常并不能排除 ACS 的可能性。反复胸痛的患者,需进行连续

多导联心电图监测,才能发现 ST 段变化及无症状的心肌缺血。胸痛明显发作时心电图完全正常,并无动态变化时应考虑到非心源性胸痛。

②心肌损伤标志物测定:心脏肌钙蛋白 T(cTnT)及肌钙蛋白 I(cTnI)较 CK 和 CK-MB 更为敏感、更可靠。血清肌钙蛋白增高是诊断 NSTEMI 的金标准。但在做出 NSTEMI 诊断时还应结合发病时间及心电图改变一并考虑。心肌损伤标志物可以帮助 ACS 分类诊断,并提供有价值的预后信息。心肌损伤标志物的水平与预后密切相关。另外,cTn 阴性者需考虑由于骨骼肌损伤所导致的 CK-MB 升高。

③冠状动脉造影检查:冠状动脉造影可以明确诊断,排除部分被误诊的胸痛患者。在急性冠状动脉事件发生的早期数小时和数天内行冠状动脉造影还可以尽快明确冠状动脉病变的程度、累及范围,准确判断病情,并通过判断血管征象识别不稳定斑块和病变血管,及时选择合适血运重建方案。

④血管内超声(IVUS)检查:是一种安全、精确和可重复的方法,可检出血管壁结构和疾病。对了解动脉粥样硬化斑块的性质和主要成分,尤其是斑块的不稳定性有重要意义。

(4)诊断:根据病史典型的心绞痛症状、典型的缺血性心电图改变(新发或一过性 ST 段压低≥0.1mV 或 T 波倒置≥0.2mV),以及心肌损伤标志物(cTnT、cTnI 或 CK-MB)测定,可做出 UA 或 NSTEMI 诊断。诊断未明确的不典型患者而病情稳定者,可以在出院前做负荷心电图或负荷超声心电图、放射性核素心肌灌注显像、冠状动脉造影等检查。冠状动脉造影仍是诊断冠心病的重要方法,可直接显示冠状动脉狭窄程度,对决定治疗策略有重要意义。

(5)危险分层

①临床根据病史、疼痛特点、临床表现、心电图及心肌损伤标志物测定结果,对 UA/NSTEMI 进行危险分层。

②根据患者的年龄、心率、收缩压(SBP)、血清肌酐及是否有心力衰竭,入院时是否有心搏骤停、ST-T 改变及心肌酶的变化,对 ACS 患者可进行 GRACE 危险评分,根据各项危险因素进行评分,最后将各项积分相加,99 分以下为低危,100~200 分为高危,201 分以上为极高危。

(6)治疗:UA/NSTEMI 治疗主要有两个目的:即刻缓解缺血和预防严重不良后果(即死亡或心肌梗死或再梗死)。其治疗包括抗缺血治疗、抗血小板治疗、抗凝治疗、稳定斑块和根据危险分层进行有创治疗。

①一般治疗:UA/NSTEMI 急性期患者卧床休息 1~3d,吸氧、持续心电监护。消除紧张情绪和焦虑,保持环境安静。低危患者留院观察期间未再发生心绞痛、心电图也无缺血改变,无左侧心力衰竭的临床证据,未发现 CK-MB 升高,肌钙蛋白正常,可留院观察 24~48h 后出院或建议行冠状动脉 CT 或冠状动脉造影。对于中危或高危患者,特别是 cTnT 或 cTnI 升高者,住院时间要延长,内科治疗也应强化。

②抗缺血治疗:主要目的是减少心肌耗氧量(减慢心率、降低血压或减弱左心室收缩力)或扩张冠状动脉,缓解心绞痛发作。

a.硝酸酯类药物:能扩张静脉,降低心脏前负荷,减少心肌耗氧量。此外还能扩张正常及粥样硬化的冠状动脉,缓解心肌缺血。心绞痛发作时可舌下含服硝酸甘油,每次 0.5mg,必要时每间隔 5min 给药 1 次,可以连用 3 次,若仍无效,可静脉使用硝酸甘油或硝酸异山梨酯。静脉应用硝酸甘油以 5～10μg/min 开始,持续静脉滴注,每 5～10min 增加 10μg/min,直至症状缓解或出现明显不良反应(头痛或低血压)。

b.吗啡类药物:应用硝酸酯类药物后症状不缓解或充分抗缺血治疗后症状复发,且无低血压及其他不能耐受的情况时,一般可以吗啡 3mg 稀释后静脉注射,必要时每 5～15min 重复使用 1 次,以减轻症状。

c.β受体拮抗药:降低心肌耗氧量,减少心肌缺血反复发作,减少心肌梗死的发生,对改善近、远期病情均有重要作用。如没有禁忌证,应尽早开始使用。高危及进行性静息疼痛的患者,先静脉使用,然后改为口服。中低危患者可以口服β受体拮抗药。应当优先选用无内源性拟交感活性的β受体拮抗药。使用β受体拮抗药治疗期间,应监测心律、心率、血压及心电图,并且听诊肺部有无啰音和支气管痉挛。口服β受体拮抗药的剂量应个体化,可调整到患者安静时心率为 50～60 次/min。

d.钙通道阻滞药:已经使用足量硝酸酯类药物和β受体拮抗药的患者或不能耐受硝酸酯类药物和β受体拮抗药的患者或变异型心绞痛的患者,可以使用钙通道阻滞药控制进行性缺血或复发性缺血。钙通道阻滞药与β受体拮抗药联合应用或两者与硝酸酯类药物联合应用,可有效减轻胸痛,减少近期死亡的危险,减少心肌梗死和急诊冠状动脉手术的需要。钙通道阻滞药单独应用于 UA 不能预防急性心肌梗死的发生和降低病死率。对心功能不全患者,应用β受体拮抗药以后加用钙通道阻滞药应特别谨慎。维拉帕米和β受体拮抗药均有负性传导作用,不宜联合使用。

③抗血小板治疗

a.阿司匹林:除非有禁忌证,每位 UA/NSTEMI 患者均应尽早使用阿司匹林,首次口服非肠溶制剂或嚼服制剂 300mg,以后为 75～100mg,1 次/d。

b.ADP(二磷酸腺苷)受体拮抗药:通过阻断血小板的 P2Y2 受体抑制 ADP 诱导的血小板活化。与阿司匹林的作用机制不同,联合应用可以提高抗血小板疗效。UA/NSTEMI 患者建议联合使用阿司匹林和 ADP 受体拮抗药,维持 12 个月。氯吡格雷是第一代 ADP 受体拮抗药,对血小板的抑制是不可逆的。首剂可用 300～600mg 的负荷量,随后为 75mg,1 次/d,不良反应小,作用快。一用于不能耐受阿司匹林的患者作为长期使用,以及置入支架术后与阿司匹林联合应用。新一代 ADP 受体拮抗药包括普拉格雷和替格瑞洛。普拉格雷不可逆抑制 ADP 受体,对冠状动脉病变明确拟行 PCI 治疗的患者,首次可用 60mg 的负荷量,维持剂量为 10mg,1 次/d。因出血风险升高,禁用于脑卒中或短暂性脑缺血发作病史和年龄＞75 岁者。替格瑞洛是可逆性的 ADP 受体拮抗药,起效更快,除有严重心动过缓者外,可用于所有 UA/NSTEMI 者的治疗,首次可用 180mg 的负荷量,维持剂量为 90mg,2 次/d。

c.血小板 GPⅡbⅢa 受体拮抗药:通过抑制血小板凝集的最后通路发挥作用,有阿昔单抗、依替巴肽和替罗非班。多项临床试验结果表明,GPⅡbⅢa 受体拮抗药在行 PCI 的 UA/NSTEMI 患者中可明显受益,而对不准备行 PCI 的低危患者,获益不明显。因此,主要用于计划接受 PCI 术的 UA/NSTEM 患者或不准备行 PCI,但有高危特征的 UA/NSTEM 患者。

④抗凝治疗:常规用于中、高危的 UA/NSTEMI 患者,早期使用可以降低患者 AMI 和心肌缺血发生率,在联合使用阿司匹林和(或)氯吡格雷的基础上将获益更大。常用的抗凝药物

包括普通肝素、低分子量肝素、磺达肝癸钠、比伐卢定。临床试验均证明,UA/NSTEMI 时使用溶栓疗法不能获益,反而增加 AMI 危险。因溶栓治疗对血小板血栓无效,而溶栓治疗时溶解纤维蛋白的同时继发性激活了血小板,促进血小板血栓的形成,加重血管狭窄,促使 AMI 的发生。不主张在 UA/NSTEMI 时使用溶栓疗法。

⑤他汀类药物:在急性期应用时有类硝酸酯的作用,远期有抗炎症和稳定斑块作用,可以改善预后,降低终点事件。无论基线血脂水平如何,UA/NSTEMI 患者均应尽早(24h 内)开始使用他汀类药物。LDL-C 目标值为<70mg/dL。少部分患者会出现肝酶和肌酶(CK、CK-MM)升高等不良反应。

⑥血管紧张素转化酶抑制药(ACEI)或血管紧张素Ⅱ受体拮抗药(ARB):对于 UA/NSTEMI 患者,长期应用 ACEI 能降低心血管事件发生率,如果不存在低血压(收缩压<100mmHg 或基线下降 30mmHg 以上)或其他已知的禁忌证(如肾衰竭、双侧肾动脉狭窄和已知的过敏),应该尽早(第 1 个 24h 内)口服 ACEI,不能耐受 ACEI 者可用 ARB 替代。

⑦冠状动脉血运重建:目前对 UA/NSTEMI 有"早期非手术治疗"和"早期侵入治疗"两种治疗策略。根据早期非手术策略,冠状动脉造影适用于强化药物治疗后仍然有心绞痛复发或运动负荷试验阳性的患者。早期侵入治疗的策略是,只要没有血供重建的禁忌证,常规做冠状动脉造影,根据病变情况选择行 PCI 或 CABG。临床应根据 UA/NSTEMI 患者的危险分层(GRACE 评分系统)决定是否行早期侵入性治疗。早期侵入性治疗策略分为急诊(<2h)、早期(<24h)及 72h 内。对于有难治性心绞痛、伴有心力衰竭、恶性心律失常以及血流动力学不稳定的患者,推荐行急诊(<2h)冠状动脉造影及血运重建术。对于 GRACE 评分>140 分或肌钙蛋白升高或 ST-T 动态改变的患者,建议 24h 内行冠状动脉造影及血运重建术。对于症状反复发作且合并至少一项危险因素(如肌钙蛋白升高、ST-T 动态改变、糖尿病、肾功能不全、左心室功能减退、既往心肌梗死、既往 PCI 或 CABG 史、GRACE 评分>109 分)的 UA/NSTEMI 患者建议发病 72h 内行冠状动脉造影。对于低危患者不建议常规行侵入性诊断和治疗。

(二)急性 ST 段抬高心肌梗死

急性 ST 段抬高心肌梗死(STEMI)是指急性心肌缺血性坏死,大多是在冠状动脉病变的基础上发生冠状动脉血供急剧减少或中断,以致相应心肌发生持久而严重的急性缺血所致。通常原因为冠状动脉不稳定斑块破裂、糜烂基础上继发血栓形成导致冠状动脉血管持续、完全闭塞。其主要临床表现为持久而剧烈的胸骨后疼痛、血清心肌酶升高及心电图进行性改变,常发生心律失常、心力衰竭或休克。

1.病因与发病机制

STEMI 的基本病因是冠状动脉粥样硬化(偶为冠状动脉栓塞、炎症、先天性畸形、痉挛和冠状动脉口阻塞所致)造成一支或多支管腔狭窄和心肌供血不足而侧支循环尚未充分建立。在此基础上一旦血供急剧减少或中断,心肌严重而持久缺血达 20～30min 以上,可发生急性心肌梗死(AMI)。

促使粥样斑块破溃出血及血栓形成的诱因如下:

(1)晨起 6:00～12:00 交感神经活动增强,机体应激反应性增强,心肌收缩力、血压升高,心率增快,冠状动脉张力升高。

(2)饱餐特别是进食多量脂肪后,血脂升高、血黏稠度升高。

(3)重体力活动、情绪过分激动或血压剧升或用力排便时,使左心室负荷明显加重。

(4)休克、脱水、出血、外科手术或严重的心律失常等可使心排血量骤降,导致冠状动脉血液灌流量锐减。

心肌梗死既可发生于频发心绞痛的患者,也可发生于原来无症状者。

2.临床表现与诊断

临床表现与梗死的部位、大小、侧支循环情况密切相关。

(1)先兆:有 50%～81.2% 的患者在起病前数天有乏力、胸部不适、活动时心悸、气急、烦躁、心绞痛等前驱症状。以新发生心绞痛(初发型心绞痛)或原有心绞痛加重(恶化型心绞痛)为最突出。心绞痛发作较以往频繁、性质较剧、持续时间长、硝酸甘油疗效差,诱发因素不明显。心电图示 ST 段一过性明显抬高(变异型心绞痛)或压低,T 波倒置或升高,即不稳定型心绞痛情况。如发现及时住院处理,可使部分患者避免发生心肌梗死。

(2)症状

①疼痛:为最早出现的症状,多发生于清晨,疼痛部位和性质与心绞痛相同,但程度更为剧烈,持续时间长,可持续数小时或更长,休息和含服硝酸甘油都不能缓解。常伴烦躁不安、出汗、恐惧或濒死感;少数患者无疼痛,一开始即表现为休克或急性心力衰竭;部分患者疼痛位于上腹部,被误认为穿孔、急性胰腺炎等急腹症。部分患者疼痛放射至下颌、颈部、背部上方,被认为是骨关节痛。

②全身症状:心肌梗死后 24～48h 出现发热,伴有心动过速,体温一般在 38℃ 上下,很少超过 39℃,持续 1 周左右。

③胃肠道症状:约有 50% 以上的患者可出现恶心和呕吐,特别多见于有下壁心肌梗死的患者;少数还会出现难治性呃逆。

④心律失常:见于 75%～95% 的患者,发生在起病的 1～2d,而以 24h 内多见。各种心律失常以室性心律失常最多见,尤其是室性期前收缩。如室性期前收缩频发(每分钟 5 次以上),成对出现或短阵室性心动过速,多源性或落在前一心搏的易损期时,常为心室颤动的先兆。心室颤动是急性心肌梗死早期,特别是入院前主要的死因。前壁心肌梗死易发生室性心律失常,下壁心肌梗死易发生房室传导阻滞。

⑤心力衰竭:主要是急性左心衰竭,在起病的最初数天内发生,发生率为 32%～48%,表现为呼吸困难、咳嗽、发绀、烦躁等症状。右心室心肌梗死者可一开始即出现右侧心力衰竭表现,伴血压下降。

根据有无心力衰竭表现及其相应的血流动力学改变的严重程度,将 AMI 引起的心力衰竭按 Killip 分级法分为:

Ⅰ级:尚无明显心力衰竭。

Ⅱ级:有左侧心力衰竭,肺部啰音<50%肺野。

Ⅲ级:有急性肺水肿,全肺大、小、干、湿啰音。

Ⅳ级:有心源性休克等不同程度或阶段的血流动力学变化。

（3）体征：心界可轻到中度增大，心率多增快，少数也可减慢。第一心音减弱，可出现第四心音或第三心音奔马律，10%～20%患者在发病2～3d出现心包摩擦音，为反应性纤维性心包炎所致。本病可有各种心律失常。除急性心肌梗死早期血压可升高外，几乎所有患者都出现血压下降。

（4）并发症

①乳头肌功能失调或断裂：二尖瓣乳头肌因缺血、坏死等使收缩功能发生障碍，造成二尖瓣脱垂及关闭不全。总发生率可高达50%，轻症者可以恢复，其杂音可消失。乳头肌整体断裂极少见，见于下壁心肌梗死，心力衰竭明显，可迅速发生肺水肿，在数日内死亡。

②心脏破裂：少见，常在起病1周内出现，多为心室游离壁破裂，偶有室间隔破裂。

③栓塞：发生率为1%～6%，见于起病后1～2周，可为左心室附壁血栓脱落所致，引起脑、肾、脾或四肢等动脉栓塞，也可因下肢静脉血栓形成部分脱落所致，产生肺动脉栓塞，大块肺栓塞可导致猝死。

④心室壁瘤：主要见于左心室，发生率为5%～20%。较大的室壁瘤体检时可见左侧心界扩大，超声心动图可见心室局部有搏动减弱或反常搏动，心电图示ST段持续抬高。

⑤心肌梗死后综合征：发生率约为10%。于心肌梗死后数周至数月内出现，可反复发生，表现为心包炎、胸膜炎或肺炎，有发热、胸痛等症状，可能为机体对坏死组织的过敏反应。

（5）实验室和辅助检查

①心电图检查：心电图常有进行性的改变。对心肌梗死的诊断、定位、定范围、估计病情演变和预后都有帮助。STEMI心电图表现特点：ST段抬高呈弓背向上型，在面向坏死区周围心肌损伤区的导联上出现。宽而深的Q波（病理性Q波），在面向透壁心肌坏死区的导联上出现。T波倒置，在面向损伤区周围心肌缺血区的导联上出现。

a.ST段抬高心肌梗死心电图呈动态性改变。在起病数小时内可无异常或出现异常高大两肢不对称的T波，为超急性期改变。数小时后，ST段明显抬高，弓背向上，与直立的T波连接，形成单相曲线。数小时至2d内出现病理性Q波，同时R波降低，为急性期改变。Q波在3～4d内稳定不变，此后70%～80%永久存在。如果早期不进行治疗干预，抬高的ST段可在数天至2周内逐渐回到基线水平，T波逐渐平坦或倒置，为亚急性期改变。数周至数月后，T波呈V字形倒置，两肢对称，为慢性期改变。T波倒置可永久存在，也可在数月至数年内逐渐恢复。

b.定位诊断：ST段抬高心肌梗死的定位和范围可根据出现特征性改变的导联数来判断，V_1～V_3导联示前间壁心肌梗死，V_3～V_5局限前壁心肌梗死，V_1～V_5导联示广泛前壁心肌梗死，Ⅱ、Ⅲ、aVF导联示下壁心肌梗死，Ⅰ、aVL导联示高侧壁心肌梗死，V_7、V_8导联示正后壁心肌梗死，Ⅱ、Ⅲ、aVF导联伴右胸导联（尤其是V_4R）ST段抬高，可作为下壁心肌梗死并发右心室梗死的参考指标。

②超声心电图：二维和M型超声心动图也有助于了解心室壁的运动和左心室功能，诊断室壁瘤和乳头肌功能失调，检测心包积液及室间隔穿孔等并发症。

③放射性核素检查：可显示心肌梗死的部位与范围，以及左心室的运动和左心室射血分数，有助于判断心室的功能、诊断心肌梗死后造成的室壁运动失调和心室壁瘤。

④实验室检查

a.起病 24～48h 后白细胞计数升高至 10×10^9～20×10^9/L,中性粒细胞增多,嗜酸粒细胞减少,红细胞沉降率增快,C-反应蛋白含量升高均可持续 1～3 周。

b.血清心肌坏死标志物:心肌损伤标志物升高水平与心肌坏死范围及预后明显相关。肌红蛋白在起病后 2h 内升高,12h 内达高峰,24～48h 内恢复正常。肌红蛋白在心肌坏死的早期即被释放到血液中,但因骨骼肌中亦含有肌红蛋白,因此肌红蛋白作为 AMI 的早期诊断指标,敏感性高,但特异性差,早期阴性结果有助于排除 AMI 的诊断。肌钙蛋白 I(cTnI)或肌钙蛋白 T(cTnT)起病 3～4h 后升高,cTnI 于起病 1～24h 达高峰,7～10d 降至正常,cTnT 于 24～48h 达高峰,10～14d 降至正常。这些心肌结构蛋白含量的升高是诊断心肌梗死的敏感指标。cTnI 和 cTnT 出现稍延迟,但特异性很高,在症状出现 6h 内测定为阴性则 6h 后应复查。肌酸激酶同工酶 CK-MB 升高,在起病后 4h 内升高,16～24 小时达高峰,3～4d 恢复正常,其升高的程度能较正确地反映梗死的范围,其高峰出现时间是否提前有助于判断溶栓治疗是否成功。CK-MB 虽不如 cTnI、cTnT 敏感,但对早期(＜4h)AMI 诊断有较重要的价值。

(6)诊断:心肌梗死的诊断标准必须至少具备下列三条标准中的两条。

①缺血性胸痛的临床病史。

②心电图的动态演变。

③心肌坏死的血清心肌标志物浓度的动态改变。

对老年患者,突然发生严重心律失常、休克、心力衰竭而原因未明或突然发生严重而持久的胸闷或胸痛者,都应考虑本病的可能,并先按 AMI 来处理。

(7)治疗:对 STEMI,强调早发现、早入院治疗,加强住院前的就地处理。并尽量缩短患者就诊、检查、处置、转运等时间。治疗原则是尽快恢复心肌的血液灌注(到达医院 30min 内开始溶栓或 90min 内行 PCI),以挽救濒死的心肌、防止心肌梗死面积扩大和缩小心肌缺血范围,保护和维持心脏功能,及时处理严重心律失常、泵衰竭和各种并发症,防止猝死,使患者不但能度过急性期,康复后还能有尽可能多的有功能的心肌。

①一般治疗

a.保持环境安静。减少探视,防止不良刺激,解除焦虑。

b.吸氧:对呼吸困难和血氧饱和度降低者,最初数日间断或持续通过鼻导管或面罩吸氧。

c.监测:急性期应常规安置于心脏重症监护室,进行心电、血压、呼吸的监测,除颤仪处于随时备用状态。对于严重泵衰竭者还需监测肺毛细血管压和静脉压。监测人员必须高度负责,既不放过任何有意义的变化,又保证患者的安静和休息。

d.活动与休息:急性期 12h 卧床休息,若无并发症,24h 内应鼓励患者在床上行肢体活动,若无低血压,第 3d 患者可在病房内走动;心肌梗死后第 4～5d,逐步增加活动直至每天 3 次步行 100～150m。

e.建立静脉通道。

②解除疼痛:选择以下药物尽快解除疼痛。

a.AMI 时剧烈胸痛时患者交感神经过度兴奋,应迅速给予有效镇痛药,如吗啡 5mg 皮下注射或 2～4mg 静脉注射。或哌替啶 50～100mg 肌内注射。必要时 5～10min 后重复。其不良反应有恶心、呕吐、低血压和呼吸抑制。

b.试用硝酸甘油舌下或静脉滴注,注意心率增快和血压下降。大多数 AMI 患者有应用硝酸酯类的指征,而在下壁心肌梗死、可疑右心室心肌梗死或明显低血压的患者(收缩压低于 90mmHg),不适合使用。

c.β 受体拮抗药能减少心肌耗氧量和改善缺血区的氧供失衡。

③抗血小板治疗:联合应用包括阿司匹林和 ADP 受体拮抗药在内的抗血小板药物,口服负荷剂量后给予维持剂量。

④抗凝治疗:凝血酶使纤维蛋白原转变为纤维蛋白是最终形成血栓的关键环节,因此抑制凝血酶非常重要,可以使用肝素或低分子量肝素进行治疗。

⑤再灌注心肌治疗:起病 3～6h,最多在 12h 内,使闭塞的冠状动脉再通,心肌得到灌注,濒临坏死的心肌可能得以存活或使坏死范围缩小,减轻梗死后心肌重塑,改善预后。

a.经皮冠状动脉介入治疗:有条件的医院对具备适应证的患者应尽快实施直接 PCI,可获得更好治疗效果。

b.溶栓疗法:无条件施行介入治疗或因患者就诊延误、转送患者到可施行介入治疗的单位时已错过再灌注时机,如无禁忌证应立即(接诊患者后 30min)行溶栓治疗。

适应证:2 个或 2 个以上相邻导联 ST 段抬高(胸导联≥0.2mV,肢导联≥0.1mV)或病史提示 AMI 伴左束支传导阻滞,起病时间＜12h,患者年龄＜75 岁;ST 段显著抬高的 AMI 患者年龄＞75 岁,经慎重权衡利弊仍可考虑;STEMI 的发病时间已达 12～24h,但如仍有进行性缺血性胸痛,广泛 ST 段抬高者也可考虑。

禁忌证:既往发生过出血性脑卒中,6 个月内发生过缺血性脑卒中或脑血管事件;中枢神经系统受损、颅内肿瘤或畸形;近期(2～4 周)有活动性内脏出血;未排除主动脉夹层;入院时有严重且未控制的高血压(＞180/110mmHg)或有慢性严重高血压病史;目前正在使用治疗剂量的抗凝药或已知有出血倾向;近期(2～4 周)创伤史,包括头部外伤、创伤性心肺复苏或较长时间(＞10min)的心肺复苏;近期(＜3 周)外科大手术;近期(＜2 周)曾在有不能压迫部位的大血管处行穿刺术。

溶栓药物:以纤维蛋白溶酶原激活剂激活血栓中纤维蛋白溶酶原,使其转变为纤维蛋白溶酶而溶解冠状动脉内的血栓。常用药物:非特异性纤溶酶原激活剂,尿激酶 30min 内静脉滴注 150 万～200 万 U。链激酶 150 万 U 静脉滴注,在 60min 内滴完。特异性纤溶酶原激活剂,最常用的为人重组组织型纤溶酶原激活剂(rt-PA)如阿替普酶。对全身纤溶活性影响较小,无抗原性。阿替普酶有两种给药方法:其一,100mg 在 90min 内静脉给予,先静脉注射 15mg,继而 30min 内静脉滴注 50mg,其后 60min 内再滴注 35mg。其二,50mg 溶于 50mL 专用溶剂中,首先静脉注射 8mg,其余 42mg 于 90min 内滴完。其半衰期短,需要同时使用肝素,防止再闭塞。

溶栓再通判断标准:根据冠状动脉造影观察血管再通情况直接判断(TIMI 分级达到 2、3 级者表明血管再通)。分级标准:0 级表示无再灌注或闭塞远端无血流;1 级表示造影剂部分通过闭塞部分,但远端不显影;2 级表示造影剂完全充盈冠状动脉远端,但造影剂进入后清除的速度较完全正常的冠状动脉要慢;3 级表示再灌注,造影剂能在冠状动脉内完全迅速充盈及清除。心电图抬高的 ST 段于 2h 内回降＞50％。胸痛 2h 内基本消失。2h 内出现再灌注性心律失常（短暂的加速性室性自主节律，房室或束支传导阻滞突然消失或下壁心肌梗死的患者出现一过性窦性心动过缓、窦房传导阻滞或低血压状态）；血清 CK-MB 酶峰提前出现（14h 内）等可间接判断血栓是否溶解。

⑥紧急冠状动脉旁路移植术：介入治疗失败或溶栓治疗无效患者有手术指征者，宜争取 6～8h 内施行紧急 CABG 术。

⑦ACEI 或 ARB 类药物：ACEI 有助于改善恢复期心肌重构，减少 AMI 的病死率和充血性心力衰竭的发生率。除非有禁忌证，否则患者应全部选用。如果患者不能承受 ACEI，可考虑给予 ARB，不推荐常规联合应用 ACEI 和 ARB 类药物；对能耐受 ACEI 的患者，不推荐常规用 ARB 替代 ACEI。

⑧抗心律失常和传导障碍治疗：心律失常必须及时消除，以免演变为严重心律失常甚至猝死。

a.一旦频发室性期前收缩或室性心动过速，立即用利多卡因 50～100mg 快速静脉注射，每 5～10min 重复一次，至期前收缩消失或总量已达 300mg，继以 1～3mg/min 的速度静脉滴注维持。如室性心律失常反复可用胺碘酮治疗。

b.发生心室颤动或持续多形性室性心动过速时，尽快采用非同步直流电复律或同步直流电复律。单形性室性心动过速药物疗效不满意时应尽早用同步直流电复律。

c.对缓慢心律失常可用阿托品 0.5～1mg 肌内注射或静脉注射。

d.房室传导阻滞发展到二度或三度，伴有血流动力学障碍者，宜用临时心脏起搏器，待传导阻滞消失后撤除。

e.室上性快速心律失常药物治疗不能控制时，可考虑用同步直流电复律。

⑨抗休克治疗：根据休克纯属心源性，抑或尚有周围血管舒缩障碍或血容量不足等因素存在，可分别处理。

a.补充血容量：估计有血容量不足、中心静脉压和肺动脉楔压低者，用右旋糖酐 40 或 5％～10％葡萄糖溶液静脉滴注，输液后如中心静脉压上升＞18cmH$_2$O（1.8kPa），肺动脉楔压＞15～18mmHg，则应停止。右心室梗死时，中心静脉压的升高则未必是补充血容量的禁忌。

b.应用升压药：补充血容量后血压仍不升，而肺动脉楔压和心排血量正常时，提示周围血管张力不足，可用多巴胺起始剂量为 3～5μg/(kg·min)或去甲肾上腺素，剂量为 2～8μg/min，亦可选用多巴酚丁胺，起始剂量为 3～10μg/(kg·min)静脉滴注。

c.应用血管扩张药：经上述处理血压仍不升，而肺动脉楔压升高，心排血量低或周围血管显著收缩以致四肢厥冷并有发绀时，硝普钠以 15μg/min 开始静脉滴注；硝酸甘油以 10～20μg/min 开始静脉滴注，每 5～10min 增加 5～10μg/min，直至左心室充盈压下降。

d.其他：治疗休克的其他措施包括纠正酸中毒、避免脑缺血、保护肾功能，必要时使用洋地黄制剂等。

上述治疗无效时，用主动脉球囊反搏术进行辅助循环，然后做选择性冠状动脉造影，随即施行介入治疗或主动脉-冠状动脉旁路移植术，可挽救一些患者生命。

⑩抗心力衰竭治疗：主要是治疗急性左侧心力衰竭，以应用吗啡（或哌替啶）和利尿药为

主,亦可选用血管扩张药减轻左心室后负荷或用多巴酚丁胺 $10\mu g/(kg\cdot min)$ 静脉滴注等治疗。洋地黄类药物可能引起室性心律失常,宜慎用。由于早期出现的心力衰竭主要是坏死心肌间质充血、水肿引起顺应性下降所致,而左心室舒张末期容量尚不增大,因此在梗死发生后24h 内尽量避免使用洋地黄类药物。有右心室心肌梗死的患者应慎用利尿药。

⑪其他治疗:极化液疗法,氯化钾 1.5g、胰岛素 10U 加入 10% 葡萄糖溶液 500mL 中,静脉滴注,1~2 次/d,7~14d 为 1 个疗程。其可促进心肌摄取和代谢葡萄糖,使钾离子进入细胞内,恢复细胞膜的极化状态,以利心脏的正常收缩,减少心律失常的发生。

(三)常见护理问题

1.疼痛

(1)相关因素:与心肌急剧缺血、缺氧有关。

(2)临床表现:胸骨后剧烈疼痛,伴烦躁不安、出汗、恐惧或有濒死感。

(3)护理措施

①休息:发病 12h 内应绝对卧床休息,保持环境安静,限制探视,并告知患者和家属休息可以降低心肌耗氧量和交感神经兴奋性,有利于缓解疼痛,以取得患者合作。

②饮食:起病后 4~12h 内给予流质饮食,以减轻胃扩张。随后过渡到低脂、低胆固醇的清淡饮食,提倡少量多餐。

③给氧:鼻导管给氧,氧流量 2~5L/min,以增加心肌氧的供应,减轻缺血和疼痛。

④心理护理:疼痛发作时应有专人陪伴,允许患者表达内心感受,给予心理支持,鼓励患者增强战胜疾病的信心。向患者讲明住进 CCU 后病情的任何变化都在医护人员的严密监护下并能得到及时的治疗,最终会转危为安,以缓解患者的恐惧心理。简明扼要地解释疾病过程与治疗配合,说明不良情绪会增加心肌耗氧量而不利于病情的控制。医护人员工作应紧张有序,避免忙乱而带给患者不信任感和不安全感。将监护仪的报警声尽量调低以免影响患者休息或增加患者的心理负担。烦躁不安者可肌内注射地西泮使患者镇静。

⑤镇痛治疗的护理:遵医嘱给予吗啡或哌替啶镇痛,注意有无呼吸抑制等不良反应。给予硝酸酯类药物时应随时监测血压的变化,维持收缩压在 100mmHg 以上。

⑥溶栓治疗的护理:a.询问患者是否有溶栓禁忌证。b.协助医师做好溶栓前血常规、出凝血时间和血型等检查。c.迅速建立静脉通路,遵医嘱正确应用溶栓药物,注意观察有无不良反应。过敏反应表现为寒战、发热、皮疹等;低血压(收缩压低于 90mmHg);出血,包括皮肤黏膜出血、血尿、便血、咯血、颅内出血等,一旦出血应紧急处理。d.溶栓疗效观察:详见急性 ST 段抬高心肌梗死溶栓治疗部分。

2.活动无耐力

(1)相关因素:与心肌氧的供需失调有关。

(2)临床表现:活动持续时间短、疲乏无力。

(3)护理措施

①评估进行康复训练的适应证:评估患者的年龄、病情及并发症等情况。如患者胸痛不明显、生命体征平稳,安静时心率<100 次/min,无严重心律失常、心力衰竭及心源性休克时,可

进行康复训练。经有效再灌注治疗后可酌情提早活动,尤其是 55 岁以下的早发冠心病患者。

②解释合理运动的重要性:目前主张早期运动,实现早期康复。向患者说明活动耐力的恢复是一个循序渐进的过程,既不能操之过急,过早或过度活动,也不能因担心病情而不敢活动。急性期卧床休息可减轻心脏负担,减少心肌耗氧量,缩小梗死范围,有利于心功能恢复。病情稳定后应逐渐增加活动量,可促进侧支循环的形成,提高活动耐力;也能辅助调整 AMI 后患者的情绪,改善睡眠和饮食,增强其康复信心,提高生活质量,延长存活时间。

③制订个体化运动处方:制订个体化运动处方时必须综合考虑患者的实际情况,结合年龄、心肌梗死进展、心肺功能、运动习惯及心理、社会、经济等因素制订安全可行的运动处方。患者康复分为住院期间康复、门诊康复和家庭持续康复几个阶段。运动原则:有序、有度、有恒。运动项目:有氧步行、慢跑、打太极拳等。运动强度:根据个体心肺功能,循序渐进地选择。持续时间:初始是每次 6~10min,含备 1min 左右的热身运动和整理活动;随着患者对运动的适应和心功能的改善,可逐渐延长每次运动持续时间至 30~60min。运动频率:5~7d/周,1~2 次/d。

④活动时的监测:任何活动以不引起任何不适为前提。开始活动时,必须在护士的监测下进行,以不引起任何不适为度,心率增加 10~20 次/min 为正常反应。若运动时心率增加小于 10 次/min 可加大运动量,进入高一阶段的训练。若运动时心率增加超过 20 次/min,收缩压降低超过 15mmHg,出现心律失常或心电图 ST 段缺血型下降≥0.1mV 或上升≥0.2mV,则应退回到前一个运动水平。出现下列应减缓运动进程或停止运动:胸痛、气喘、心悸、头晕、恶心等;心肌梗死 3 周内活动时心率增加>20 次/min,血压变化>20mmHg;心肌梗死 6 周内活动时,心率变化>30 次/min,血压变化>30mmHg。

3.恐惧

(1)相关因素:可与下列因素有关:①胸闷不适、胸痛、濒死感;②因病房病友病重或死亡;③病室环境陌生/监护、抢救设备等。

(2)临床表现:心情紧张、烦躁不安。

(3)护理措施

①消除患者紧张与恐惧心理:救治过程中要始终关心体贴,态度和蔼,鼓励患者表达自己的感受,安慰患者,使之尽快适应环境,进入患者角色。

②了解患者的思想状况,向患者讲清情绪与疾病的关系,使患者明白紧张的情绪会加重病情,使病情恶化,劝慰患者消除紧张情绪,使患者处于接受治疗的最佳心理状态。

③向患者介绍救治心肌梗死的特效药及先进仪器设备,肯定其效果与作用,使患者得到精神上的安慰和对医护人员的信任。在治疗护理过程中做到忙而不乱,紧张而有序,迅速而准确。

④给患者讲解抢救成功的例子,使其树立战胜疾病的信心。

⑤针对心理反应进行耐心解释,真诚坦率地为其排忧解难,做好生活护理,给患者创造一个安静、舒适、安全、整洁的休息环境。

4.便秘

(1)相关因素:与长期卧床、不习惯床上排便、进食量减少有关。

（2）临床表现：大便干结，超过 2d 未排大便。

（3）护理措施

①评估排便情况：如排便的次数、性状及排便的难易程度，平时有无习惯性便秘，是否服用通便药物。

②指导患者采取通便措施：合理饮食，及时增加富含纤维素的食物如水果、蔬菜的摄入。无糖尿病患者可食用蜂蜜 20mL/d，促进排便；加强腹部按摩，允许患者使用床边坐便器，排便时提供隐蔽环境；避免排便时过度屏气，防止因腹内压急剧升高，反射性心率及冠状动脉血流量变化而发生意外。可常规或必要时使用缓泻药，以防排便用力后病情加重。一旦出现排便困难应及时给予开塞露或低压灌肠。排便时，医护人员应严密观察心电监护变化，防止意外发生。

5.潜在并发症：心力衰竭

（1）相关因素：与梗死面积过大、心肌收缩力减弱有关。

（2）临床表现：咳嗽、气短、心悸、发绀，严重者可出现肺水肿表现。

（3）护理措施

①避免诱发心力衰竭的因素：上呼吸道感染、劳累、情绪激动、感染，不适当的活动。

②若突然出现急性左侧心力衰竭，应立即采取急救。

6.潜在并发症：心源性休克

（1）相关因素：与心肌梗死、心排血量减少有关。

（2）临床表现：血压下降，面色苍白、皮肤湿冷、脉细速、尿少。

（3）护理措施

①严密观察神志、意识、血压、脉搏、呼吸、尿量等情况并做好记录。

②观察患者末梢循环情况，如皮肤温度、湿度、色泽。

③注意保暖。

④保持输液通畅，并根据心率、血压、呼吸及用药情况随时调整滴速。

7.潜在并发症：心律失常

（1）相关因素：与心肌缺血、缺氧、电解质紊乱有关。

（2）临床表现：室性期前收缩、快速型心律失常、缓慢型心律失常。

（3）护理措施

①给予心电监护，监测患者心律、心率、血压、脉搏、呼吸及心电图改变，并做好记录。

②嘱患者尽量避免诱发心律失常的因素，如情绪激动，吸烟饮酒，饮浓茶、咖啡等。

③向患者说明心律失常的临床表现及感受，若出现心悸、胸闷、胸痛、心前区不适等症状，应及时告诉医护人员。

④遵医嘱应用抗心律失常药物，并观察药物疗效及不良反应。

⑤备好各种抢救药物和仪器，如除颤仪、起搏器、抗心律失常药及复苏药。

（四）健康教育

1.心理指导

本病起病急，症状明显，患者因剧烈疼痛而有濒死感，又因担心病情及疾病预后而产生焦虑、紧张等情绪，护士应陪伴在患者身旁，允许患者表达出对死亡的恐惧如呻吟、易怒等，用亲切的态度回答患者提出的问题，解释先进的治疗方法及监护设备的作用。

2.饮食指导

急性心肌梗死患者起病 2～3d 时以流质饮食为主，每天总热能为 500～800kcal；控制液体量，减轻心脏负担，口服液体量应控制在 1000mL/d；采用低脂、低胆固醇、低盐、适量蛋白质、高纤维素饮食，脂肪限制在 40g/d 以内，胆固醇应＜300mg/d；选择易消化吸收的食物，不宜过热过冷，保持大便通畅，排便时不可用力过猛；病情稳定 3d 后可逐渐改半流质、低脂饮食，总热能为 1000kcal/d 左右。避免食用辛辣或发酵食物，减少便秘和腹胀。康复期低糖、低胆固醇饮食，多吃富含维生素和钾的食物。伴有高血压或心力衰竭者应限制钠盐摄入量。

在食物选择方面，心肌梗死急性期主食可用藕粉、米汤、菜水、去油过筛肉汤、淡茶水、红枣泥汤。选择低胆固醇及有降脂作用的食物，可食用的有鱼类、鸡蛋清、瘦肉末、嫩碎蔬菜及水果，降脂食物有山楂、香菇、大蒜、洋葱、海鱼、绿豆等。病情好转后改为半流质饮食，可食用浓米汤、厚藕粉、枣泥汤、去油肉绒、鸡绒汤、薄面糊等。病情稳定后，可逐渐增加或进软食，如面条、面片、馄饨、面包、米粉、粥等。恢复期饮食治疗同冠心病饮食。

禁忌食物：凡胀气、刺激性流质食物不宜吃，如豆浆、牛奶、浓茶、咖啡等；忌烟酒及刺激性食物和调味品，限制食盐和味精用量。

3.作息指导

保证睡眠时间，2 次活动间要有充分的休息，急性期后 1～3d 应绝对卧床，第 4～6d 可在床上做上下肢被动运动。1 周后，无并发症的患者可床上坐起活动，每天 3～5 次，每次 20min，动作宜慢，有并发症者，卧床时间延长。第 2 周起开始床边站立→床旁活动→室内活动→完成个人卫生。根据患者对运动的反应，逐渐增加活动量。第 2 周后室外走廊行走，第 3～4 周试着上下 1 层楼梯。

4.用药指导

常见治疗及用药观察如下。

(1)镇痛：使用吗啡或哌替啶镇痛，配合观察镇静镇痛的效果及有无呼吸抑制、脉搏加快等。

(2)溶栓治疗：溶栓过程中应配合监测心率、心律、呼吸、血压，注意胸痛情况和皮肤、牙龈、呕吐物及尿液有无出血现象，发现异常应及时报告医护人员，及时处理。

(3)硝酸酯类药：配合用药时间及用药剂量，使用过程中要注意观察疼痛有无缓解，有无头晕、头痛、血压下降等不良反应。

(4)抑制血小板聚集药：药物宜餐后服。用药期间注意有无胃部不适，有无皮下、牙龈出血，定期检查血小板数量。

5.行为指导

(1)大便干结时忌用力排便，应用开塞露塞肛或服用缓泻药如口服酚酞等方法保持大便通畅。

(2)接受氧气吸入时，要保证氧气吸入的有效浓度以达到改善缺氧状态的效果，同时注意用氧安全，避免明火。

(3)病情未稳定时忌随意增加活动量，以免加重心脏负担，诱发或加重心肌梗死。

（4）在输液过程中，应遵循医护人员控制的静脉滴注速度，切忌随意加快输液速度。

（5）当患者严重气急、大汗、端坐呼吸时，应取坐位或半坐卧位，两腿下垂，有条件者立即吸氧，并应注意用氧的安全。

（6）当患者出现心搏骤停时，应积极处理。

（7）指导患者3个月后性生活技巧。

6.病情观察指导

注意观察胸痛的性质、部位、程度、持续时间，有无向他处放射；配合监测体温、心率、心律、呼吸、血压及电解质情况，以便及时处理。

7.出院指导

（1）养成良好的生活习惯，生活规律，作息定时，保证充足的睡眠。病情稳定无并发症的急性心肌梗死者，6周后可每天步行、打太极拳。8～12周可骑车、洗衣服等。3～6个月后可部分或完全恢复工作，但不应继续从事重体力劳动、驾驶员、高空作业或工作量过大的工作。

（2）注意保暖，适当添加衣服。

（3）饮食宜清淡，避免饱餐，忌烟酒及减肥，防止便秘。

（4）坚持按医嘱服药，随身备硝酸甘油，定期复诊。

（5）心肌梗死最初3个月内不适宜坐飞机及单独外出，原则上不过性生活。

五、冠状动脉介入诊断治疗的护理

（一）冠状动脉造影术

冠状动脉造影术（CAG）是目前诊断冠心病最可靠的方法，也是目前诊断冠状动脉疾病的"金标准"。

1.适应证

为明确冠状动脉病变，考虑介入治疗或旁路移植手术者。胸痛不能确诊者。中老年患者心脏增大、心律失常、疑有冠心病而无创性检查不能确诊者。

2.方法

将心导管经皮穿刺插入股动脉、肱动脉或桡动脉推送至主动脉根部，使导管顶端进入左、右冠状动脉开口，注入造影剂而使其显影。常用造影剂为76%泛影葡胺及其他非离子型碘造影剂，如优维显。

（二）经皮冠状动脉介入治疗

经皮冠状动脉介入治疗（PCI）是用心导管技术将狭窄或闭塞的冠状动脉管腔疏通，改善心肌的血流灌注的方法。其中经皮腔内冠状动脉成形术（PTCA）及冠状动脉内支架置入术是冠心病患者的重要治疗手段。由于PTCA术后会发生急性冠状动脉闭塞和后期再狭窄，因此在PTCA基础上发展了冠状动脉内支架置入术，近年来，较多患者置入药物涂层支架。

1.适应证

（1）有稳定型心绞痛症状或症状不明显，但心肌缺血客观证据明确者。

（2）介入治疗后心绞痛复发、管腔再狭窄者。

（3）急性心肌梗死者。

（4）不稳定型心绞痛患者。

（5）主动脉-冠状动脉旁路移植术后复发心绞痛患者。

2.方法

PTCA是先作冠状动脉造影，然后将指引导管送至待扩张的病变处，再将带球囊导管置入，通过冠脉内导引钢丝引至欲扩张的病变处，扩张球囊，使狭窄的冠状动脉扩张膨胀，待血管已经扩张后减压，将球囊抽成负压状态撤出。冠状动脉内支架置入术即在PTCA术后将金属支架置入病变冠状动脉内，支撑管壁。

3.术前护理

（1）术前指导：解释介入治疗必要性，简单介绍手术过程，消除患者紧张情绪，避免动脉紧张性痉挛。让患者练习深呼吸、憋气、咳嗽及床上排尿。

（2）饮食：术前一般不需禁食，术前一餐以六成饱为宜，不宜喝牛奶、油腻或海鲜类食物。

（3）术前口服抗血小板聚集药物：尽早顿服肠溶阿司匹林和氯吡格雷。

（4）完善术前检查：如血尿常规、血型、凝血全套、血电解质、肝肾功能等。

（5）动脉检查：同时按压桡、尺动脉；患者连续伸屈五指至掌面苍白时松开尺侧；10s内掌面颜色恢复正常，提示尺动脉功能好，可以进行桡动脉穿刺；穿刺股动脉检查两侧足背动脉搏动情况并标记，便于术中、术后对照观察。

（6）备皮：双侧腹股沟（股动脉穿刺）及双侧前臂（桡动脉穿刺）备皮及清洁皮肤。

（7）青霉素皮试、造影剂碘过敏试验。

（8）留置静脉套管针，避免在术侧上肢。

4.术后护理

（1）监护：持续心电监护24h，严密观察有无心律失常、心肌缺血、心肌梗死等急性期并发症。

（2）活动：股动脉穿刺者术后肢体制动24h，保持患侧平放，保持动脉鞘管勿打折。24h后无穿刺区出血等并发症，可逐渐增加活动量，但起床、下蹲动作要缓慢。桡动脉穿刺者不强调严格卧床时间。

（3）饮食和水：术后鼓励患者多饮水，加速造影剂排泄，避免造影剂的对肾脏的损害。并给予患者饮水500mL左右。

（4）预防穿刺动脉出血：股动脉穿刺者在术后停用肝素4～6h后，拔除动脉鞘管（桡动脉穿刺者术后即可拔除），以手掌根部压迫止血30min，压迫点在皮肤穿刺上方1～2cm处；确认无出血后，以弹力绷带加压包扎并用1kg沙袋压迫6～8h，右下肢制动24h，防止出血。

（5）术后并发症的观察与护理。

①腰酸、腹胀：多数由于术后要求平卧、术侧下肢伸直24h的体位所致。告诉患者起床活动后腰酸与腹胀会自然消失，千万不可翻身、屈腿。可适当活动另一侧肢体，严重者可热敷、适当按摩腰背部以减轻症状。

②穿刺局部损伤包括局部出血、血肿、假性动脉瘤。观察术区有无出血、渗血或血肿，注意听诊有无动脉杂音。一旦出现，需要立即局部继续加压包扎，制动肢体。

③动脉血栓形成或栓塞可导致肢体缺血,因此术后应注意比较双下肢足背动脉搏动情况(桡动脉穿刺者摸桡动脉)、皮肤颜色、温度、感觉改变,注意下床活动后肢体有无疼痛或跛行等,发现异常后及时告知医师。

④尿潴留:系因患者不习惯床上排尿而引起。用温水冲洗会阴部、听流水声、热敷等促进排尿,以上措施均无效时可行导尿术。

⑤低血压:为伤口局部加压后引发血管迷走反射所致,少数为硝酸甘油滴速过快引起。应密切观察血压变化,学会判断迷走反射性低血压。在拔除股动脉鞘管时易发生,常表现为血压下降伴心率减慢、恶心、呕吐、出冷汗,严重时可出现心跳停止。一旦发生则立即报告医师,给予阿托品 1mg 静脉注射;拔除动脉鞘管时,调慢硝酸甘油等药物滴速,并监测血压。

⑥造影剂反应:极少数患者注入造影剂后出现皮疹或有寒战感觉,经使用地塞米松后可缓解。肾功能损害及严重过敏反应罕见。

⑦心肌梗死:由病变处血栓形成导致急性闭塞所致,所以术后要经常了解患者有无胸闷、胸痛症状,并注意有无心肌缺血的心电图表现。

⑧遵医嘱继续口服抗血小板聚集药物,如阿司匹林、氯吡格雷。

第二节 高血压

原发性高血压是以血压升高为主要表现的临床综合征,简称高血压,是导致人类死亡的常见疾病如脑卒中、冠心病等重要危险因素,占所有高血压患者的 90% 以上。约 5% 为继发性高血压,系由某些明确而独立的疾病引起,常见于某些肾脏病、内分泌疾病等。

一、病因及发病机制

(一)病因

原发性高血压的病因尚不明确,目前认为是遗传因素(40%)和环境因素(60%)共同作用的结果。

1.遗传因素

原发性高血压有明显的家族聚集性,若父母均有高血压,子女的发病率比例增高。

2.环境因素

(1)饮食:食盐摄入量与高血压发生率有密切关系,呈正相关。但摄盐过多导致血压升高主要见于对盐敏感的人群中。另外,低钙、低钾、饮酒、高蛋白质和高脂饮食也可能是血压升高的因素。

(2)精神紧张:长期工作压力、紧张、焦虑、噪声等会导致高血压,与交感神经长期兴奋有关。

3.其他因素

如肥胖、阻塞性呼吸暂停综合征等。

（二）发病机制

血压的升高主要取决于心排血量和体循环的外周血管压力。

1.交感神经系统的影响

交感神经活动增强是引发高血压的重要环节。长期精神紧张，交感神经活动增强，小动脉收缩，管腔增厚，外周血管阻力增加，血压升高。

2.肾素-血管紧张素-醛固酮系统激活（RAAS）

可引起小动脉收缩，导致外周阻力增加，水钠潴留，血压增高。

3.血管内皮功能异常

血管内皮失去了在调节血液循环和心血管功能中的重要作用，其分泌的一氧化氮减少而内皮素增加，使血管收缩反应增强，血压增高。

4.其他

各种血管活性物质的激活和释放、胰岛素抵抗所致的高胰岛素血症等，也参与高血压的发病等。

二、临床表现

（一）一般表现

多数患者起病慢，早期可无明显症状，偶于体格检查时发现血压增高，少数患者甚至在突发脑出血时才发现患高血压病，也有部分患者出现头晕、头痛、眼花、失眠、乏力等症状，但症状轻重与血压增高程度可不一致。

（二）并发症

1.靶器官损害

（1）心脏：长期血压升高，左心室肥厚、扩张，导致高血压性心脏病。失代偿期可出现左心衰竭。高血压促进冠心病发生和发展，患者可发生心绞痛和心肌梗死。

（2）大脑：高血压可加速脑动脉粥样硬化，使患者出现短暂性脑缺血发作及脑血栓形成；脑小动脉硬化可形成小动脉瘤，在情绪激动、劳累等诱因作用下，当血压急剧升高时可破裂发生脑出血。

（3）肾：血压长期持久增高可致肾小动脉硬化、肾功能减退，可出现多尿、夜尿、蛋白尿，甚至发生肾功能不全。

（4）眼底：眼底视网膜动脉变细、狭窄甚至出血、絮状渗出。

2.高血压急症

患者血压在数小时至数天内急剧升高，舒张压＞130mmHg 和（或）收缩压＞200mmHg，伴有心、脑、肾、眼底、大动脉的功能障碍和不可逆损害。

（1）恶性高血压：可能与未及时治疗或治疗不当有关。眼底和肾脏损害突出，进展迅速。如不及时治疗，可死于肾衰竭、脑卒中或心力衰竭。

（2）高血压危象：因疲劳、紧张、寒冷、突然停服降压药等导致周围小动脉发生暂时强烈痉挛。患者出现头痛、烦躁、恶心、呕吐、心悸、多汗、面色苍白或潮红、视力模糊等征象，且同时伴有动脉痉挛累及的靶器官缺血症状。

（3）高血压脑病：是血压急剧升高导致脑小动脉持久严重痉挛，发生急性脑血液循环障碍，出现脑水肿和颅内压增高的临床征象。

（4）主动脉夹层：严重高血压可促使主动脉夹层发生，血液渗入主动脉壁中层形成夹层血肿，并可沿主动脉壁延伸剥离，可致死。

三、实验室及其他检查

检查判断高血压的严重程度以及靶器官的损害情况。

（一）心电图检查
可显示左室肥厚、劳损。

（二）X 线检查
显示主动脉迂曲，左心室增大。

（三）血液检查
血常规、肾功能、血糖、血脂等。

（四）尿液检查
早期正常，后期可见红细胞、蛋白和管型等。

（五）超声检查
了解心室壁厚度、心腔大小、舒张和收缩功能，了解大动脉粥样硬化情况。

（六）眼底检查
了解眼底视网膜动脉的狭窄、硬化或出血情况。

（七）24h 动态血压监测
了解血压变动节律，指导用药。

四、诊断要点

不同日休息 15min 后测量 2 次血压均达到高血压的诊断标准，且排除其他疾病导致的继发性高血压，可诊断为原发性高血压。同时也要对靶器官受损程度做出判断。

（一）高血压分级标准
在未服抗高血压药物的情况下，收缩压≥140mmHg（18.7kPa）和（或）舒张压≥90mmHg（12.0kPa），根据血压升高水平，又进一步将高血压分为 1、2、3 级。

（二）高血压危险度分层
高血压患者发生心血管事件的概率与血压升高水平、心血管危险因素、靶器官损害以及并存临床情况有关。根据发生概率高低分为低危、中危、高危和极高危，可以此为基础制定治疗目标及判断预后。

1.高危因素

男＞55 岁，女＞65 岁；吸烟；高脂血症；腹型肥胖；早发家族史；缺乏体力活动等。

2.靶器官损害

心、肾、大血管、视网膜损害。

3.并存临床情况

心脏疾病(心梗、心绞痛、心衰等)、脑血管疾病(脑出血、缺血性脑卒中、短暂性脑缺血发作)、肾脏疾病、血管疾病(主动脉夹层、外周血管病)、高血压视网膜病变(出血或渗出、视盘水肿)。

五、治疗要点

治疗目的:将血压降至正常或接近正常水平,防止及减少靶器官并发症,降低病残率和病死率。

(一)非药物治疗

适用各型高血压患者。其方法包括减轻体重、减少钠盐摄入、限制饮酒、适当运动等。

(二)药物治疗

除血压是 1 级、危险因素小于 3 个的患者可以先不服药(即可尝试非药物疗法 6 个月,但如 6 个月后不能有效控制,则必须服用降压药物)外,其他高血压患者都必须坚持使用降压药物治疗。目前常用的一线降压药物有利尿剂、β 受体阻滞剂、钙通道阻滞剂(CCB)、血管紧张素转换酶抑制剂(ACEI)、血管紧张素 Ⅱ 受体阻滞剂(ARB)和 α 受体阻滞剂等。

1.利尿剂

主要通过排钠减少血容量。常用药物如排钾利尿剂如氢氯噻嗪 12.5～25mg,每天 1～2 次;呋塞米 20mg,每天 1～2 次;保钾利尿剂如氨苯蝶啶 50mg,每天 1～2 次。不良反应主要为低血钾或高血钾、高尿酸血症等。

2.β 受体阻滞剂

通过降低心肌收缩力、减慢心率、降低心输出量而降压。常用药物如普萘洛尔 10～20mg,每天 2～3 次;其他如阿替洛尔、美托洛尔等。不良反应主要为心率减慢、支气管痉挛等。

3.钙通道阻滞剂

通过阻断钙离子进入平滑肌细胞、抑制心肌和血管平滑肌收缩、降低外周阻力使血压下降。常用药物如硝苯地平 5～10mg,每天 3 次。目前临床多应用长效或缓释型钙拮抗剂,如非洛地平、缓释硝苯地平等。不良反应主要有下肢水肿、头痛、面部潮红。

4.血管紧张素转换酶抑制剂(ACEI)

通过抑制血管紧张素转换酶使血管紧张素 Ⅱ 生成减少而降低血压。常用药物如卡托普利 12.5mg,每天 2～3 次;其他如依那普利、苯那普利等。主要不良反应为刺激性干咳、血钾升高、血管性水肿。

5.血管紧张素 Ⅱ 受体阻滞剂

通过阻断血管紧张素 Ⅱ 受体松弛血管平滑肌、减少血管张力而降低血压。常用药物如洛沙坦、缬沙坦等。主要不良反应为高血钾。

6.α_1 受体阻滞剂

通过选择性阻断 α_1 受体使外周阻力下降而降低血压。常用药物如哌唑嗪 0.5～2mg,每天 3 次;其他如特拉唑嗪等。主要不良反应为直立性低血压。

降压药物的使用原则:小剂量始,联合用药,长期坚持用药。联合用药可提高疗效,减轻药物不良反应。如卡托普利和氢氯噻嗪联合可避免高血钾,硝苯地平和氢氯噻嗪联合可利于消除下肢水肿等。

(三)高血压急症的治疗

1.迅速逐步控制性降压

首选硝普钠,开始以每分钟 $10\mu g$ 静滴,密切观察血压,根据血压反应调整滴速;或使用硝酸甘油,降低心脏前、后负荷,急性冠脉综合征患者适用;或使用尼卡地平,可改善脑血流量,脑血管病患者适用等。为避免短时间血压骤降,导致重要器官血流量减少,应逐步控制性降压,开始的 24h 内血压降低 20%~25%,48h 内不低于 160/100mmHg,之后再降至正常。

2.对症处理

降低颅内压,消除脑水肿,如静脉快速滴注 20% 甘露醇,静脉注射呋塞米等;静脉注射地西泮停止抽搐等。

六、护理评估

(一)评估病史资料

(1)患者有无家族遗传性高血压病史,有无糖尿病、高血脂、冠心病、脑卒中或肾病家族史,有无长期精神紧张、吸烟、饮酒过度、肥胖、长期食盐过多。

(2)根据患者临床表现和症状,评估有无潜在并发症的危险。

(3)评估影响高血压病程及疗效的个人心理、社会和环境因素,包括家庭情况、工作环境及文化程度。

(4)测量血压。必要时测量双下肢血压,计算体重指数,测量腰围及臀围,检查眼底,观察有无 Cushing(皮质醇增多症)面容、神经纤维瘤性皮肤斑、甲状腺功能亢进性突眼症、下肢水肿;听诊颈动脉、胸主动脉、腹部动脉及股动脉有无杂音;甲状腺触诊,心肺检查,肾大,四肢动脉搏动情况,神经系统检查。

(二)判断危险因素

(1)有高血压急症的危险,包括高血压脑病、颅内出血、急性心肌梗死、急性左心衰竭伴肺水肿、不稳定性心绞痛、致命性动脉出血或主动脉夹层动脉瘤等。

(2)有意外伤害的危险。

(三)预防性护理措施

1.对潜在高血压急症的护理措施

①患者应入住监护室,持续监测血压和尽快应用合适的降压药。首选静脉降压药,降压目标是 1h 使动脉压迅速下降,但下降幅度不超过 25%;在 2~6h 血压降至 160/100~110mmHg。防止血压过快降低引起肾、脑或冠状动脉缺血。如果降低的血压水平可耐受且临床情况稳定,在 24~48h 逐步降低血压达到正常水平。②严密监护生命体征和神志,及时发现高血压急症各类的临床表现。当血压 >180/120mmHg 伴即将发生或进行性靶器官损害,

需立即卧床休息,严密观察病情,持续监测血压,尽快应用适合的降压药物并进行有针对性的护理措施。

2.预防意外伤害的发生

①评估患者有无发生坠床的危险。嘱患者起床或体位变化时避免用力过猛、突然变换体位,床上排尿,协助患者生活护理,加用床档,避免坠床。②避免潜在的危险因素。如剧烈运动、迅速改变体位、活动场所光线昏暗、病室内有障碍物、地面湿滑等。③警惕体位性低血压反应。使用降压药后如有晕厥、恶心、乏力,立即平卧,采取头低足高位,增加脑部血流量;如有头晕、眼花、耳鸣等症状时应卧床休息。

七、观察与护理

（一）一般护理

1.病室环境

为患者提供一个安静、温湿度适宜的诊疗环境,衣服整洁宽松。

2.休息

早期高血压患者可以参加工作,但不要过度疲劳,坚持适当锻炼,如骑自行车、跑步、做体操、打太极拳等。要保证充足的睡眠,保持心情愉悦,避免精神激动,消除恐惧、焦虑、悲观等不良情绪。晚期血压持续增高,伴有心、肾、脑病时应卧床休息。

3.预防危险因素

积极预防和控制高血压的危险因素,如减轻体重、限制饮酒、戒烟、改进膳食结构、增加体育锻炼。

4.饮食

给予低盐、低脂、低热量饮食,以减轻体重。鼓励患者多食水果、蔬菜和纤维素食物,控制咖啡、浓茶等刺激性饮料。对服用排钾利尿药者应注意补充含钾高的食物,如蘑菇、香蕉、橘子等。

（二）病情观察与护理

对血压持续增高的患者,应每天测量血压2～3次,并做好记录,掌握血压变化规律。如血压波动过大,要警惕脑出血的发生。如在血压急剧增高的同时,出现头痛、视物模糊、恶心、呕吐、抽搐等症状,应考虑高血压脑病的发生。如出现端坐呼吸、喘憋、发绀、咳粉红色泡沫痰等,应考虑急性左心衰竭的发生。出现上述症状立即报告医师进行紧急救治。

（三）急救与护理

1.高血压危象的护理

(1)评估高血压程度,血压升高＞180/120mmHg并发进行性靶器官功能不全的表现。

(2)绝对卧床休息,根据病情选择合适卧位,给予吸氧。立即建立静脉通道,遵医嘱使用降压药物。

(3)密切观察患者神志、心率、呼吸、血压及尿量的变化,及时调整降压药物,预防低血压的发生。

(4)定时进行心电、血压、血氧饱和度的监测,在静脉滴注降压药物时前30min内,每5min监测血压1次,使血压控制在理想范围内。硝普钠是治疗高血压危象时的首选药物,由于其降压迅速,使用时应选用输液泵输注,以便随时调整剂量,控制血压。同时注意硝普钠应现用现配,避光使用,防止见光变质。

(5)加强心理护理,消除患者紧张、恐惧感,必要时遵医嘱给予镇静药,保证患者充分休息,以提高降压药物的疗效,控制血压于稳定状态。

2.高血压脑病护理

(1)评估患者头痛的程度、持续时间,是否伴有头晕、耳鸣、恶心、呕吐症状。

(2)严密观察生命体征。观察患者脉搏、心率、呼吸、血压、瞳孔、神志、尿量变化情况,在用药时特别注意观察血压变化,血压不宜降得过快、过低,1~2h测量1次血压,以便掌握血压波动情况。如发现异常立即报告医师。对神志不清或烦躁不安、抽搐的患者应加床档,防止发生坠床。除去义齿,于上下齿之间置牙垫,以防咬伤舌头,保持呼吸道通畅。

(3)迅速降低血压。应在1~2h将动脉压降低25%左右,可选用硝普钠50~100mg加入5%~10%葡萄糖注射液250~500mL中静脉滴注,开始速度易慢,视血压和病情可逐渐加量。

(4)控制抽搐。凡抽搐者可用地西泮10~20mg静脉推注,必要时30min后再注射1次或苯巴比妥钠0.1~0.2g肌内注射,直至抽搐停止。

(5)降低颅内压,减轻脑水肿。高血压脑病时应治疗颅内压增高所致的脑水肿,及时给予降颅内压药物。如20%甘露醇250mL或25%山梨醇250mL快速静脉滴注,每隔4~6h重复1次。

3.主动脉夹层动脉瘤护理

(1)主动脉夹层动脉瘤70%~80%是由于高血压所致,该病是一种预后很差的血管疾病,临床诊断48h内死亡率高达36%~75%,如病变累及肾动脉死亡率可达50%~70%。疑似病例应立即密切观察心率、血压、呼吸、氧饱和度、肾功能和下肢循环情况,疼痛的部位及性质。

(2)有效镇痛、减慢心率、平稳降压,防止夹层撕裂,病情平稳后即刻实施介入术。术后严密观察腔内隔绝术后综合征,表现为"三高二低",即体温升高、白细胞计数升高和C-反应蛋白升高;红细胞、血小板降低。轻者给予小剂量肾上腺糖皮质激素及消炎镇痛类药物对症处理后,一般2周逐渐恢复。症状重者,血红蛋白低于80g/L和血小板计数低于$60×10^9$/L时,遵医嘱输入全血和血小板治疗。

八、护理要点

(一)病情观察

患者入院后收入CCU病房,给予重症监护,绝对卧床休息,减少探视,保持环境安静、清洁,防止不良刺激。心电监护,严密监测血压、心率、心律、呼吸及出入液体量。给予低流量持续氧气吸入;建立静脉通路,遵医嘱给予硝普钠20mg静脉滴注;β受体阻滞药(倍他乐克25mg)、ACEI(福辛普利10mg)口服降压。患者入科3h后突感胸闷、气短加重,烦躁不安,大汗淋漓,皮肤湿冷,面色灰白,口唇及颜面发绀,不能平卧,咳粉红色泡沫样痰。听诊双肺满布湿啰音和哮鸣音。心脏听诊有心尖部舒张期奔马律。立即实施抢救,给予端坐位,双腿下垂,高流量吸氧,静脉注射呋塞米 60mg 快速利尿;吗啡 5mg 皮下注射、5mg 入液静滴镇静,5% 葡萄糖注射液 100mL＋氨茶碱 0.25g 静脉输液;地塞米松 5mg 静脉注射缓解支气管痉挛、减轻心脏负荷。10min 后患者排尿 200mL,主诉症状缓解。

(二)心理护理

高血压患者受到内外环境的不良刺激时,可使交感神经兴奋、肾上腺素分泌增加、血管收缩,从而导致血压升高。因此,保持良好的心理状态对患者十分重要。护士在工作中应热情接待、态度和蔼、关心体贴,同时耐心地解答患者提出的各种问题。还应帮助患者分析造成心理紧张的因素,指出心理紧张与血压升高的关系,并做耐心细致的心理疏导,提高其应激能力。指导患者保持乐观、平和的心态,避免情绪激动或过度紧张造成的血压升高。使患者由配合治疗转为主动参与治疗,从而维持稳定的血压,提高治疗效果。

(三)用药护理

重点观察患者给药后的血压变化,护理人员应向患者介绍所使用降压药物的名称、剂量、疗效及不良反应,叮嘱患者按时、按量服药,不可自行减量或撤换药物。服药后如出现晕厥、恶心、乏力等症状,应立即平卧。告知患者服药期间起床或改变姿势的动作不宜过快,以免发生意外。服用控释药和缓释药时,不可掰碎或研磨服用,必须整片吞服。服用呋塞米应定期监测电解质的变化,及时补钾。患者口服硝苯地平出现颜面潮红、头痛、眩晕、乏力等症状,报告医师后改服尼莫地平,上述症状缓解。

(四)健康指导

1.饮食指导

指导患者合理膳食,限制钠盐摄入,一般 1d 钠盐摄入量＜5g,摄取低盐、低脂、低热量清淡易消化的食物,多食蔬菜、水果、豆类、牛奶等含纤维素和蛋白质丰富的食物,减少脂肪摄入,保证食物中有足够的钾、钙、镁。并适当进食降脂食物,如洋葱、大蒜、木耳、紫菜、海带、香菇等。劝告患者必须戒烟、限酒,避免浓茶、咖啡等刺激性饮料。适当控制食量和总热量。

2.行为指导

指导患者养成规律、健康的生活习惯。告诫患者必须戒烟,因为烟中的尼古丁和焦油不仅可使血压出现一过性升高,还会使冠心病、周围血管病、脑卒中、癌症和肺部疾病的发病危险增高,降低对降压药的敏感性。避免长期生活在噪声的环境中或是长时间亢奋。天冷注意保暖,天热时注意避暑等。

3.运动指导

运动是高血压病的重要非药物疗法之一。根据血压情况合理安排运动及休息,运动方式以有氧运动为主,如广播体操、散步、慢跑等。运动强度以最大心率(最大心率＝170－年龄)的 70%～80% 或以下作为运动指标。每次运动时间在 20～30min,每周运动 3～5 次。开始运动量宜小,以后逐渐增加。运动应持之以恒。

4.用药指导

嘱患者遵医嘱用药,不可随意增减药量、漏服、补吃上次剂量或突然停药,以防血压过低或突然停药引发血压迅速升高及某些不良反应。若出现异常要及时到医院就诊,定期复诊。

5.自我监测指导

向患者讲明血压测量的原理、影响血压值的因素、监测血压对高血压患者的重要性,详细讲明操作步骤并做操作示范,做到"四定",即定体位、定血压计、定时间、定测量部位,并进行记录,帮助诊断治疗效果及调整用药。若足踝部出现水肿、突然气急加重、夜尿增多、有畏食及饱胀感则提示心力衰竭复发,应及时到医院就医。

九、健康教育

(一)心理指导

高血压病的发病机制是除躯体因素外,心理因素占主导地位,强烈的焦虑、紧张、愤怒以及压抑常为高血压的诱发因素,因此教会患者自我调节和自我控制的能力。护士要鼓励患者保持豁达开朗愉快的心境和稳定的情绪,培养广泛的兴趣和爱好。同时指导家属为患者创造良好的生活氛围,避免引起患者情绪紧张、激动等不良刺激。

(二)休息和睡眠

注意规律生活,保证充足的休息和睡眠,对于睡眠差、易醒、早醒者,可在睡前饮热牛奶200mL 或用 40～50℃温水泡足 30min 或选择自己喜爱的放松精神的音乐协助入睡。

(三)饮食指导

强调高血压患者以低盐、低脂、低热量、低胆固醇饮食,少吃或不吃含饱和脂肪的动物脂肪,多食含维生素的食物,多摄入富含钾、钙的食物,食盐量应控制在 3～5g/d,严重高血压病患者食盐控制在 1～2g/d,饮食要定量、均衡、不暴饮暴食;同时适当减轻体重,有利于降压。

(四)戒烟限酒

告知患者吸烟可升高血压,过量饮酒会导致高血压。应控制乙醇不超过 30mL/d,相当于啤酒 720mL/d。少喝咖啡,咖啡有升压作用。可饮绿茶,绿茶中含有大量活性物质茶多酚,具有抗氧化、清除氧自由基、保护血管、降低脂肪的功能,从而有利于高血压的治疗。

(五)运动指导

高血压患者的休息与运动应根据患者的体质、病情适当调节。随病情好转,血压稳定,可适当从事一些工作、学习、劳动将有益身心健康。高血压患者应逐步控制体重在标准范围内,根据自身爱好和力所能及的运动量进行适当运动,如散步、慢跑、打太极拳、体操等有氧运动。运动时间初始为 10～15min,一般为 30min,3～5 次/周,循序渐进。如运动出现胸闷、心慌等应立即停止运动。

(六)血压监测指导

建议患者自购血压计,指导患者和家属正确测量血压的方法,做到"四定",即定体位、定血压计、定时间、定测量部位。观察血压变化每天 2 次,做好记录。复诊时为医师加减药物剂量提供参考。

(七)用药指导

由于高血压是一种慢性病,需要长期的、终身的服药治疗,而这种治疗需要患者和家属配合,因此向其讲解服用药物的种类、用药方法、药物不良反应、服用药物的最佳时间,以便发挥药物的最佳效果和减少不良反应。出现不良反应,要及时报告医师,以便调整药物及采取必要的处理措施。服用降压药物期间,定时测量血压、脉搏,当血压突然升高或降低时要及时就医,不可随意增减或擅自停药。

第三节　心力衰竭

一、概述

心力衰竭是由于各种心脏疾病导致心功能不全的临床综合征。心力衰竭通常伴有肺循环和(或)体循环的充血,故又称之为充血性心力衰竭。

心功能不全分为无症状和有症状两个阶段,无症状阶段是有心室功能障碍的客观指标如射血分数降低,但无充血性心力衰竭的临床症状,如果不积极治疗,将会发展成有症状心功能不全。

(一)临床类型

1.发展速度分类

按其发展速度可分为急性和慢性两种,以慢性居多。急性心力衰竭常因急性的严重心肌损害或突然心脏负荷加重,使心排血量在短时间内急剧下降,甚至丧失排血功能。临床以急性左心衰竭为常见,表现为急性肺水肿、心源性休克。

慢性心力衰竭病程中常有代偿性心脏扩大、心肌肥厚和其他代偿机制参与的缓慢的发展过程。

2.发生部位分类

按其发生的部位可分为左心、右心和全心衰竭。左心衰竭临床上较常见,是指左心室代偿功能不全而发生的,以肺循环瘀血为特征的心力衰竭。

右心衰竭是以体循环瘀血为主要特征的心力衰竭,临床上多见于肺源性心脏病、先天性心脏病、高血压、冠心病等。

全心衰竭常是左心衰竭使肺动脉压力增高,加重右心负荷,长此以往,右心功能下降、衰竭,即表现出全心功能衰竭症状。

3.功能障碍分类

按有无舒缩功能障碍又可分为收缩性和舒张性心力衰竭。收缩性心力衰竭是指心肌收缩力下降,心排出量不能满足机体代谢的需要,器官、组织血液灌注不足,同时出现肺循环和(或)体循环瘀血表现。

舒张性心力衰竭见于心肌收缩力没有明显降低,可使心排血量正常维持,心室舒张功能障碍以致左心室充盈压增高,使肺静脉回流受阻,而导致肺循环瘀血。

(二)心力衰竭分期

心力衰竭的分期可以从临床上分清心力衰竭的不同时期,从预防着手,在疾病源头上给予干预,减少和延缓心力衰竭的发生,减少心力衰竭的发展和死亡。

心力衰竭分期分为四期。

A 期:心力衰竭高危期,无器质性心脏、心肌病变或心力衰竭症状,如患者有高血压、代谢综合征、心绞痛,服用心肌毒性药物等,均可发展为心力衰竭的高危因素。

B 期:有器质性心脏病如心脏扩大、心肌肥厚、射血分数降低,但无心力衰竭症状。

C 期:有器质性心脏,病程中有过心力衰竭的症状。

D 期:需要特殊干预治疗的难治性心力衰竭。

心力衰竭的分期在病程中是不能逆转的,只能停留在某一期或向前发展,只有在 A 期对高危因素进行有效治疗,才能减少发生心力衰竭,在 B 期进行有效干预,可以延缓发展到有临床症状心力衰竭。

(三)心脏功能分级

(1)根据患者主观症状和活动能力,心功能分为四级。

Ⅰ级:患者表现为体力活动不受限制,一般活动不出现疲乏、心悸、心绞痛或呼吸困难等症状。

Ⅱ级:患者表现为体力活动轻度受限制,休息时无自觉症状,但日常活动可引起气急、心悸、心绞痛或呼吸困难等症状。

Ⅲ级:患者表现为体力活动明显受限制,稍事活动可气急、心悸等症状,有脏器轻度瘀血体征。

Ⅳ级:患者表现为体力活动重度受限制,休息状态也气急、心悸等症状,体力活动后加重,有脏器重度瘀血体征。

此分级方法多年来在临床应用,优点是简便易行,缺点是仅凭患者主观感觉,常有患者症状与客观检查有差距,患者个体之间差异比较大。

(2)根据客观评价指标,心功能分为 A、B、C、D 级。

A 级:无心血管疾病的客观依据。

B 级:有轻度心血管疾病的客观依据。

C 级:有中度心血管疾病的客观依据。

D 级:有重度心血管疾病的客观依据。

此分级方法对于轻、中、重度的标准没有具体的规定,需要临床医师主观判断。但结合第一个根据患者主观症状和活动能力进行分级的方案,是能弥补第一分级方案的主观症状与客观指标分离情况的。如患者心脏超声检查提示轻度主动脉瓣狭窄,但没有体力活动受限制的情况,联合分级定为Ⅰ级 B。又如患者体力活动时有心悸、气急症状,但休息症状缓解,心脏超声检查提示左心室射血分数(LVEF)为$<35\%$,联合分级定为Ⅱ级 C。

(3)6min 步行试验:要求患者 6min 之内在平直走廊尽可能地快走,测定其所步行的距离,若 6min 步行距离$<150m$,表明为重度心功能不全,150~425m 为中度,426~550m 为轻度心功能不全。

此试验简单易行、安全、方便,用于评定慢性心力衰竭患者的运动耐力,评价心脏储备能力,也常用于评价心力衰竭治疗的效果。

二、慢性心力衰竭

慢性心力衰竭是多数心血管疾病的终末阶段,也是主要的死亡原因。心力衰竭是一种复杂的临床综合征,特定的症状是呼吸困难和乏力,特定的体征是水肿,这些情况可造成器官功能障碍,影响生活质量。主要表现为心脏收缩功能障碍的主要指标是 LVEF 下降,一般<40%;而心脏舒张功能障碍的患者 LVEF 相对正常,通常心脏无明显扩大,但有心室充盈指标受损。

我国引起慢性心力衰竭的基础心脏病的构成比与过去有所不同,过去我国以风湿性心脏病为主,近十年来其所占比例趋于下降,而冠心病、高血压的所占比例明显上升。

(一)病因及发病机制

1.病因

各种原因引起的心肌、心瓣膜、心包或冠脉、大血管的结构损害,导致心脏容量负荷或压力负荷过重均可造成慢性心力衰竭。

冠心病、高血压,瓣膜病和扩张性心肌病是主要的病因;心肌炎、肾炎、先天性心脏病是较常见的病因;而心包疾病、贫血、甲状腺功能亢进与减退、脚气病、心房黏液瘤、动静脉瘘、心脏肿瘤和结缔组织病、高原病及少见的内分泌病等,是比较少见易被忽视的病因。

2.诱因

(1)感染:是最主要的诱因,最常见的呼吸道感染,其次是风湿热,在幼儿中风湿热则占首位。女性患者泌尿系统感染的诱发亦常见,感染性心内膜炎、全身感染均是诱发因素。

(2)心律失常:特别是快速心律失常如房颤等。

(3)生理、心理压力过大:如劳累过度、情绪激动、精神紧张。

(4)血容量增加:液体摄入过多过快、高钠饮食。

(5)妊娠与分娩。

(6)其他:大量失血、贫血;各种原因引起的水、电解质及酸碱平衡紊乱;某些药物应用不当等。

3.发病机制

慢性心力衰竭的发病机制是很复杂过程,心脏功能大致经过代偿期和失代偿期。

(1)心力衰竭代偿期:心脏受损初始引起机体短期的适应性和代偿性反应,启动了 Frank-Starling 机制,增加心脏的前负荷,使回心血量增加,心室舒张末容积增加,心室扩大,心肌收缩力增强,而维持心排血量的基本正常或相对正常。

机体的适应性和代偿性的反应,激活交感神经体液系统,交感神经兴奋性增强,增强心肌收缩力并提高心率,以增加心脏排血量,但同时机体周围血管收缩,增加了心脏后负荷,心肌增厚,心率加快,心肌耗氧量加大。

心脏功能下降,心排血量降低、肾素-血管紧张素-醛固酮系统也被激活,代偿性增加血管阻力和潴留水、钠,以维持灌注压;交感神经兴奋性增加,同时激活神经内分泌细胞因子如心钠素、血管升压素、缓激肽等,参与调节血管舒缩,排钠利尿,对抗由于交感神经兴奋和肾素-血管紧张素-醛固酮系统激活造成的水钠潴留效应。在多因素作用下共同维持机体血压稳定,保证了重要脏器的灌注。

(2)心力衰竭失代偿期:长期、持续的交感神经和肾素-血管紧张素-醛固酮系统高兴奋性,多种内源性的神经激素和细胞因子的激活与失衡,又造成继发心肌损害,持续性心脏扩大、心肌肥厚,使心肌耗氧量增加,加重心肌的损伤。神经内分泌系统活性增加不断,加重血流动力学紊乱,损伤心肌细胞,导致心排血量不足,出现心力衰竭症状。

(3)心室重构:所谓的心室重构,就是在心脏扩大、心肌肥厚的过程中,心肌细胞、胞外基质、胶原纤维网等均有相应变化,左心室结构、形态、容积和功能发生一系列变化。研究表明,心力衰竭的发生发展的基本机制就是心室重构。由于基础病的不同,进展情况不同和各种代偿机制的复杂作用,有些患者心脏扩大、肥厚已很明显,但临床可无心力衰竭表现。

从代偿到不代偿,除了因为代偿能力限度、代偿机制中的负面作用外,心肌细胞的能量供应和利用障碍,导致心肌细胞坏死、纤维化也是重要因素。

心肌细胞的减少使心肌收缩力下降,又因纤维化的增加使心室的顺应性下降,心室重构更趋明显,最终导致不可逆的心肌损害,心力衰竭终末阶段。

(二)临床表现

慢性心力衰竭早期可以无症状或仅出现心动过速、面色苍白、出汗、疲乏和活动耐力减低症状等。

1.左心衰竭

(1)症状

①呼吸困难:劳力性呼吸困难是最早出现的呼吸困难症状,因为体力活动会使回心血量增加,左心房压力升高,肺瘀血加重。开始仅剧烈活动或体力劳动后出现症状,休息后缓解,随肺瘀血加重,逐渐发展到更轻活动后,甚至休息时,也出现呼吸困难。

夜间阵发性呼吸困难是左心衰竭早期最典型的表现,又称为"心源性哮喘"。是由于平卧血液重新分布使肺血量增加,夜间迷走神经张力增加,小支气管收缩,横膈位高,肺活量减少所致。典型表现是患者熟睡 1～2h 后,突然憋气而惊醒,被迫坐起,同时伴有咳嗽、咳泡沫痰和(或)哮鸣性呼吸音。多数患者端坐休息后可自行缓解,次日白天无异常感觉。严重者可持续发作,甚至发生急性肺水肿。

端坐呼吸多在病程晚期出现,是肺瘀血达到一定程度,平卧回心血量增多、膈肌上抬,呼吸更困难,必须采用高枕卧位、半卧位,甚至坐位,才可减轻呼吸困难。最严重的患者即使端坐床边,下肢下垂,上身前倾,仍不能缓解呼吸困难。

②咳嗽、咳痰、咯血:咳嗽、咳痰早期即可出现,是肺泡和支气管黏膜瘀血所致,多发生在夜间,直立或坐位症状减轻。咳白色浆液性泡沫样痰为其特点,偶见痰中带有血丝。如发生急性肺水肿,则咳大量粉红色泡沫痰。

③其他症状:倦怠、乏力、心悸、头晕、失眠、嗜睡、烦躁等症状,重者可有少尿,是与心排血量低下,组织、器官灌注不足有关。

(2)体征

①慢性左心衰竭可有心脏扩大,心尖搏动向左下移位。心率加快、第一心音减弱、心尖区

舒张期奔马律,最有诊断价值。部分患者可出现交替脉,是左心衰竭的特征性体征。

②肺部可闻湿啰音,急性肺水肿时可出现哮鸣音。

2.右心衰竭

(1)症状:主要表现为体循环静脉瘀血。消化道症状如食欲缺乏、恶心呕吐、水肿、腹胀、肝区胀痛等为右心衰竭的最常见症状。劳力性呼吸困难也是右心衰竭常见症状。

(2)体征

①水肿:早期在身体的下垂部位和组织疏松部位,出现凹陷性水肿,为对称性。重者可出现全身水肿,并伴有胸腔积液、腹水和阴囊水肿。胸腔积液是因体静脉压力增高所致,胸腔静脉有一部分回流到肺静脉,所以胸腔积液更多见于全心衰竭时,以双侧为多见。

②颈静脉征:颈静脉怒张是右心衰竭的主要体征,其程度与静脉压升高的程度正相关;压迫患者的腹部或肝脏,回心血量增加而使颈静脉怒张更明显,称为肝颈静脉回流征阳性,肝颈静脉回流征阳性则更是具有特征性。

③肝大和压痛:可出现肝大和压痛;持续慢性右心衰竭可发展为心源性肝硬化,晚期肝脏压痛不明显,但伴有黄疸、肝功能损害和腹水。

④发绀:发绀是由于供血不足,组织摄取血氧相对增加,静脉血氧降低所致。表现为面部毛细血管扩张、青紫、色素沉着。

3.全心衰竭

右心衰竭继发于左心衰竭而形成全心衰竭,但当右心衰竭后,肺瘀血的临床表现减轻。扩张型心肌病等表现左、右心同时衰竭者,肺瘀血症状都不严重,左心衰竭的表现主要是心排血量减少的相关症状和体征。

(三)实验室检查

1.X 线检查

(1)心影的大小、形态可为病因诊断提供重要依据,根据心脏扩大的程度和动态改变,间接反映心功能状态。

(2)肺门血管影增强是早期肺静脉压增高的主要表现;肺动脉压力增高可见右下肺动脉增宽;肺间质水肿可使肺野模糊;KerleyB 线是在肺野外侧清晰可见的水平线状影,是肺小叶间隔内积液的表现,是慢性肺瘀血的特征性表现。

2.超声心动图

超声心动图比 X 线检查更能准确地提供各心腔大小变化及心瓣膜结构情况。左心室射血分数(LVEF 值)可反映心脏收缩功能,正常 LVEF 值>50%,LVEF 值≤40% 为收缩期心力衰竭诊断标准。

应用多普勒超声是临床上最实用的判断心室舒张功能的方法,E 峰是心动周期的心室舒张早期心室充盈速度的最大值,A 峰是心室舒张末期心室充盈的最大值,正常人 E/A 的比值不小于 1.2,中青年应更大。

3.有创性血流动力学检查

此检查常用于重症心力衰竭患者,可直接反映左心功能。

4.放射性核素检查

帮助判断心室腔大小,反映 LVEF 值和左心室最大充盈速率。

(四)治疗要点

1.病因治疗

(1)基本病因治疗:对有损心肌的疾病应早期进行有效治疗如高血压、冠心病、糖尿病、代谢综合征等;心血管畸形、心瓣膜病力争在发生心脏衰竭之前进行介入或外科手术治疗;对于一些病因不明的疾病亦应早期干预如原发性扩张型心肌病,以延缓心室重构。

(2)诱因治疗:积极消除诱因,最常见的诱因是感染,特别是呼吸道感染,积极应用有针对性的抗生素控制感染。心律失常特别是房颤都是引起心脏衰竭常见诱因,对于快速房颤要积极控制心室率,及时复律。纠正贫血、控制高血压等均可防止心力衰竭发生或(和)加重。

2.一般治疗

减轻心脏负担,限制体力活动,避免劳累和精神紧张。低钠饮食,少食多餐,限制饮水量。给予持续氧气吸入,流量 2～4L/min。

3.利尿药

利尿药是治疗心力衰竭的常用药物,通过排钠排水减轻水肿、减轻心脏负荷、缓解瘀血症状。原则上应长期应用,但在水肿消失后应以最小剂量维持,如氢氯噻嗪 25mg 隔日 1 次。常用利尿药有排钾利尿药如氢氯噻嗪等;襻利尿药如呋塞米、丁脲胺等;保钾利尿药如螺内酯、氨苯蝶啶等。排钾利尿药主要不良反应是可引起低血钾,应补充氯化钾或与保钾利尿药同用。噻嗪类利尿药可抑制尿酸排泄,引起高尿酸血症,大剂量长期应用可影响胆固醇及糖的代谢,应严密监测。

4.肾素-血管紧张素-醛固酮系统抑制药

(1)血管紧张素转换酶(ACE)抑制药应用:ACE 抑制药扩张血管,改善瘀血症状,更重要的是降低心力衰竭患者代偿性神经-体液的不利影响,限制心肌、血管重构,维护心肌功能,推迟心力衰竭的进展,降低远期死亡率。

①用法:常用 ACE 抑制药如卡托普利 12.5～25mg,培哚普利 2～4mg,贝那普利对有早期肾功能损害患者较适用,使用量是 5～10mg。临床应用一定要从小剂量开始,逐渐加量。

②ACE 抑制药的不良反应:有低血压、肾功能一过性恶化、高血钾、干咳等。

③ACE 抑制药的禁忌证:无尿性肾衰竭、肾动脉狭窄、血肌酐升高≥225μmol/L、高血压、低血压、妊娠、哺乳期妇女及对此药过敏者。

(2)血管紧张素受体阻滞药(ARBB)应用:ARBB 在阻断肾素血管紧张素系统作用与 ACE 抑制药作用相同,但缺少对缓激肽降解抑制作用。当患者应用 ACE 抑制药出现干咳不能耐受,可应用 ARBB 类药,常用 ARBB 如坎地沙坦、氯沙坦、缬沙坦等。

ARBB 类药的用药注意事项、不良反应除干咳以外,其他均与 ACE 抑制药相同。

(3)醛固酮拮抗药应用:研究证明螺内酯每 1～2h 20mg,小剂量应用,可以阻断醛固酮效应,延缓心肌、血管的重构,改善慢性心力衰竭的远期效果。

注意事项:中重度心力衰竭患者应用时,需注意血钾的检测;肾功能不全、血肌酐异常、高血钾及应用胰岛素的糖尿病患者不宜使用。

5.β受体阻滞药应用

β受体阻滞药可对抗交感神经激活,阻断交感神经激活后各种有害影响。临床应用其疗效常在用药后2～3个月才出现,但明显提高运动耐力,改善心力衰竭预后,降低死亡率。

受体阻滞药具有负性肌力作用,临床中应慎重应用,应用药物应从小剂量开始,如美托洛尔12.5mg/h;比索洛尔1.25mg/h;卡维地洛6.25mg/h,逐渐加量,适量维持。

注意事项:用药应在心力衰竭稳定、无体液潴留情况下、小剂量开始应用。

患有支气管痉挛性疾病、心动过缓、Ⅱ度以上包括Ⅱ度的房室传导阻滞的患者禁用。

6.正性肌力药物应用

是治疗心力衰竭的主要药物,适于治疗以收缩功能异常为特征的心力衰竭,尤其对心脏扩大引起的低心排血量心力衰竭,伴快速心律失常的患者作用最佳。

(1)洋地黄类药物:是临床最常用的强心药物,具有正性肌力和减慢心率作用,在增加心肌收缩力的同时,不增加心肌耗氧量。

①适应证:充血性心力衰竭,尤其伴有心房颤动和心室率增快的心力衰竭是最好指征,对心房颤动、心房扑动和室上性心动过速均有效。

②禁忌证:严重房室传导阻滞、肥厚性梗阻型心肌病、急性心肌梗死24h内不宜使用。洋地黄中毒或过量者为绝对禁忌证。

③用法:地高辛为口服制剂,维持量法,0.25mg/h。此药口服后2～3h血浓度达高峰,4～8h获最大效应,半衰期为1.6d,连续口服7d后血浆浓度可达稳态。适用于中度心力衰竭的维持治疗。

毛花苷C为静脉注射制剂,注射后10min起效,1～2h达高峰,每次0.2～0.4mg,稀释后静脉注射,24h总量0.8～1.2mg。适用于急性心衰或慢性心衰加重时,尤其适用于心衰伴快速心房颤动者。

④毒性反应:药物的治疗剂量和中毒剂量接近,易发生中毒。易导致洋地黄中毒的情况主要有:急性心肌梗死、急性心肌炎引起的心肌损害、低血钾、严重缺氧、肾衰竭等情况。

常见不良反应有:胃肠道表现如恶心、呕吐;神经系统表现如视物模糊、黄视、绿视;心血管系统表现,多为各种心律失常,也是洋地黄中毒最重要的表现,最常见的心律失常是室性期前收缩,多呈二联律。快速房性心律失常伴有传导阻滞是洋地黄中毒特征性的表现。

(2)β受体兴奋药:临床常是短期应用治疗重症心力衰竭,常用的有多巴酚丁胺、多巴胺静脉滴注。适用于急性心肌梗死伴心力衰竭的患者;小剂量多巴胺2～5μg/(kg·min)能扩张肾动脉,增加肾血流量和排钠利尿,从而用于充血性心力衰竭的治疗。

(五)护理措施

1.环境与心理护理

保持环境安静、舒适,空气流通;限制探视,减少精神刺激;注意患者情绪变化,做好心理护理,要求患者家属要积极给予患者心理支持和治疗的协助,使患者心情放松情绪稳定,减少机体耗氧量。

2.休息与活动

一般心功能Ⅰ级:不限制一般的体力活动,但避免剧烈运动和重体力劳动。心功能Ⅱ级:

可适当轻体力工作和家务劳动,强调下午多休息。心功能Ⅲ级:日常生活可以自理或在他人协助下自理,严格限制一般的体力活动。心功能Ⅳ级:绝对卧床休息,生活需要他人照顾,可在床上做肢体被动运动和翻身,逐步过渡到坐床边或下床活动。当病情好转后,鼓励患者尽早做适量的活动,防止因长期卧床导致的静脉血栓、肺栓塞、便秘和压疮的发生。在活动中要监测有无呼吸困难、胸痛、心悸、疲劳等症状,如有不适应停止活动,并以此作为限制最大活动量的指征。

3.病情观察

(1)观察水肿情况:注意观察水肿的消长情况,每天测量并记录体重,准确记录液体出入量。

(2)保持呼吸道通畅:监测患者呼吸困难的程度、发绀情况、肺部啰音的变化以及血气分析和血氧饱和度等变化,根据缺氧的轻重程度调节氧流量和给氧方式。

(3)注意水、电解质变化及酸碱平衡情况:低钾血症可出现乏力、腹胀、心悸、心电图出现U波增高及心律失常,并可诱发洋地黄中毒。少数因肾功能减退,补钾过多而致高血钾,严重者可引起心搏骤停。低钠血症表现为乏力、食欲减退、恶心、呕吐、嗜睡等症状。如出现上述症状,要及时通报医师及时给予检查、纠正。

4.保持大便通畅

患者常因精神因素使规律性排便活动受抑制,排便习惯改变,加之胃肠道瘀血、进食减少、卧床过久影响肠蠕动,易致便秘。应帮助患者训练床上排便习惯,同时饮食中增加膳食纤维,如发生便秘,应用小剂量缓泻药和润肠药,病情许可时扶患者坐起使用便器,并注意观察患者的心率、反应,以防发生意外。

5.输液的护理

根据患者液体出入情况及用药要求,控制输液量和速度,以防诱发急性肺水肿。

6.饮食护理

给予高蛋白、高维生素的易消化清淡饮食,注意补充营养。少量多餐,避免过饱;限制水、钠摄入,每天食盐摄入量少于5g,服利尿药者可适当放宽。

7.用药护理

(1)使用利尿药的护理:遵医嘱正确使用利尿药,并注意有关不良反应的观察和预防。监测血钾及有无乏力、腹胀、肠鸣音减弱等低钾血症的表现,同时多补充含钾丰富的食物,必要时遵医嘱补充钾盐。口服补钾宜在饭后或将水剂与果汁同饮;静脉补钾时每500mL液体中氯化钾含量不宜超过1.5g。

应用保钾利尿药需注意有无胃肠道反应、嗜睡、乏力、皮疹、高血钾等不良反应。

利尿药的应用时间选择早晨或日间为宜,避免夜间排尿过频而影响患者的休息。

(2)使用洋地黄的护理

①给药要求:严格遵医嘱给药,发药前要测量患者脉搏1min,当脉搏<60次/min或节律不规则时,应暂停服药并通知医师。静脉给药时务必稀释后缓慢静脉注射,并同时监测心率、心律及心电图变化。

②遵守禁忌:注意不与奎尼丁、普罗帕酮(心律平)、维拉帕米(异搏定)、钙剂、胺碘酮等药

物合用,以免降低洋地黄类药物肾脏排泄率,增加药物毒性。

③用药后观察:应严密观察患者用药后毒性反应,监测血清地高辛浓度。

④毒性反应的处理:立即停用洋地黄类药;停用排钾利尿药;积极补充钾盐;快速纠正心律失常,血钾低者快速补钾,不低的可应用利多卡因等治疗,但一般禁用电复律,防止发生室颤;对缓慢心律失常,可使用阿托品0.5～1mg皮下或静脉注射治疗,一般不用安置临时起搏器。

(3)肾素-血管紧张素-醛固酮系统抑制药使用的护理:应用ACE抑制药时需预防直立性低血压、皮炎、蛋白尿、咳嗽、间质性肺炎等不良反应的发生。应用ACE抑制药和(或)ARBB期间要注意观察血压、血钾的变化,同时注意要小剂量开始,逐渐加量。

8.并发症的预防与护理

(1)感染:室内空气流通,每天开窗通风2次,寒冷天气注意保暖,长期卧床者鼓励翻身,协助拍背,以防发生呼吸道感染和坠积性肺炎;加强口腔护理,以防发生由于药物治疗引起菌群失调导致的口腔黏膜感染。

(2)血栓形成:长期卧床和使用利尿药引起的血流动力学改变,下肢静脉易形成血栓。应鼓励患者在床上活动下肢和做下肢肌肉收缩运动,协助患者做下肢肌肉按摩。每天用温水浸泡脚以加速血液循环,减少静脉血栓形成。当患者肢体远端出现局部肿胀时,提示有发生静脉血栓可能,应及早与医师联系。

(3)皮肤损伤:应保持床褥柔软、清洁、干燥,患者衣服柔软、宽松。对于长期卧床患者应加强皮肤护理,保持皮肤清洁、干燥,定时协助患者更换体位,按摩骨隆凸处,防止推、拉、扯强硬动作,以免皮肤完整性受损。如需使用热水袋取暖,水温不宜过高,40～50℃为宜,以免烫伤。

对于有阴囊水肿的男患者可用托带支托阴囊,保持会阴部皮肤清洁、干燥;水肿局部有液体外渗情况,要防止继发感染;注意观察皮肤有无发红、破溃等压疮发生,一旦发生压疮要积极给予减少受压、预防感染、促进愈合的护理措施。

9.健康指导

(1)治疗病因、预防诱因:指导患者积极治疗原发心血管疾病,注意避免各种诱发心力衰竭的因素,如呼吸道感染、过度劳累和情绪激动、钠盐摄入过多、输液过多过快等。育龄妇女注意避孕,要在医师的指导下妊娠和分娩。

(2)饮食要求:饮食要清淡、易消化、富营养,避免饮食过饱,少食多餐。戒烟、酒,多食蔬菜、水果,防止便秘。

(3)合理安排活动与休息:根据心功能的情况,安排适当体力活动,以利于提高心脏储备力,提高活动耐力,同时也帮助改善心理状态和生活质量。但避免重体力劳动,建议患者进行散步、打太极拳等运动,掌握活动量,以不出现心悸,气促为度,保证充分睡眠。

(4)服药要求:指导患者遵照医嘱按时服药,不要随意增减药物,帮助患者认识所服药物的注意事项,如出现不良反应及时到医院就医。

(5)坚持诊治:慢性心力衰竭治疗过程是终身治疗,应嘱患者定期门诊随访,防止病情发展。

(6)家属教育:帮助家属认识疾病和目前治疗方法、帮助患者的护理措施和心理支持的技巧,教育其要给予患者积极心理支持和生活帮助,使患者树立战胜疾病信心,保持情绪稳定。

三、急性心力衰竭

急性心力衰竭是由于心脏损害或负荷突然加重,使心排血量在短时间内急剧下降,导致组织器官供血不足和急性循环淤血的临床综合征。临床上以急性左心衰竭常见,可表现为首次发生的急性心力衰竭和慢性心衰急性发作。

(一)病因和发病机制

1.病因

(1)与冠心病有关的急性广泛性前壁心肌梗死、乳头肌梗死断裂、室间隔破裂穿孔等。

(2)感染性心内膜炎引起的瓣膜穿孔、腱索断裂所致的急性瓣膜返流。

(3)其他如高血压急症血压急骤升高、原有心脏病基础上发生快速性心律失常或严重缓慢心律失常、输液过多过快等。

2.发病机制

心脏收缩力突然减弱,心室排血量急剧减少或左心室瓣膜急性返流,左心室舒张压迅速升高,肺静脉回流不畅。由于肺静脉压快速升高,肺毛细血管压随之升高,使血管内液体渗入到肺间质和肺泡内形成急性肺水肿。

(二)临床表现

急性左心衰竭病情发展常极为迅速且危重,表现为突发严重呼吸困难,呼吸频率常达30～40次/min,端坐呼吸、面色灰白、发绀、大汗淋漓、烦躁,同时频繁咳嗽,咳粉红色泡沫状痰。血压可一过性升高,随着心排出量的进一步下降,血压下降,甚至休克。听诊时两肺满布湿啰音和哮鸣音,心率增快,心尖部可闻及舒张期奔马律、肺动脉瓣区第二心音亢进。

(三)诊断要点

根据患者典型的症状和体征等结合原发病史,可做出诊断。

(四)急救护理要点

(1)体位:立即采取坐位,两腿下垂,减少回心血量。

(2)吸氧:高流量吸氧6～8L/min、酒精湿化(氧气经30%～50%酒精)、鼻导管吸氧,使肺泡内泡沫表面张力降低而易破裂,有利于气体进入肺泡。

(3)镇静:吗啡3～5mg缓慢静脉注射,必要时间隔15min重复一次,共2～3次,因其可抑制呼吸,静推时观察患者呼吸变化。治疗意识障碍、肺水肿伴颅内出血、慢性肺部疾病时禁用。

(4)快速利尿:呋塞米20～40mg快速静脉注射,要注意监测血钾、尿量变化。

(5)强心:适用于快速心房颤动或已知有心脏增大伴左心室收缩功能不全者。如毛花苷C(西地兰)0.2～0.4mg加入5%葡萄糖20～40mL缓慢静推,根据病情可重复使用。

(6)扩血管:常用硝普钠,一般剂量为12.5～25μg/min滴入,根据血压调整用量,稳定收缩压在100mmHg左右;用药时间不能超过24h,因代谢产物可引起氰化物中毒。因其见光分解,需避光注射。也可用硝酸甘油、酚妥拉明静滴。如有血压降低者,可与多巴胺、多巴酚丁胺合用。

(7)平喘：氨茶碱0.25g加入10%葡萄糖溶液20mL稀释后缓慢静脉注射，可解除支气管痉挛，减轻呼吸困难。

第四节　心律失常

一、概述

心脏的传导系统由产生和传导冲动的特殊分化的传导组织构成。包括窦房结、结间束、房室结、希氏束、左右束支及浦肯野纤维网。

冲动由窦房结产生，沿结间束和心房肌传递，到达房室结及左心房，冲动此时传递速度极慢，当冲动传递到希氏束后传递速度再度加速，左右束支及浦肯野纤维网传递速度极快捷，使整个心室几乎同时被激动，最终冲动到达心外膜，完成一次完整的心动周期。

心脏传导系统也接受迷走神经和交感神经的支配，迷走神经兴奋性增加会使窦房结的自律性和传导性抑制，延长窦房结和周围组织的不应期，减慢房室结的传导，延长了房室结的不应期。交感神经作用与迷走神经相反。

各种原因引起心脏冲动频率、节律、起源部位、冲动传导速度和次序的异常均可引起心脏活动的规律发生紊乱，称为心律失常。

(一)分类

临床上根据心律失常发作时心率的快慢可分为快速性心律失常和缓慢性心律失常。心律失常按其发生原理可分为冲动形成异常和冲动传导异常两大类。

1.冲动形成异常

(1)窦性心律失常：由窦房结发出的冲动频率过快、过慢或有明显不规则形成的心律失常，如窦性心动过速、窦性心动过缓、窦性心律不齐、窦性停搏。

(2)异位心律：起源于窦房结以外(异位)的冲动，则形成期前收缩、阵发性心动过速、扑动、颤动以及逸搏心律等心律失常。

2.冲动传导异常

(1)生理性：干扰及房室分离。

(2)病理性：传导阻滞常见的有窦房传导阻滞、房室传导阻滞、房内传导阻滞、室内传导阻滞(左、右束支及左束支分支传导阻滞)。

(3)房室间传导途径异常：预激综合征。

(二)发病机制

心律失常有多种不同机制，如折返、异常自律性、后除极触发激动等，主要心律失常的电生理机制主要包括冲动形成异常、冲动传导异常以及两者并存。

1.冲动形成异常

(1)正常自律性状态：窦房结、结间束、冠状窦口周围、房室结的远端和希氏束-浦肯野系统的心肌细胞均有自律性。自主神经系统兴奋性改变或心脏传导系统的内在病变,均可导致原有正常自律性的心肌细胞发放不适当的冲动。如窦性心律失常、逸搏心律。

(2)异常自律性状态:正常情况下心房、心室肌细胞是无自律性的快反应细胞,由于病变使膜电位降低-50～-60mV时,使其出现异常自律性,而原本有自律性的快反应细胞(浦肯野纤维)的自律性也增高,异常自律性从而引起心律失常,如房性或室性快速心律失常。

(3)后除极触发激动:当局部儿茶酚胺浓度增高、低血钾、高血钙、洋地黄中毒及心肌缺血再灌注时,心房、心室与希氏束-浦肯野组织在动作电位后可产生除极活动,被称为后除极。若后除极的振幅增高并抵达阈值,便可引起反复激动,可导致持续性快速性心律失常。

2.冲动传导异常

折返是所有快速性心律失常最常见的发病机制,传导异常是产生折返的基本条件。传导异常包括:①心脏两个或多个部位的传导性与应激性各不相同,相互连接形成一个有效的折返环路;②折返环的两支应激性不同,形成单向传导阻滞;③另一通道传导缓慢,使原先发生阻滞的通道有足够时间恢复兴奋性;④原先阻滞的通道再次激动,从而完成一次折返激动。冲动在环内反复循环,从而产生持续而快速的心律失常。

(三)实验室检查

1.心电图检查

心电图检查是诊断心律失常最重要、最常用的无创性检查技术。需记录12导联,并记录显示P波清楚导联的心电图长条,以备分析,往往选择Ⅱ或V$_1$导联。

心电图分析主要包括:①心房、心室节律是否规则,频率如何;②P-R间期是否恒定;③P波、QRS波群形态是否正常,P波与QRS波的相互关系等。

2.长时间心电图记录

(1)动态心电图:动态心电图检查是在患者日常工作和活动情况下,连续记录患者24h的心电图。其作用是:①了解患者症状发生如心悸、晕厥等,是否与心律失常有关;②明确心律失常或心肌缺血的发作与活动关系、昼夜分布特征;③帮助评价抗心律失常药物的疗效、起搏器、埋藏式心脏复律除颤器的效果和功能状态。

(2)事件记录器:①事件记录器。应用于间歇、不频繁发作的心律失常患者,通过直接回访、电话、互联网将实时记录的发生心律失常及其发生心律失常前后的心电图传输至医院。②埋植皮下事件记录器。这种事件记录器可埋于患者皮下,记录器可自行启动、监测和记录心律失常,应用于发作不频繁,可能是心律失常所致的原因不明晕厥的患者。

3.运动试验

运动试验用于运动时出现心悸的患者以协助诊断。但运动试验的敏感性不如动态心电图,须注意正常人进行运动试验时亦可出现室性期前收缩。

4.食管心电图

将食管电极导管插入食管并置于心房水平位置,能记录心房电位,并能进行心房快速起搏和程序电刺激。其作用为:①有助于对常见室上性心动过速发生机制的判断,帮助鉴别室上性心动过速;②可以诱发和终止房室结折返性心动过速;③有助于不典型预激综合征的诊断;④评价窦房结功能;⑤评价抗心律失常药物的疗效。

5.临床心电生理检查

（1）心电生理检查的临床作用

①诊断性应用：确立心律失常诊断及类型，了解心律失常起源部位及发生机制。

②治疗性应用：a.以电刺激终止心动过速发作，评价某些治疗措施（如起搏器、置入式心脏复律除颤器、导管消融、手术治疗、药物治疗等）能否防止电刺激诱发心动过速；b.通过电极导管进行消融如射频、冷冻，达到治愈心动过速的目的。

③判断预后：通过电刺激确定患者是否易于诱发室性心动过速，有无发生猝死的危险。

（2）心电生理检查适应证：①窦房结功能测定；②房室与室内传导阻滞；③心动过速；④不明原因晕厥。

二、窦性心律失常

心脏的正常起搏点位于窦房结，其冲动产生的频率是 60～100 次/min，产生的心律称为窦性心律。心电图特征 P 波在 Ⅰ、Ⅱ、aVF 导联直立，aVR 导联倒置，P-R 间期 0.12～0.20s。窦性心律的频率因年龄、性别、体力活动等不同有显著的差异。

（一）窦性心动过速

成人窦性心律 100～150 次/min，偶有高达 200 次/min，称窦性心动过速。窦性心动过速通常逐渐开始与终止。刺激迷走神经可以使其频率减慢，但刺激停止有加速原来的水平。

1.病因

多数属生理现象，健康人常在吸烟、饮茶、咖啡、酒，剧烈运动或情绪激动等情况下发生。在某些病时也可发生，如发热、甲状腺功能亢进、贫血、心肌缺血、心力衰竭、休克等。应用肾上腺素、阿托品等药物亦常引起窦性心动过速。

2.心电图特征

窦性 P 波规律出现，频率＞100 次/min，P-P 间期＜0.6s（图 3-1）。

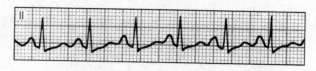

图 3-1 窦性心动过速

3.治疗原则

一般不需特殊治疗。祛除诱发因素和针对原发病做相应处理。必要时可应用 β 受体阻滞药如美托洛尔，减慢心率。

（二）窦性心动过缓

成人窦性心律频率＜60 次/min，称窦性心动过缓。常同时伴发窦性心律不齐（不同 P-P 间期的差异＞0.12s）。

1.病因

多见于健康的青年人、运动员、睡眠状态，为迷走神经张力增高所致。亦可见于颅内压增高、器质性心脏病、严重缺氧、甲状腺功能减退、阻塞性黄疸等。服用抗心律失常药物如 β 受体阻滞药、胺碘酮、钙通道阻滞药和洋地黄过量等也可发生。

2.心电图特征

窦性 P 波规律出现,频率<60 次/min,P-P 间期>1s(图 3-2)。

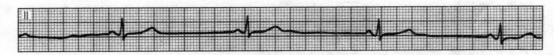

图 3-2　窦性心动过缓

3.临床表现

一般无自觉症状,当心率过分缓慢,出现心排血量不足,可出现胸闷、头晕,甚至晕厥等症状。

4.治疗原则

窦性心动过缓一般无症状,也不需治疗;病理性心动过缓应针对病因采取相应治疗措施。如因心率过慢而出现症状者则可用阿托品、异丙肾上腺素等药物,但不宜长期使用。症状不能缓解者可考虑心脏起搏治疗。

(三)病态窦房结功能综合征

病态窦房结功能综合征,简称病窦综合征,是由于窦房结的病变导致功能减退,出现多种心律失常的表现。病窦综合征常合并心房自律性异常,部分患者可有房室传导功能障碍。

1.病因

某些疾病如甲状腺功能亢进、伤寒、布氏杆菌病、淀粉样变、硬化与退行性变等,在病程中损害了窦房结,导致窦房结起搏和传导功能障碍;窦房结周围神经和心房肌的病变,减少窦房结的血液供应,影响其功能;迷走神经张力增高、某些抗心律失常药物抑制窦房结功能,亦可导致窦房结功能障碍。

2.心电图特征

主要表现为:①非药物引起的持续的窦性心动过缓,心率<50 次/min;②窦性停搏与窦房传导阻滞;③窦房传导阻滞与房室传导阻滞同时并存;④心动过缓与房性快速心律失常交替发作。

其他表现还可为:①心房颤动患者自行心室率减慢或发作前后有心动过缓和(或)一度房室传导阻滞;②房室交界区性逸搏心律。

3.临床表现

发作性头晕、黑曚、乏力,严重者可出现晕厥等,与心动过缓有关的心、脑血管供血不足的症状。有心动过速症状者,还可有心悸、心绞痛等症状。

4.治疗原则

对于无心动过缓有关供血不足的症状患者,不必治疗,定期随访,对于有症状的患者,应用起搏器治疗。心动过缓-心动过速综合征患者应用起搏器后,仍有心动过速症状,可应用抗心律失常药物,但避免单独使用抗心律失常药物,以免加重心动过缓症状。

三、期前收缩

根据异位起搏点部位的不同,期前收缩可分为房性、房室交界区性和室性期前收缩。期前收缩起源于一个异位起搏点,称为单源性,起源于多个异位起搏点,称为多源性。

临床上将偶尔出现期前收缩称偶发性期前收缩,但期前收缩每分钟>5个称频发性期前收缩。如每一个窦性搏动后出现一个期前收缩,称为二联律;每两个窦性搏动后出现一个期前收缩,称为三联律;每一个窦性搏动后出现两个期前收缩,称为成对期前收缩。

(一)病因

各种器质性心脏病如冠心病、心肌炎、心肌病、风湿性心脏病、二尖瓣脱垂等可引起期前收缩。电解质紊乱、应用某些药物亦可引起期前收缩。另外,健康人在过度劳累、情绪激动、大量吸烟饮酒、饮浓茶、进食咖啡因等可引起期前收缩。

(二)心电图特征

1.房性期前收缩

P波提早出现,其形态与窦性P波不同,P-R间期>0.12s,QRS波群形态与正常窦性心律的QRS波群相同,期前收缩后有不完全代偿间歇。

2.房室交界性期前收缩

提前出现的QRS波群,其形态与窦性心律相同;P波为逆行型(在Ⅱ、Ⅲ、aVF导联中倒置)出现在QRS波群前,P-R间期<0.12s。或出现在QRS波后,R-P间期<0.20s。也可出现在QRS波之中。期前收缩后大多有完全代偿间歇。

3.室性期前收缩

QRS波群提前出现,形态宽大畸形,QRS时限>12s,与前一个P波无相关;T波常与QRS波群的主波方向相反;期前收缩后有完全代偿间歇。

(三)临床表现

偶发期前收缩大多无症状,可有心悸或感到1次心搏加重或有心搏暂停感。频发期前收缩使心排血量降低,引起乏力、头晕、胸闷等。

脉搏检查可有脉搏不齐,有时期前收缩本身的脉搏减弱。听诊呈心律失常,期前收缩的第一心音常增强,第二心音相对减弱甚至消失。

(四)治疗原则

1.病因治疗

积极治疗病因,消除诱因。如改善心肌供血,控制炎症,纠正电解质紊乱,防止情绪紧张和过度疲劳。

2.对症治疗

偶发期前收缩无重要临床意义,不需特殊治疗,亦可用小量镇静药或β受体阻滞药;对症状明显、呈联律的期前收缩需应用抗心律失常药物治疗,如频发房性、交界区性期前收缩常选用维拉帕米、β受体阻滞药等;室性期前收缩常选用利多卡因、美西律、胺碘酮等;洋地黄中毒引起的室性期前收缩应立即停用洋地黄,并给予钾盐和苯妥英钠治疗。

四、阵发性心动过速

阵发性心动过速是指阵发性、快速而规则的异位心律,由3个以上包括3个连续发生的期前收缩形成。根据异位起搏点部位的不同,可分为房性、交界区性和室性三种,房性与交界区性心动过速有时难以区别,故统称为室上性心动过速,简称室上速。阵发性室性心动过速简称室速。

(一)病因

1.室上速病因

常见于无器质性心脏病的正常人,也可见于各种心脏病患者,如冠心病、高血压、风心病、甲状腺功能亢进、洋地黄中毒等患者。

2.室速病因

多见于器质性心脏病患者,最常见于冠心病急性心肌梗死,其他如心肌病、心肌炎、风湿性心脏病、电解质紊乱、洋地黄中毒、Q-T延长综合征、药物中毒等。

(二)心电图特征

1.室上速心电图特征

连续3次或以上快而规则的房性或交界区性期前收缩(QRS波群形态正常),频率为150~250次/min,P波为逆行性(Ⅱ、Ⅲ、aVF导联倒置),常埋藏于QRS波群内或位于其终末部分,与QRS波群保持恒定关系,但不易分辨。

2.室速心电图特征

连续3次或3次以上室性期前收缩;QRS波形态畸形,时限>0.12s,有继发性ST-T改变,T波常与QRS波群主波方向相反;心室率140~220次/min,心律可以稍不规则;一般情况下P波与QRS波群无关,形成房室分离;常可见到心室夺获或室性融合波,是诊断室速的最重要依据。

(三)临床表现

1.室上速临床表现特点

心率快而规则,常达150~250次/min。突发突止,持续数秒、数小时甚至数日不等。发作时患者可有心悸、胸闷、乏力、头晕、心绞痛,甚至发生心力衰竭、休克。症状轻重取决于发作时的心率及持续时间。

2.室速临床表现特点

发作时临床症状轻重可因发作时心率、持续时间、原有心脏病变而各有不同。非持续性室速(发作持续时间少于30s,能自行终止)患者,可无症状;持续性室速(发作持续时间长于30s,不能自行终止)由于快速心率及心房、心室收缩不协调而致心排血量降低,血流动力学明显障碍,心肌缺血,可出现呼吸困难、心绞痛、血压下降、晕厥、少尿、休克甚至猝死。听诊心率增快140~220次/min,心律可有轻度失常,第一心音强弱不一。

(四)治疗原则

1.室上速治疗

发作时间短暂,可自行停止者,不需特殊治疗。

持续发作几分钟以上或原有心脏病患者应采取:①刺激迷走神经的方法:刺激咽部引起呕

吐反射、Valsalva 动作(深吸气后屏气,再用力做呼气动作)、按压颈动脉窦、将面部浸没于冰水中等。②抗心律失常药物:首选维拉帕米,其他可选用艾司洛尔、普罗帕酮等药物。③对于合并心力衰竭的患者,洋地黄可作首选药物,毛花苷 C 静脉注射。但其他患者洋地黄目前已少用。④应用升压药物:常用间羟胺、去甲肾上腺素等。

对于药物效果不好患者可采用食管心房起搏,效果不佳可采用同步直流电复律术。

对于症状重、频繁发作、用药物效果不好的患者,可应用经导管射频消融术进行治疗。

2.室速治疗

无器质性心脏病患者非持续性室速,又无症状者,无需治疗。

持续性发作时治疗首选利多卡因静脉注射,首次剂量为 50～100mg,必要时 5～10min 后重复。发作控制后应继续用利多卡因静脉滴注维持 24～48h,维持量 1～4mg/min 防止复发。其他药物有普罗帕酮、索他洛尔、普鲁卡因胺、苯妥英钠、胺碘酮、溴苄胺等。

如应用药物无效或患者已出现低血压、休克、心绞痛、出血性心力衰竭、脑血流灌注不足时,可用同步直流电复律。洋地黄中毒引起的室速,不宜应用电复律。

五、扑动与颤动

当异位搏动的频率超过阵发性心动过速的范围时,形成的心律称为扑动或颤动。可分为心房扑动(简称房扑)、心房颤动(简称房颤)、心室扑动(简称室扑)、心室颤动(简称室颤)。房颤是仅次于期前收缩的常见心律失常,比房扑多见,是心力衰竭最常见的诱因之一。室扑、室颤是极危重的心律失常。

(一)房扑与房颤

心房内产生极快的冲动,心房内心肌纤维极不协调地乱颤,心房丧失有效的收缩,心排血量比窦性心律减少 25％以上。

1.病因

房扑、房颤病因基本相同,常发生于器质性心脏病患者,如风湿性心瓣膜病、冠心病、高血压性心脏病、甲状腺功能亢进、心力衰竭、心肌病等。也可发生于健康人情绪激动、手术后、急性酒精中毒、运动后。

2.心电图特征

(1)房扑心电图特点:P 波消失,呈规律的锯齿状扑动波(F 波),心房率 250～350 次/min,F 波与 QRS 波群成某种固定的比例,最常见的比例为 2:1 房室传导,心室率规则或不规则,取决于房室传导比例,QRS 波群形态一般正常,伴有室内差异性传导或原有束支传导阻滞者QRS 波群可宽大变形。

(2)房颤心电图特点:为窦性 P 波消失,代之以大小形态及规律不一的 F 波,频率 350～600 次/min,R-R 间期完全不规则,心室率极不规则,通常在 100～160 次/min。QRS 波群形态一般正常,伴有室内差异性传导或原有束支传导阻滞者 QRS 波群可宽大变形。

3.临床表现

房扑与房颤的临床症状取决于心室率的快慢,如心室率不快者可无任何症状。房颤心室率<150 次/min,患者可有心悸、气促、心前区不适等症状,心室率极快者>150 次/min,可因心排血量降低而发生晕厥、急性肺水肿、心绞痛或休克。持久性房颤,易形成左心房附壁血栓,若脱落可引起动脉栓塞。

房颤心脏听诊第一心音强弱不一致,心律绝对不规则。脉搏表现为快慢不均,强弱不等,发生脉搏短绌现象。

房扑心室率如极快,可诱发心绞痛和心力衰竭。

4.治疗原则

(1)房扑治疗:针对原发病进行治疗。应用同步直流电复律术转复房扑是最有效的方法。普罗帕酮、胺碘酮对转复、预防房扑复发有一定疗效。洋地黄类制剂是控制心室率首选药物,钙通道阻滞药对控制心室率亦有效。部分患者可行导管消融术治疗。

(2)房颤治疗:积极查出房颤的原发病及诱发原因,并给予相应的处理。急性期应首选电复律治疗。心室率不快,发作时间短暂者无需特殊治疗;如心率快,且发作时间长,可用洋地黄减慢心室率,维拉帕米、地尔硫草等药物终止房颤。对持续性房颤患者,如有恢复正常窦性心律指征时,可用同步直流电复律或药物复律。也可应用经导管射频消融进行治疗。

(二)室扑与室颤

心室内心肌纤维发生快而微弱的,不协调的乱颤,心室完全丧失射血能力,是最严重的心律失常,相当于心室停搏。

1.病因

急性心肌梗死是最常见病因,洋地黄中毒、严重低血钾、心脏手术、电击伤以及胺碘酮、奎尼丁中毒等也可引起。是器质性心脏病和其他疾病危重患者临终前发生的心律失常。

2.临床表现

室颤一旦发生,表现为迅速意识丧失、抽搐、发绀,继而呼吸停止,瞳孔散大甚至死亡。查体心音消失、脉搏触不到,血压测不到。

3.心电图特征

(1)室扑心电图特征:QRS-T 波群消失,带之以相对规律均齐的快速大幅波动,频率为 150～300 次/min。

(2)室颤心电图特征:QRS 波群与 T 波消失,呈完全无规则的波浪状曲线,形状、频率、振幅高低各异。

4.治疗原则

室颤可致心搏骤停,一旦发生立即做非同步直流电除颤,同时胸外心脏按压及人工呼吸,保持呼吸道通畅,迅速建立静脉通路,给予复苏和抗心律失常药物等抢救措施。

六、房室传导阻滞

冲动从心房传至心室的过程中发生障碍,冲动传导延迟或不能传导,称为房室传导阻滞,按其阻滞的程度,分为三度:一度房室传导阻滞、二度房室传导阻滞,三度房室传导阻滞。一度、二度又称为不完全性房室传导阻滞,三度则为完全性房室传导阻滞,此时全部冲动均不能被传导。

（一）病因

多见于器质性心脏病，如冠心病、心肌炎、心肌病、高血压病、心内膜炎、甲状腺功能低下等。另外，电解质紊乱、药物中毒、心脏手术等也是引发房室传导阻滞的病因。偶见正常人在迷走神经张力增高时可出现不完全性房室传导阻滞。

（二）临床表现

一度房室传导阻滞患者除有原发病的症状外，一般无其他症状。

二度房室传导阻滞又分为Ⅰ型和Ⅱ型，Ⅰ型又称文氏现象或莫氏Ⅰ型，二度Ⅰ型患者常有心悸和心搏脱落感，听诊第一心音强度逐渐减弱并有心搏；二度Ⅱ型又称莫氏Ⅱ型，患者心室率较慢时，可有心悸、头晕、气急、乏力等症状，脉律可不规则或慢而规则，但第一心音强度恒定。此型易发展为完全性房室传导阻滞。

三度房室传导阻滞的临床症状轻重取决于心室率的快慢，如患者心率30～50次/min，则出现心搏缓慢，脉率慢而规则，有心悸、头晕、乏力的感觉，出现晕厥、心绞痛、心力衰竭和脑供血不全等表现。当心率<20次/min，可引起阿-斯综合征，甚至心搏暂停。

（三）心电图特征

一度房室传导阻滞P-R间期>0.20s，无QRS波群脱落。

二度房室传导阻滞莫氏Ⅰ型（文氏现象）的特征为：P-R间期逐渐延长，直至QRS波群脱落；相邻的R-R间期逐渐缩短，直至P波后QRS波群脱落，之后P-R间期又恢复以前时限，如此周而复始；包含QRS波群脱落的R-R间期比2倍正常窦性P-P间期短；最常见的房室传导比例为3:2或5:4。

莫氏Ⅱ型的特征为P-R间期固定（正常或延长），有间歇性P波与QRS波群脱落，常呈2:1或3:1传导；QRS波群形态多数正常。

三度房室传导阻滞，心房和心室独立活动，P波与QRS波群完全脱离关系；P-P距离和R-R距离各自相等；心室率慢于心房率；QRS波群形态取决于阻滞部位。

（四）治疗原则

一度及二度Ⅰ型房室传导阻滞如心室率不慢且无症状者，一般不需治疗。心室率<40次/min或症状明显者，可选用阿托品、异丙肾上腺素，提高心室率。但急性心肌梗死患者应慎用，因可导致严重室性心律失常。二度Ⅱ型和三度房室传导阻滞，心室率缓慢，伴有血流动力学障碍，出现阿-斯综合征时，应立即按心搏骤停处理。对反复发作、曾有阿-斯综合征发作的患者，应及时安装临时或埋藏式心脏起搏器。

七、护理评估

（一）评估病史资料

1.病因

患者有无冠心病、风湿性心瓣膜病、心肌炎、心肌病史；有无吸烟、酗酒史；用药史等。

2.临床表现

期前收缩患者可有心悸、胸闷、乏力、头晕等。心动过速发作可诱发心前区疼痛、心源性休克、血压下降、脉搏细速、面色苍白等。房室传导阻滞患者有不同程度的脑、心、肾等脏器供血不足，如记忆力减退、失眠、心绞痛，严重者可有黑矇，甚至昏厥或阿-斯综合征。

3.辅助检查

心电图改变;超声心动图可发现基础心脏病的征象;动态心电图对间歇房室传导阻滞者有诊断意义。

(二)判断危险因素

有心排血量减少的可能;有猝死的危险。

(三)预防性护理措施

1.心排血量减少的护理措施

①可有血压明显下降,心率减慢<40 次/min 或心率明显加快,ECG 示房颤、阵发性室速、Ⅱ度或Ⅲ度房室传导阻滞或双束支传导阻滞,与严重心律失常、心脏负荷过重致急性左心衰竭等有关。②注意监测心率、心律变化,及时发现可能转为室速或室颤的室性早搏,观察早搏的频率和形态,有短阵室速的患者要密切监测,并及时报告医师,对症处理,防止发生室速或室颤,对房室传导阻滞的患者注意观察心率<40 次/min,应立即报告医师予以处理。③嘱患者卧床休息,限制活动量,以减少心肌的耗氧量,改善心肌缺氧。④备好急救药品和器材。

2.猝死危险的护理措施

①加强对患者心率的监测,对频发室早,立即行心电监护,给予氧疗,报告医师,遵医嘱静脉滴注利多卡因 100~200mg,以防室速的发生。②重视避免引起猝死的高危因素,纠正电解质紊乱及酸碱平衡失调,积极治疗心绞痛、控制血压、降血脂、戒烟限酒及控制糖尿病等,以降低心源性猝死。③加强心理护理,保持安静和谐的生活环境,使患者心情愉快,情绪稳定,以降低猝死的发生率。④准备好抗心律失常的药物,以及除颤仪、临时起搏器等,对于突然发生室扑或室颤的患者,当时医师不在现场,护士有权独立使用除颤仪,立即为患者施行非同步直流电除颤,同时呼叫医师。

八、观察与护理

(一)一般护理

1.心理护理

护士应主动安抚患者,避免喜怒忧思等精神刺激。操作时宜轻稳,动作娴熟,忙而不乱,给患者以安全感。

2.体位

患者的衣服不要太紧,尤其呼吸困难时,应将纽扣松开。喘息不能平卧者,给予半卧位。

3.生命体征

严密观察患者生命体征变化,密切注意患者的症状、血压、心率,如患者出现呼吸困难、口唇发绀、出汗、肢冷等情况,立即给予吸氧,同时报告医师,及时对症处理。

4.药疗护理

根据不同抗心律失常药物的作用及不良反应,给予相应的护理。如服用洋地黄制剂,服药前应测脉搏,若脉搏在 160 次/min 以上或 60 次/min 以下,均需报告医师;利多卡因可致头晕、嗜睡、视物不清、抽搐和呼吸抑制,因此,静脉注射累积不宜超过 300mg/2h;普罗帕酮导致恶心、口干、头痛等,故宜饭后服用;奎尼丁可出现神经系统方面的改变,同时可致血压下降、

QRS 增宽、Q-T 延长,故给药时需定期测心电图、血压、心率,若出现血压下降、心率减慢或不规则应暂停用药。

(二)病情观察

1.心律

当心电图或心电示波监护中发现以下任何一种心律失常,均应及时报告医师,并准备急救处理:①频发室性期前收缩或室性期前收缩呈二联律;②连续出现两个以上多源性室性期前收缩或反复发作的短阵室上性心动过速;③室性期前收缩落在前一搏动的 T 波之上;④心室颤动或不同程度房室传导阻滞。

2.心率

测心率、脉搏 1min 以上,发现心音、脉搏消失,心率<40 次/min 或心率>160 次/min 时应立即报告医师并做出及时处理。

3.血压

如患者血压低于 80mmHg,脉压 20mmHg,面色苍白,脉搏细速,出冷汗,神志不清,四肢厥冷,尿量减少,应立即进行抗休克处理。

4.阿-斯综合征

患者意识丧失,昏迷或抽搐,此时大动脉搏动消失,心音消失,血压测不到,呼吸停止或发绀,瞳孔放大。

(三)对症处理

1.阿-斯综合征抢救配合

(1)叩击心前区和进行胸外心脏按压,通知医师,并备齐各种抢救药物和用品。

(2)静脉推注异丙肾上腺素或阿托品。

(3)心室颤动时积极配合医师做电击除颤或安置人工心脏起搏器。

2.心搏骤停抢救配合

(1)同阿-斯综合征抢救配合。

(2)氧气吸入,保持呼吸道通畅,必要时配合医师行气管插管及应用辅助呼吸器。

(3)建立静脉通道,准确、迅速、及时地遵医嘱给药。

(4)严密观察病情变化,监测 24h 出入量,及时填写特护记录单。

(5)人工呼吸、电击复律、持续 24h 心电监护。

九、护理要点

(一)心理支持

急性心肌梗死并发恶性心律失常患者在得知自己的病情时,会产生不同程度的紧张、焦虑、恐惧心理,心室扑动和心室颤动,伴有意识丧失、抽搐等症状,主要是由于室颤时心脏舒缩功能受限,致脑缺血缺氧。患者意识恢复后,处于极度恐惧失望状态,濒死感明显,求生欲望强烈,表现烦躁不安。因此,护士在配合医师抢救的同时,应做好患者和家属的心理安慰,关心体贴患者并重视患者及家属的感受,允许他们表达自己的感受,耐心倾听,取得配合。保持周围环境安静,避免不良刺激加重患者的心理负担。对患者提出的问题给予详细解答,根据具体情况加以安抚和开导。

(二)密切观察生命体征变化

选用带除颤器的监护仪进行连续心电监护,电极片应避开心脏听诊区、心电图胸前导联的位置及电除颤部位。当发生频发、多源、多型、成对、连发或 R-on-T 现象的室性期前收缩及短阵室性心动过速常为心室颤动的先兆。护士要严密监测心率、心律变化,发现异常迅速报告,并积极配合医师进行抢救。每 15min 监测 1 次患者的心律、心率、血压、血氧饱和度、生命体征、神志、呼吸的变化,并详细记录。应严密观察患者有无呼吸困难、咳嗽、咳痰、尿少、烦躁不安、脉搏细速、皮肤湿冷、血压下降、脉压变小等表现,预防心律失常、心源性休克、心力衰竭等并发症的发生。

(三)急救护理配合

迅速建立 2 条静脉通路,选用留置针保持静脉通路通畅,一路作为溶栓或急救药物使用的备用通路,一路静脉滴注硝酸甘油扩张冠状动脉。及时采血测血清心肌酶谱 CK 及 CK-MB、心肌肌钙蛋白、凝血酶原时间、电解质、血常规等,为进一步确诊和正确实施治疗方案提供可靠依据。给予持续吸氧 $4\sim6L/min$,以增加心肌氧的供应。根据医嘱给予镇痛药或镇静药,如哌替啶、吗啡、地西泮、硝酸甘油等,不但可以缓解疼痛,而且能减少心肌需氧量,应用这些药物时应该注意吗啡对老年患者有抑制呼吸的作用,硝酸甘油应控制滴速,防止血压过低。正确按医嘱使用抗心律失常药物,用药过程中应注意心率、心律变化及药物的疗效、不良反应。如利多卡因可引起嗜睡、眩晕、感觉异常、视物不清、谵妄、昏迷及窦房结抑制、传导阻滞、低血压等;胺碘酮最严重的不良反应是肺纤维化,还可发生转氨酶升高、角膜色素沉着、甲状腺功能亢进或减退、胃肠道反应,心脏方面的反应如心动过缓、房室传导阻滞或因 QT 间期过度延长而致尖端扭转型室速等。准备好各种急救仪器和药品,将除颤器、人工呼吸机、吸引装置、氧气装置等所需用物放在床旁合适位置,并预先将导电糊涂在电极板上,发生室颤立即给予非同步电除颤,提高电除颤成功率。本例患者在发生室颤前,由于护士及时发现心电示波的变化,做出准确判断,除颤器应急功能完好,提前做好了电击除颤准备,密切观察患者的心电监护、意识状态、脉率及心率、呼吸、血压、皮肤黏膜状况等。一旦发生意识突然丧失、抽搐,心电监护示心室颤动,立即进行抢救,在最有效的时间内给予除颤,使患者得到了及时的救治。

十、健康教育

(1)积极治疗各种器质性心脏病,调整自主神经功能失调。向患者及家属讲解心律失常的常见病因、诱因及防治知识,说明按医嘱服药的重要性,不可擅自减量、停药或改药。告知药物可能出现的不良反应,有异常及时就医。

(2)养成良好的生活习惯,避免情绪波动,戒烟、酒,不宜饮浓茶、咖啡;尽量创造轻松的工作与生活环境,注意劳逸结合、生活规律,保证充足的睡眠与休息;保持乐观稳定情绪,避免饱食、劳累、感染。防止诱发心力衰竭。

(3)指导患者学会自测脉搏,告知患者如出现心悸、头晕、胸痛、头痛、乏力、肢体麻木、语言障碍等症状应及时就医。同时教会家属心肺复苏术以备应急。

（4）嘱患者多食纤维素丰富的食物,保持排便通畅,避免排便时过度屏气,以免兴奋迷走神经而加重病情。

（5）安装起搏器的患者,嘱其保持与有电磁辐射的物体至少10cm,同时随身携带诊断卡。

第五节　心脏瓣膜病

心脏瓣膜病是由于多种原因引起的单个或多个瓣膜的结构异常和功能异常,导致瓣口狭窄和(或)关闭不全。同时具有两个或两个以上瓣膜受损时,称为联合瓣膜病。风湿性心瓣膜病以二尖瓣狭窄伴主动脉瓣关闭不全最常见。

慢性风湿性心瓣膜病,简称风心病。是指急性风湿性心脏炎症反复发作后所遗留的心脏瓣膜病变,最常受累的是二尖瓣,其次是主动脉瓣。

风湿性心瓣膜病与甲族乙型溶血型链球菌反复感染有关,患者感染后对链球菌产生免疫反应,使心脏结缔组织发生炎症病变,在炎症的修复过程中,心脏瓣膜增厚、变硬、畸形、相互粘连致瓣膜的开放受到限制,阻碍血液正常流通,称为瓣膜狭窄;如心脏瓣膜因增厚、缩短而不能完全闭合,称为关闭不全。

一、二尖瓣疾病

（一）二尖瓣狭窄

1.病因、病理

二尖瓣狭窄的最常见病因是风湿热,近半数患者有反复链球菌感染病史如扁桃体炎、咽峡炎等。虽然青霉素在预防链球菌感染的应用,使风湿热、风湿性心瓣膜病的发病率下降,但是风湿性二尖瓣狭窄仍是我国主要的瓣膜病。急性风湿热后,需要两年多形成明显二尖瓣狭窄,急性风湿热多次发作较一次发作出现狭窄早。先天性畸形、结缔组织病也是二尖瓣狭窄的病因。

风湿热导致二尖瓣不同部位的粘连融合,导致二尖瓣狭窄,二尖瓣开放受限,瓣口截断面减少。二尖瓣终呈漏斗状,瓣口常为"鱼口"状。瓣叶钙化沉积常累及瓣环,使其增厚。

慢性二尖瓣狭窄可导致左心房扩大及房壁钙化,尤其在出现房颤时左心耳、左心房内易发生血栓。

2.病理生理

正常二尖瓣口的面积是 $4\sim6cm^2$,当瓣口面积减小到对跨瓣血流产生影响时,即定义为狭窄。二尖瓣狭窄可分为轻、中、重度三个狭窄程度,瓣口面积 $1.5cm^2$ 以上为轻度,$1\sim1.5cm^2$ 为中度,$<1cm^2$ 为重度。测量跨瓣压差可以判断二尖瓣狭窄的程度。重度二尖瓣狭窄跨瓣压差显著增加,可达 20mmHg。

随着瓣口的狭窄,当心室舒张时,血液自左房进入左室受阻,使左心房不能正常排空,致左心房压力增高,当严重狭窄时,左房压可高达 25mmHg,才可使血流通过狭窄的瓣口充盈左室,维持正常的心排血量,左房压力升高,致使肺静脉压升高,肺的顺应性减少,出现劳力性呼吸困难、心率增快,左房压会更高。当有促使心率增快的诱因出现时,急性肺水肿被诱发。

左心房压力增高,肺静脉压升高,使肺小动脉收缩,最终导致肺血管的器质性闭塞性改变产生肺动脉高压、增加右室后负荷,使右心室肥大,甚至右心衰竭,出现体循环瘀血的相应表现。

3.临床表现

(1)症状:最常出现的早期症状是劳力性呼吸困难,常伴有咳嗽、咯血。首次出现呼吸困难常以运动、精神紧张、性交、感染、房颤、妊娠为诱因。随着瓣膜口狭窄加重,可出现阵发性夜间呼吸困难,严重时可导致急性肺水肿,咳嗽、咳粉红色泡沫痰。常出现心律失常是房颤,可有心悸、乏力、疲劳,甚至可有食欲减退、腹胀、肝区疼痛、下肢水肿症状。

部分患者首发症状为突然大量咯鲜血,并能自行止住,往往常见于严重二尖瓣狭窄患者。

(2)体征:可出现面部两颧绀红、口唇轻度发绀,称"二尖瓣面容"。

心尖部可触及舒张期震颤;心尖部可闻及舒张期隆隆样杂音是最重要的体征;心尖部第一心音亢进及二尖瓣开放拍击音;肺动脉瓣区第二心音亢进、分裂。

(3)并发症

①房颤:是早期常见的并发症,亦是患者就诊的首发症状。房颤发生率随左房增大和年龄增长而增加。发生前常出现房性期前收缩,初始是阵发性房扑和房颤,之后转为慢性房颤。

②急性肺水肿:是重度二尖瓣狭窄的严重并发症,如不及时救治,可能致死。

③血栓栓塞:约有 20%患者发生体循环栓塞,偶尔为首发症状。发生栓塞的 80%患者是有房颤病史。血栓脱落引起周围动脉栓塞,以脑动脉栓塞常见。左心房带蒂球形血栓或游离漂浮球形血栓可能突然阻塞二尖瓣口,导致猝死。而肺栓塞发生常是房颤或右心衰竭时,在右房有附壁血栓形成脱落所致。

发生血栓栓塞的危险因素有:a.房颤。b.直径>55mm 的大左心房。c.栓塞史。d.心排血量明显降低。

④右心衰竭:是晚期常见并发症,也是二尖瓣狭窄主要死亡原因。

⑤感染:因本病患者常有肺瘀血,极易出现肺部感染。

4.实验室检查

(1)X 线:左房增大,后前位见左缘变直,右缘双心房影。左前斜位可见左主支气管上抬,右前斜位可见食管下端后移等。

(2)心电图:二尖瓣狭窄重者可有"二尖瓣型 P 波",P 波宽度>0.12s,并伴有切迹。

(3)超声心动图:是明确诊断和量化的可靠方法。

(4)心导管检查:当临床表现、体征与超声心动图检查的二尖瓣口面积不一致,而且考虑介入或手术治疗时,可进行心导管检查,正确判断狭窄程度。

5.治疗原则

内科治疗以保持和改善心脏代偿功能、积极预防及控制风湿活动及并发症发生为主。有风湿活动的患者应长期应用苄星青霉素肌内注射 120 万 U/月。无症状者要避免剧烈活动和诱发并发症的因素。

外科手术是治疗本病的根本方法,如二尖瓣交界分离术、人工心瓣膜置换术等。对于中、重度单纯二尖瓣狭窄,瓣叶无钙化,瓣下组织无病变,左房无血栓的患者,也可应用经皮瓣膜球囊扩张术介入治疗。

(二)二尖瓣关闭不全

1.病因、病理

心脏收缩期二尖瓣的关闭要依靠二尖瓣的瓣叶、瓣环、腱索、乳头肌和左心室的结构及功能的完整性,任何部分出现异常均可导致二尖瓣关闭不全。

(1)瓣叶:风湿热损害最常见,约占二尖瓣关闭不全患者1/3,女性为多见。风湿性病变造成瓣膜僵硬、变性,瓣缘卷缩,瓣膜交界处的粘连融合,导致二尖瓣关闭不全。

各种原因所致二尖瓣脱垂,心脏收缩时进入左心房影响二尖瓣的关闭;感染性心内膜炎、肥厚型心肌病、先天性心脏病心内膜垫缺损均能使瓣叶结构及功能损害,导致二尖瓣关闭不全。

感染性心内膜炎、二尖瓣创伤性损伤、人工瓣损伤等都可造成瓣叶穿孔,发生急性二尖瓣关闭不全。

(2)瓣环:各种原因引起的左室增大或伴有左心衰竭,都可使瓣环扩大,导致二尖瓣关闭不全。但随心脏缩小、心功能改善,二尖瓣关闭不全情况也会改善。

二尖瓣环钙化和退行性变,多发生于老年女性患者,亦导致二尖瓣关闭不全。严重二尖瓣环钙化累及传导系统,可引起不同程度的房室或室内传导阻滞。

(3)腱索:先天性或各种继发性的腱索病变,如腱索过长、腱索的粘连挛缩或断裂,均可导致二尖瓣关闭不全。

(4)乳头肌:冠状动脉灌注不足致使乳头肌血供不足,使其功能失调,导致二尖瓣关闭不全。如是暂时性乳头肌缺血,出现二尖瓣关闭不全也是短暂的。乳头肌坏死是心肌梗死的常见并发症,会造成永久性二尖瓣关闭不全。虽然乳头肌断裂发生率低,但一旦发生,即可出现严重致命的二尖瓣关闭不全。

乳头肌脓肿、肉芽肿、淀粉样变和结节病等,也是二尖瓣关闭不全的病因。一侧乳头肌缺如、降落伞二尖瓣综合征等先天性乳头肌畸形,也可使二尖瓣关闭不全。

2.病理生理

心室收缩时,二尖瓣关闭不全,部分血液反流入左心房,使左心房承接肺静脉和反流的血液,而使左房压力增高,心室舒张期左心房有过多的血液流入左心室,左心室压力增高,导致左心房和左心室代偿性肥大。当左室功能失代偿,不仅心搏出量减少,而且加重反流,导致左房进一步扩大,最后引起左心衰竭,出现急性肺水肿,继之肺动脉高压。持续肺动脉高压又必然导致右心衰竭,最终为全心衰竭。

3.临床表现

(1)症状:轻者可无症状,风心病患者可从首次风湿热后,无症状期常可超过 20 年。重者出现左心功能不全的表现如疲倦、心悸、劳力性呼吸困难等,后期可出现右心功能不全的表现。

急性二尖瓣关闭不全,轻度反流可有轻度的劳力性呼吸困难。重度反流如乳头肌断裂,将立刻发生急性左心衰竭,甚至发生急性肺水肿或心源性休克。

(2)体征:心脏搏动增强并向左下移位;心尖区全收缩期粗糙吹风样杂音是最重要体征,第一心音减弱,肺动脉瓣区第二心音亢进。

(3)并发症:二尖瓣关闭不全的并发症与二尖瓣狭窄的并发症相似,但心力衰竭情况出现较晚。感染性心内膜炎较二尖瓣狭窄常见;房颤、血栓栓塞较二尖瓣狭窄少见。

急性二尖瓣关闭不全,重度反流,可短期内发生急性左心衰竭,甚至发生急性肺水肿或心源性休克,预后差。

4.实验室检查

(1)X线:左房增大,伴肺瘀血。重者左房左室增大,可有间质性肺水肿征。左侧位、右前斜位可见因二尖瓣环钙化而出现的致密、粗的C形阴影。

(2)心电图:急性者常见有窦性心动过速。重者可有左房增大左室肥厚,ST-T非特异改变。也可有右心室肥厚征,常出现房颤。

(3)超声心动图:脉冲式多普勒超声、彩色多普勒血流显像明确诊断的敏感性高。

(4)放射性核素心室造影:通过左心室与右心室心搏量的比值评估反流程度,当比值>2.5则提示严重反流。

(5)左心室造影:左心室造影是二尖瓣反流程度的"金标准",通过观察收缩期造影剂反流入左心房的量,评估二尖瓣关闭不全的轻重程度。

5.治疗原则

(1)急性:治疗的目的是降低肺静脉压,增加心排血量,纠正病因。内科治疗一般为术前过渡措施,降低心脏的前后负荷,减轻肺瘀血,减少反流,增加心排血量。外科治疗是根本措施,根据病因、病情情况、反流程度和对药物治疗的反应,进行不同手术方式。

(2)慢性:内科治疗

①无症状、心功能正常者无需特殊治疗,应定期随访。

②预防感染性心内膜炎;风心病患者应预防风湿活动。

③房颤处理如二尖瓣狭窄,但除因心功能恶化需要恢复窦性心律外,多数只需控制心室率。慢性房颤、有栓塞史或左房有血栓的患者,应长期抗凝治疗。

外科治疗是恢复瓣膜关闭完整性的根本措施。为保证手术效果,应在发生不可逆的左心室功能不全之前进行。手术方法有瓣膜修补术和人工瓣膜置换术两种。

二、主动脉瓣疾病

(一)主动脉瓣狭窄

1.病因、病理

(1)风心病:风湿性炎症使主动脉瓣膜交界处粘连融合,瓣叶纤维化、钙化、僵硬、挛缩畸形,造成瓣口狭窄。同时伴有主动脉瓣关闭不全和二尖瓣狭窄。

(2)先天性畸形:先天性二尖瓣畸形是最常见的先天性主动脉瓣狭窄的病因,而且二尖瓣畸形易并发感染性心内膜炎。成年期形成的椭圆或窄缝形狭窄瓣口,是成人孤立性主动脉瓣狭窄的常见原因。

(3)退行性病变:退行性老年钙化性主动脉瓣狭窄,常见于 65 岁以上老人,常伴有二尖瓣环钙化。

2.病理生理

由于主动脉瓣狭窄,使左心室后负荷加重,收缩期排血受阻而使左心室肥大,导致左心功能不全。

主动脉瓣狭窄严重时可以引起心肌缺血,其机制为:

(1)左心室肥大、心室收缩压升高、射血时间延长,增加心肌耗氧量。

(2)左心室肥大,心肌毛细血管密度相对减少。

(3)心腔内压力在舒张期增高,压迫心内膜下冠状动脉。

(4)左心室舒张末压升高使舒张期主动脉-左心室压差降低,冠状动脉灌注压降低。后两条造成冠状动脉血流减少。供血减少,心肌耗氧量增加,如果有运动等负荷因素,就可出现心肌缺血症状。

3.临床表现

(1)症状:劳力性呼吸困难、心绞痛、晕厥是主动脉瓣狭窄典型的三联征。劳力性呼吸困难为晚期肺瘀血引起的首发症状,进一步可发生夜间阵发性呼吸困难、端坐呼吸,甚至急性肺水肿。心绞痛常因运动等诱发,休息后缓解。晕厥多数发生于直立、运动中或后即刻,少数也有在休息时发生。

(2)体征:主动脉瓣区可闻及响亮、粗糙的收缩期吹风样杂音是主动脉瓣狭窄最重要的体征,可向颈部传导。主动脉瓣区可触及收缩期震颤。

(3)并发症

①心律失常:约 10% 患者可发生房颤,将导致临床表现迅速恶化,可出现严重的低血压、晕厥、肺水肿。心肌供血不足时可发生室性心律失常。病变累及传导系统可致房室传导阻滞。室性心律失常、房室传导阻滞常是导致晕厥,甚至猝死的原因。

②心脏性猝死:一般发生在有症状者。

③感染性心内膜炎:虽不常见,但年轻患者较轻的瓣膜畸形也比老年钙化性瓣膜狭窄的患者,发生感染性心内膜炎的危险性大。

④心力衰竭:可见左心衰竭。因左心衰竭发生后,自然病程明显缩短,因而少见终末期的右心衰竭。

⑤消化道出血:出血多为隐匿性慢性,多见于老年瓣膜钙化患者,手术根治后出血常可停止。

⑥栓塞:少见。

4.实验室检查

(1)X 线:心影正常或左心房、左心室轻度增大,升主动脉根部可见狭窄后扩张。重者可有肺瘀血征。

(2)心电图:重度狭窄者左心房增大、左心室肥厚并有 ST-T 改变。可有房颤、房室传导阻滞、室内阻滞及室性心律失常。

(3)超声心动图:是明确诊断、判断狭窄程度的重要方法。特别二维超声心动图探测主动脉瓣异常十分敏感,有助于确定狭窄的病因,但不能准确定量狭窄程度。应用连续波多普勒,测定通过主动脉瓣的最大血流速度,计算出跨膜压和瓣口面积。

(4)心导管检查:当超声心动图不能确定狭窄程度,又要进行外科手术治疗,应进行心导管检查。常以左心室-主动脉收缩期压差,判断狭窄程度,平均压>50mmHg或峰压≥70mmHg为重度狭窄。

5.治疗原则

(1)内科治疗:治疗目的是明确狭窄程度,观察进展情况,选择合理手术时间。

①感染:预防感染性心内膜炎;预防风湿热活动。

②心律失常:积极治疗心律失常,预防房颤,一旦出现房颤,应及时转为窦性心律。

③心绞痛:可用硝酸酯类药治疗心绞痛。

④心力衰竭:限制钠盐摄入,谨慎使用洋地黄和利尿药药物,不可使用作用于小动脉的血管扩张药,避免使用β受体阻滞药等负性肌力药物。

⑤无症状:无症状的轻度狭窄患者要每2年复查1次。中、重度狭窄的患者每6~12个月复查1次,同时要避免剧烈体力活动。

(2)介入治疗:经皮球囊主动脉瓣成形术与经皮球囊二尖瓣成形术不同,临床应用范围局限。另外经皮球囊主动脉瓣成形术不能代替人工瓣膜置换术,只对高危患者在血流动力学方面产生暂时的轻微的益处,不能降低死亡率。

(3)外科治疗:人工瓣膜置换术是治疗成人主动脉瓣狭窄的主要方法。儿童、青少年的非钙化性先天性主动脉瓣严重狭窄者,可在直视下行瓣膜交界处分离术。

(二)主动脉瓣关闭不全

1.病因、病理

主要由于主动脉瓣和(或)主动脉根部疾病所致。

(1)急性

①创伤:造成升主动脉根部、瓣叶的损伤。

②主动脉夹层:使主动脉瓣环扩大、一个瓣叶被夹层挤压、瓣环或瓣叶被夹层血肿撕裂,常发生在马方综合征、特发性升主动脉扩张、高血压、妊娠。

③感染性心内膜炎:致使主动脉瓣膜穿孔、瓣周脓肿。

④人工瓣膜撕裂。

(2)慢性

①主动脉瓣疾病:绝大部分患者的主动脉瓣关闭不全是由于风心病所致,单纯主动脉瓣关闭不全少见,常因瓣膜交界处伴有程度不同狭窄,常合并二尖瓣损害。感染性心内膜炎是单纯性主动脉瓣关闭不全的常见病因,赘生物使瓣叶损害、穿孔,瓣叶结构损害、脱垂及赘生物介于瓣叶之间,均影响主动脉瓣关闭。即便感染控制,瓣叶纤维化、挛缩也继续发展。临床上表现为急性、亚急性、慢性主动脉瓣关闭不全。先天性畸形,其中在儿童期出现主动脉瓣关闭不全,二叶主动脉瓣畸形是单纯性主动脉瓣关闭不全的1/4。室间隔缺损也可引起主动脉瓣关闭不全。主动脉瓣黏液样变,瓣叶舒张期脱垂入左心室,致使主动脉瓣关闭不全。强直性脊柱炎也

可瓣叶受损,出现主动脉瓣关闭不全。

②主动脉根部扩张疾病:造成瓣环扩大,心脏舒张期瓣叶不能对合。如梅毒性主动脉炎、马方综合征、特发性升主动脉扩张、重症高血压和(或)动脉粥样硬化而导致升主动脉瘤以及强直性脊柱炎造成的升主动脉弥散性扩张。

2.病理生理

由于主动脉瓣关闭不全,在舒张期左心室接受左心房流入的血液及主动脉反流来的血液,使左心室代偿性肥大和扩张,逐渐发生左心衰竭,出现肺瘀血。

左心室心肌重量增加使心肌耗氧量增加,主动脉舒张压低致使冠状动脉血流减少,两方面造成心肌缺血,使左心室心肌收缩功能降低。

3.临床表现

(1)症状:轻者可无症状。重者可有心悸、心前区不适、心绞痛、头部强烈的震动感,常有体位性头晕。晚期可发生左心衰竭。急性患者重者可出现低血压和急性左心衰竭。

(2)体征:第二主动脉瓣区可听到舒张早期叹气样杂音。颈动脉搏动明显;脉压增大;周围血管征常见,如点头征(De Musset 征)、颈动脉和桡动脉扪及水冲脉、股动脉枪击音(Traube征)、股动脉听诊可闻及双期杂音(Duroziez 征)和毛细血管搏动征。主动脉根部扩大患者,在胸骨右侧第 2、3 肋间可扪及收缩期搏动。

(3)并发症:常见的是感染性心内膜炎;发生心力衰竭急性患者出现早,慢性患者则出现于晚期;可出现室性心律失常,但心脏性猝死少见。

4.实验室检查

(1)X 线:急性期可有肺瘀血或肺水肿征。慢性期左心房、左心室增大,升主动脉继发性扩张。并可累及整个主动脉弓。左心衰竭时可有肺瘀血征。

(2)心电图:急性者常见有窦性心动过速和 ST-T 非特异改变,慢性者可有左心室肥厚。

(3)超声心动图:M 型显示二尖瓣前叶或室间隔舒张期纤细扑动,是可靠诊断征象。急性患者可见二尖瓣期前关闭,主动脉瓣舒张期纤细扑动是瓣叶破裂的特征。

(4)放射性核素心室造影:可以判断左心室功能;根据左、右心搏量比值估测反流程度。

(5)磁共振显像:诊断主动脉疾病极为准确,如主动脉夹层。

(6)主动脉造影:当无创技术不能确定反流程度,并准备手术治疗时,可采用选择性主动脉造影,半定量反流程度。

5.治疗原则

(1)急性:外科人工瓣膜置换术或主动脉瓣修复术是根本的措施。内科治疗目的是降低肺静脉压,增加心排血量,稳定血流动力学。

(2)慢性

①内科治疗:积极控制感染;预防感染性心内膜炎;预防风湿热。应用青霉素治疗梅毒性主动脉炎。当舒张压>90mmHg 时需用降压药。左心衰竭时应用血管紧张素转换酶抑制药和利尿药,需要时可加用洋地黄类药物。心绞痛可使用硝酸酯类药物。积极控制心律失常,纠正房颤。无症状的轻度、中度反流患者应限制重体力活动,每 1~2 年复查 1 次。无症状的中度主动脉瓣关闭不全和左室扩大者,也需使用血管紧张素转换酶抑制药,延长无症状期。

②外科治疗:人工瓣膜置换术或主动脉瓣修复术是严重主动脉瓣关闭不全的主要治疗方法,为不影响手术后的效果,应在不可逆心功能衰竭发生之前进行,但须遵守手术适应证,避免过早手术。

三、心脏瓣膜病常见的护理问题

(一)护理问题

1.体温过高

(1)相关因素:与风湿热活动及感染有关。

(2)临床表现:由风湿热引起的体温过高患者发热常呈不规则热,并常伴有大汗。

(3)护理措施

①卧床休息,密切观察病情变化。体温在39℃以上时应每4h测体温1次,39℃以下时每天测4次。

②体温超过39℃应给予物理降温或给予药物治疗。大量出汗退热时需预防虚脱。

③给予高热量半流质饮食,鼓励多进食,多吃新鲜蔬菜、水果,多饮水,保持大便通畅。

④加强口腔护理,每天2次,进食前后漱口。

⑤注意保暖,及时更换衣服,保持皮肤清洁、干燥。

⑥保持室内空气新鲜,定时开窗通风,但避免使患者着凉。

2.潜在并发症:栓塞

(1)相关因素:与风湿活动导致活动障碍,长期卧床,以及二尖瓣球囊扩张术术中导管的移动刺激有关。

(2)临床表现:以脑动脉栓塞多见,可出现头晕、失语、肢体功能障碍甚至昏迷、脑疝等征象。下肢静脉栓塞主要表现为下肢肿胀、疼痛和浅静脉曲张。

(3)护理措施

①指导患者避免长时间盘腿或蹲坐,勤换体位,保持肢体功能位,腿部常活动以保持肌肉的张力,防止发生下肢静脉血栓。

②PBMV术前常规超声心动图检查,仔细观察左心房有无附壁血栓,必要时行食管心脏超声,提高左心房附壁血栓的检出率。如存在血栓一般不宜行PBMV术。

③术中应在房间隔穿刺成功后给予适当肝素,并尽量缩短导管在心房内的时间。

④术后定时观察足背动脉搏动及术侧肢体的温度、颜色、运动及感觉情况。

⑤合并心房颤动者服用阿司匹林,防止附壁血栓形成。如有附壁血栓者,应避免剧烈运动或体位突然改变,防止血栓脱落,造成栓塞。

⑥密切观察患者有无栓塞发生的先兆:脑栓塞可引起言语不清,肢体活动受限等;四肢动脉栓塞可出现肢体剧烈疼痛,皮肤温度改变等;肾动脉栓塞可引起剧烈腰痛;肺动脉栓塞可突然出现胸痛和呼吸困难甚至休克。

(二)健康教育

1.一般护理

(1)指导患者定期到医院复查凝血酶原(PT)时间,以保证所用的抗凝药剂量能使PT值接近理想指标,并遵医嘱坚持服药(表 3-1)。

表 3-1　凝血的实验室检查

检查项目	正常值	临床意义
凝血酶原时间(PT)	11～15s(Quick 法)	超过正常对照值 3s 为异常,延长主要见于因子Ⅱ、Ⅴ、Ⅶ、Ⅹ缺乏及纤维蛋白原明显减少和血中抗凝物质增多;缩短见于血液高凝状态、先天性因子Ⅴ增多症、口服避孕药和血栓性疾病
活化部分凝血活酶时间(APTT)	手工法:35～45s	较正常对照值延长 10s 以上为异常,APTT 延长见于血友病、凝血酶原重度减少、纤维蛋白原严重减少、DIC 等
凝血酶时间(TT)	16～18s	延长(超过正常对照 3s)见于肝素增多或类肝素抗凝物质存在、纤维蛋白原降解产物(FDP)增多、DIC、低(无)纤维蛋白原血症等;缩短常见于血样本有微小凝块或钙离子存在
血小板计数(PLT)	$(100～300)×10^9/L$	减少常见于原发性和继发性血小板减少症

(2)指导患者在接受牙科治疗及各种侵入性检查或治疗时,应该事先告诉医师服用抗凝药事项。

2.心理指导

风湿性心脏病患者常因病程长、症状反复发作、活动受限、治疗费用等问题而产生焦虑不安及抑郁或丧失治疗信心等高心理负荷的表现,即存在不同程度的心理障碍,而心理障碍所表现的生物学特征主要是交感神经张力升高,儿茶酚胺释放增加,血小板被激活,聚集度增加,全血黏度升高,从而诱发和加重病情。因此,必须让患者了解心理障碍给病情带来的危害及自我调节控制情绪的重要性。根据患者不同个体,采取不同的方法进行心理治疗,可与患者交谈,讨论本次住院的治疗情况、现在的健康状况等,鼓励患者以积极的方式配合治疗,以取得病情的有效控制或让患者倾诉,将内心的不安通过诉说而宣泄,以舒缓心理压力或听音乐、看书、下棋,将不良情绪转移到其他方面。

3.活动指导

以往主张限制心脏病患者的运动,但长期卧床去适应状态对患者不利。现代观点认为:鼓励患者适当运动,以提高心肌储备力,改善心功能。有研究者认为,运动训练可作为一种新的治疗方法。但运动必须根据患者的承受能力,制订合理的活动量及休息时间,以不感劳累为宜。指导患者活动的原则:心功能代偿期,可胜任日常工作;心功能失代偿期的心力衰竭患者仍可进行日常活动,避免剧烈运动,症状严重时应安静休息,住院治疗。

4.饮食指导

应进食宜消化的清淡食品,以流质或半流质饮食为主,每天少食多餐;有夜间阵发性呼吸困难的患者,应指导其将晚餐时间提前,并适当减量;对营养缺乏患者,宜进食高蛋白、高维生素饮食;视病情适当限制水钠摄入,防止水钠潴留,减轻心脏负荷。Ⅰ度心力衰竭患者,每天钠摄入量以 2g 为宜,Ⅱ度心力衰竭患者应限制在 1g/d,Ⅲ度心力衰竭患者每天摄入量不得＞0.4g,在严格限钠时,水分可不必严格限制,一般以 1.5～2L/d 为宜。

5.避免感染

研究表明,呼吸道感染为主要诱发因素。应保持居室空气新鲜,冬季注意开窗通风,随气候变化增减衣服,寒冷季节或有传染病流行时,避免到公共场所,有感染征兆时应及时就医。

6.其他护理指导

教会患者观察脉搏、尿量、水肿等指标,以便自我监测,随时根据病情变化进行咨询或复诊。指导患者高枕卧位,缓解气促;指导患者正确服用抗风湿药物,以减少对胃黏膜的刺激;对育龄妇女,指导计划生育。

第四章　消化内科疾病护理

第一节　上消化道出血

上消化道出血是指曲氏韧带以上的消化道,包括食管、胃、十二指肠和胰腺、胆道病变所引起的出血,以及胃空肠吻合术后的空肠病变所致的出血。上消化道大量出血一般指在数小时内失血量超过1000mL或循环血容量的20%。主要表现为呕血和黑便,常伴循环血容量的减少而引起周围循环衰竭,重者出现休克,从而危及生命。

一、病因和诱因

上消化道出血的病因很多,其中最常见的是消化性溃疡、肝硬化所致的食道胃底静脉曲张、急性胃黏膜损害和胃癌。

(一)食管/胃肠道疾病

包括:食管疾病和损伤,如食管溃疡、食管贲门黏膜撕裂症、食管机械性或化学性损伤;胃、十二指肠疾病,如消化性溃疡、卓-艾氏综合征、急性出血糜烂性胃炎、胃癌等;空肠疾病,如胃肠吻合术后空肠溃疡、空肠Crohn病。

(二)肝、胆、胰病变

肝硬化门脉高压引起的食管胃底静脉曲张破裂或门脉高压性胃病及胆道出血、壶腹癌、胰腺癌、急性出血坏死性胰腺炎等。

(三)全身性疾病

血液病,如白血病、血小板减少性紫癜、血友病、再生障碍性贫血等;肾脏病,如尿毒症等;应激性溃疡,如各种严重疾病(如烧伤、脑外伤等)引起的应激状态下产生的应激性溃疡,与因服用非甾体抗炎药、乙醇等引起的急性糜烂出血性胃炎统称为应激相关胃黏膜损害;急性感染,如流行性出血热、钩端螺旋体病等。

二、临床表现

(一)呕血和黑便

这是其特征性表现。呕血一定有黑便,但黑便不一定有呕血。与其出血量的大小及部位有关。

呕血:颜色取决于出血的量和速度。少而缓慢的出血,呕出的血液常呈暗褐色或咖啡色,是因血液在胃内停留较久，经胃酸作用变成正铁血红蛋白所致；而出血量大且速度快时未经胃酸作用则呈鲜红色。出现呕血说明胃内储积血量至少达到 250～300mL。

黑便：出血量达 50～70mL 时可产生黑便，黏稠而发亮，系血红蛋白中的铁质在肠道经硫化物作用形成黑色硫化亚铁所致。当出血量大，血液在肠内推进快时，粪便可呈暗红色甚至鲜红色，类似下消化道出血；相反，空肠、回肠出血量若不大，在肠内停留时间较久，也可表现为黑便，而被误认为上消化道出血。

（二）失血性周围循环衰竭

其轻重程度因出血量和失血速度而异。

组织缺血：可出现头昏、心悸、乏力、出汗、口渴、晕厥、心率加快、血压偏低等。

失血性休克：患者表现为烦躁不安、神志不清、面色苍白、四肢湿冷、口唇发绀、呼吸急促、尿量减少等，并出现血压下降（收缩压＜80mmHg；脉压差变小，＜25～30mmHg）心率加快（＞120 次/min）。尿量减少，若补充血容量后仍少尿或无尿，应考虑急性肾衰竭。

老年人因器官功能储备低下，且常有脑动脉硬化、高血压、冠心病、COPD 等基础病变，即使出血量不大，也可引起多器官功能衰竭，导致死亡率升高。

（三）发热

多在 24h 内发热，体温＜38.5℃，可持续 3～5d。若发热超过 38.5℃，时间超过 1 周，应考虑感染因素。发热是由于有效血容量集急剧减少，周围循环衰竭，导致体温调节中枢功能障碍；失血性贫血也是影响因素之一。

（四）氮质血症

分为肠源性氮质血症、肾前性氮质血症和肾性氮质血症。

肠源性氮质血症：上消化道大出血后，肠道中血液的蛋白质消化产物被吸收，引起血尿素氮增高；血尿素氮在出血后数小时上升，24～48h 达高峰，3～4d 恢复正常。

肾前性氮质血症：出血导致周围循环衰竭，使肾血流量和肾小球滤过率减少，以致氮质潴留，是血尿素氮升高的肾前性因素。

肾性氮质血症：如无活动性出血的证据，且血容量已基本补足而尿量仍少，血尿素氮不能降至正常，则应考虑是否因严重而持久的休克造成急性肾衰竭或失血加重了原有肾病的肾损害而发生肾衰竭。

（五）贫血

急性大量出血后均有失血性贫血，但在出血的早期，血红蛋白浓度、红细胞计数与血细胞比容可无明显变化。一般经 3～4h 以上才出现贫血，出血后 24～72h，血液稀释到最大限度。急性出血者为正细胞正色素性贫血，慢性失血则呈小细胞低色素性贫血。

三、实验室和其他检查

（一）内镜检查

上消化道出血病因检查首选胃镜。在出血后 24～48h，内镜检查可直接观察出血的部位，同时对出血部位直接止血。

（二）化验

血常规、血尿素氮、肝功等。上消化道大出血后，均有急性失血性贫血。

（三）X线钡剂

目前已多为胃镜检查所代替，故主要适用于有胃镜检查禁忌证或不愿进行胃镜检查者。检查一般在出血停止后且病情稳定数天后进行。

（四）其他

选择性动脉造影如腹腔动脉、肠系膜上动脉造影帮助确定出血部位，适用于内镜及X线钡剂未能确诊而又反复出血者。吞线试验：不能耐受X线及内镜检查或动脉造影的患者，可做吞线试验，根据棉线有无沾染血迹及其部位，可以估计活动性出血的部位。

四、诊断要点

根据病史、临床表现（呕血、黑便）、实验室检查可诊断，需要注意以下几点：

（1）呕血与黑便需除外口、鼻、咽、喉部出血时吞下血液所致。

（2）黑便需与服用某些药物，如骨炭、铁或铋剂，及进食动物血液所致黑便相区别。

（3）呕血与咯血相区别。

（4）部分患者因出血速度快，可先出现周围循环衰竭而未见呕血和黑便，如不能排除上消化道出血，应做直肠指检，以便发现未排出的黑便。

（5）确诊为肝硬化的患者，其上消化道出血的原因不一定是食管胃底静脉曲张破裂，部分患者是因消化性溃疡、急性胃黏膜损害或其他病变导致出血。

五、治疗要点

（一）补充血容量

这是上消化道出血治疗的最关键措施。

原则是先快后慢、先盐后糖、先晶后胶、见尿补钾。尽早备血、输血，但肝硬化患者不能输库存血，因其含氨较高，易诱发肝昏迷。

（二）止血措施

1.非静脉曲张上消化道出血的止血措施（主要是消化道溃疡）

（1）药物止血治疗：抑制胃酸分泌药如组胺H_2受体拮抗剂，西味替丁400mg静滴；口服药物止血，如去甲肾上腺素8mg加1000mL冷生理盐水，分次口服或经胃管滴注入胃，收缩血管，减少胃酸分泌。

（2）内镜直视下止血：适用于有活动性出血或暴露血管的溃疡。

（3）手术治疗：内科积极治疗仍大量出血不止危及生命，必须不失时机行手术治疗。

2.食管胃底静脉曲张破裂出血的止血措施

（1）药物止血：脑垂体后叶素10U加5%GS 200mL缓慢静滴，通过收缩内脏血管减少门静脉血流，从而降低门静脉高压。生长抑素能明显减少内脏血流量，并见奇静脉血流量明显减少，而奇静脉是食管静脉血流量的标志。

（2）三腔或四腔气囊管压迫止血：效果肯定，但并发症多，临床较少使用。

（3）内镜直视下止血：内镜直视下注射硬化剂或用皮圈套扎曲张静脉。目前内镜治疗是食管胃底静脉曲张破裂出血的重要治疗手段。

六、常见护理问题

（一）失血性休克

1.相关因素

与出血量大、出血速度快等有关。

2.临床表现

患者出现口干、乏力、出冷汗、皮温降低，静脉充盈差，血压下降等表现。

3.护理措施

（1）迅速建立静脉通道，恢复血容量。失血量过大、出血不止或治疗不及时，有效循环血量锐减，严重影响心、脑、肾等重要脏器血液供应，易形成不可逆的休克，导致死亡。护士应迅速建立两条以上的静脉通道，外周静脉和中心静脉留置管，防止脱针，立即抽血配血，做好输血的准备。在着手准备输血时，立即静脉输入 5%～10% 葡萄糖溶液或平衡液。强调不要一开始单独输血或代血浆而不输液，因为患者急性失血后血液浓缩，血较黏稠，此时输血并不能更有效地改善微循环的缺血、缺氧状态。因此，主张先输液，或者紧急时输液、输血同时进行。

当收缩压在 6.67kPa(50mmHg) 以下时，输液、输血速度要适当加快，甚至需加压输血，以尽快把收缩压升高至 10.67～12kPa(80～90mmHg) 水平，血压能稳住则可减慢输液速度。在输入库存血较多时，每输入 600mL 血应静脉补充葡萄糖酸钙 10mL。对肝硬化或急性胃黏膜损害的患者，尽可能采用新鲜血。对于有心、肺、肾疾病的患者及老年患者，要防止因输液、输血量过多、过快引起的急性肺水肿。因此，必须密切观察患者的一般状况及生命体征变化，尤其要注意颈静脉的充盈情况。监测中心静脉压。补液量与速度根据血压、中心静脉压调整（表4-1），记录尿量。输液速度不宜过快，输液量不宜过多，否则可引起肝静脉压力升高，诱发食管、胃底静脉再次破裂出血。新鲜全血、血浆、白蛋白及高渗性药物要经过中心静脉通道输注。

表 4-1　中心静脉压与补液的关系

中心静脉压	血压	原因	处理原则
低	低	血容量严重不足	充分补液
低	正常	血容量不足	适当补液
高	低	心功能不全或血容量相对过多	给强心药,纠正酸中毒,舒张血管
高	正常	容量血管过度收缩	舒张血管
正常	低	心功能不全或血容量不足	补液试验

补液试验：取等渗盐水 250mL，于 5～10min 静脉滴注，若血压升高而中心静脉压不变，提示血容量不足；若血压不变而中心静脉压升高 0.29～0.49kPa(3～5cmH_2O)，则提示心功能不全。

血容量已补足的指征有下列几点：四肢末端由湿冷、青紫转为温暖、红润；脉搏由快、弱转为正常、有力；收缩压接近正常，脉压＞4kPa(30mmHg)；肛温与皮温差从＞3℃转为＜1℃；尿量＞30mL/h；中心静脉压恢复正常(5～13cmH_2O)。

(2)绝对卧床休息，取平卧位并将下肢抬高20°～30°，以保证脑部及重要脏器的供血供氧。

(3)保持呼吸道通畅：患者平卧，头偏向一侧，避免呕血时误吸而引起窒息。给予氧气吸入。常规备负压吸引器，吸痰管数根，有利于急救。

(4)心理护理：向患者说明安静休息有利于止血，要关心、安慰患者。抢救工作应迅速而不忙乱，以减轻患者的紧张情绪。经常巡视，大出血时陪伴患者，使其有安全感。呕血及黑粪后及时清除血迹、污物，以减少对患者的不良刺激。解释各项检查、治疗措施的必要性，听取并解答患者或其家属的提问，以减轻他们的疑虑。

(5)病情观察：大出血时严密监测患者的心率、血压、呼吸及神志变化，必要时进行心电监护。准确记录出入量，疑有休克时留置导尿管，测每小时尿量，应保持尿量＞30mL/h。症状体征的观察，如患者烦躁不安、面色苍白、皮肤湿、四肢冰凉则提示微循环血液灌注不足；而皮肤逐渐转暖、出汗停止则提示血液灌注好转。观察呕吐物及粪便的性状、颜色及量。定期复查红细胞计数、血细胞比容、血红蛋白、网织红细胞计数、血尿素氮，以了解贫血程度、出血是否停止。急性大出血时，经由呕吐物、鼻胃管抽吸和腹泻，可丢失大量水和电解质，故应密切监测血清电解质的变化。

继续或再次出血的判断：观察中出现下列迹象，如反复呕血，甚至呕吐物由咖啡色转为鲜红色；黑粪次数增多且粪质稀薄，色泽转为暗红色，伴肠鸣音亢进；周围循环衰竭的表现经补液、输血而未改善，或好转后又恶化，血压波动，中心静脉压不稳定；红细胞计数、血细胞比容、红细胞测定不断下降，网织红细胞计数持续升高；在补液足够、尿量正常的情况下，血尿素氮持续或再次升高；门静脉高压的患者原有脾大，在出血后常暂时缩小，如不见脾恢复肿大亦提示出血未止。

(二)恐惧

1.相关因素

与消化道出血、健康受到威胁、担心疾病后果有关。

2.临床表现

主诉担心、害怕疾病，感到无能为力，睡眠差或不稳，紧张、沮丧。

3.护理措施

①保持病室安静、整洁。治疗和护理工作应有计划进行，不慌不乱。②尽量主动满足患者生理、心理需求，让患者对医护人员产生信任感。③耐心听取患者主诉。针对患者的顾虑给予确认、解释或指导。④介绍同室病友，帮助建立病友的互助、和谐关系，加强沟通。⑤耐心解释患者的症状、体征和病情的发展、治疗过程。减轻患者精神紧张、心理不安和恐惧。

(三)活动无耐力

1.相关因素

与血容量减少、虚弱、疲乏有关。

2.临床表现

患者诉心悸、乏力、头晕等症状。

3.护理措施

①休息与活动:精神上的安静和减少身体活动有利于出血停止。少量出血者应卧床休息。大量出血者应绝对卧床休息,协助患者取舒适体位,给予吸氧,注意保暖,治疗和护理工作应有计划地集中进行,以保证患者的休息和睡眠。病情稳定后,逐步增加活动量。②安全防护:轻症患者可起身稍事活动,可上厕所大小便。但应注意,在有活动性出血时,患者常因有便意而去厕所,在排便时或便后起立时晕厥。故应嘱患者坐起、站起时动作缓慢;出现头晕、心悸、出汗时立即卧床休息并告知护士;必要时由护士陪伴或改为床上排泄。重症患者应多巡视,并用床栏加以保护。③加强生活护理:在限制活动期间,护士应协助患者完成个人日常生活活动,如进食、口腔清洁、皮肤清洁和排泄。卧床者特别是老年人和重症患者应注意预防压疮。呕吐后及时漱口。排便次数多者应注意肛周皮肤清洁和护理。

(四)营养失调

1.相关因素

与出血、禁食、肝功能差、蛋白合成障碍有关。

2.临床表现

呈贫血貌,血压低于正常值,体重下降,皮肤灰暗。

3.护理措施

①出血禁食期间根据患者出入量、体重等计算每天所需补液量,并按时输入,保证每天足够的热能。②活动出血时应禁食。止血后 1～2d 可进高热量、高维生素流质饮食,无再出血者可渐改为半流质、软食饮食,限制钠和蛋白质的摄入,避免粗糙、坚硬、刺激性食物,如芹菜、韭菜、辛辣冷烫、大块肉粒、坚果等。保持室内环境清洁、愉快的进食。③和营养师一起制订饮食计划,根据患者热量需要供给高蛋白、高热量、高维生素饮食。④向患者解释摄取足够营养以满足身体需要,对保持和恢复身体健康的重要性。⑤指导肝硬化患者选择优质蛋白饮食,如牛奶、鸡蛋、鱼、虾、牛肉等,必要时可辅助进食些蛋白粉和氨基酸胶囊;肝功能白蛋白提示低于30g 者静脉输注人血白蛋白。⑥溃疡出血患者避免干硬、油炸食品,应少量多餐,减轻胃的饱腹感。⑦每周测体重。

(五)有感知改变的危险

1.相关因素

与肝功能差、消化道大出血后肠腔内积血经细菌作用后致肠道内血氨升高有关。

2.临床表现

昏睡、躁动、烦躁不安、行为异常等。

3.护理措施

①加床栏,必要时使用约束带,预防患者坠床。②密切观察患者有无躁动、幻觉、谵语、扑翼样震颤等表现。③输血时宜输新鲜血,因库存血含氨较多,可诱发肝性脑病。门静脉高压出血患者烦躁时慎用镇静药。出血停止后遵医嘱及时给予乳果糖 60mL ＋生理盐水 100mL 小剂量不保留灌肠,促进肠道积血及时清除。出血停止后 3d 给予低蛋白饮食,可选择静脉给予人血白蛋白。

七、食管-胃底静脉曲张破裂出血的特殊护理措施及依据

除上述上消化道大量出血的基本护理措施外,本病患者的特殊护理措施补充如下:

(一)药物治疗护理

1.生长抑素的使用

生长抑素能选择性收缩内脏血管,降低门静脉血流量,是控制肝硬化门静脉高压引起的食管-胃底静脉曲张急性出血的首选药物,临床上常用施他宁或醋酸奥曲肽(商品名善宁),这些药物的半衰期仅为2~3min。生长抑素使用疗程应至少维持48h,预防早期再出血推荐治疗时间为5d。

护士要做到勤巡视、勤观察,一旦发生静脉外渗应立即再次静脉穿刺。使用生长抑素时最好应用输液泵泵入,以便更精确地控制输液速度和输液量。为了达到有效的血药浓度,常在滴注生长抑素前先静脉注射0.1mg此药,如注射过快可引起心悸、恶心等症状,因此护士应将药物缓慢注射或稀释后缓慢注射。

生长抑素常见的胃肠道反应有恶心、呕吐、腹痛、腹泻、腹胀,一般轻而短暂。偶有注射部位出现针刺感,伴红肿,可给予局部冷敷。

2.血管升压素的使用

垂体后叶素是治疗肝硬化门静脉高压引起上消化道出血的常用药,其治疗效果好、价格低廉,在临床上应用较广泛,但不良反应多,治疗过程中患者可出现面色苍白、出冷汗,护士应注意观察病情,测量血压、脉搏,正确判断此症状是出血先兆症状还是药物不良反应。

腹痛、肛门坠胀感、腹泻为常见的不良反应,患者会因便意频繁和不习惯在床上排便而自行如厕或持续坐在便盆上。为防止晕倒、压疮等意外事故发生,护士应告知患者及其家属,自行如厕会因低血压而晕倒,坐便盆过久易形成压疮,应注意调节好用药浓度和速度,并指导患者正确使用便器。

垂体后叶素对组织有损伤作用,液体外渗会导致组织的溃烂甚至坏死,因此在输液过程中护士应注意观察穿刺部位有无渗漏,做好交接班,一旦发现渗出应及时处理,可进行局部封闭和50%硫酸镁外敷治疗。

血管升压素亦可引起血压升高、心律失常、心肌缺血,甚至发生心肌梗死,故滴数应准确,并严密观察不良反应。有冠心病的患者忌用血管升压素。

(二)三腔二囊管的应用

1.适应证

(1)肝硬化伴食管下段、胃底静脉曲张破裂。

(2)食管下段、胃底溃疡并出血者(如高位溃疡),但食管上中段无法压迫止血。

2.操作前的准备

(1)器械准备:备齐用物(治疗盘、无菌碗、三腔二囊管、纱布、短镊子、生理盐水、20~50mL注射器2副、液状石蜡、棉签、胶布或固定套、弹簧夹、血管钳、治疗巾、小弯盘;负压吸引器;血压计、听诊器、护理记录单、牵引架、滑轮、绷带、牵引物),仔细检查,确保胃引流管、食管囊管及

胃囊管通畅;做好各个气囊管腔的标记,检查气囊是否漏气,测试气囊的注射气量,并用注射器抽尽气囊残气量后夹闭导管备用。

(2)患者准备:向患者和其家属说明插管的重要性,解除患者思想顾虑,做好心理护理,取得患者合作与配合。

3.操作方法与步骤

(1)以液状石蜡充分润滑三腔二囊管前端和气囊,选择患者一侧较通畅的鼻腔,清洁后以液状石蜡润滑。

(2)患者取仰卧位,配合术者经鼻缓缓插入三腔二囊管,嘱患者同时做吞咽动作,直至插入65cm 标记处抽取胃内容物,确保管端在胃内,并已到达幽门部。

(3)先缓慢向胃囊注气 150~200mL,并用夹子夹住胃管腔底部,反折后将其用纱绳扎紧或血管钳夹紧,防止漏气。缓慢将胃囊管向外牵拉,使充气的胃囊压在胃底部,牵拉至有中度阻力感为止。在鼻腔出口处做好标记,将三腔二囊管与 0.5kg 重的沙袋相连,通过滑轮装置牵引,并固定于输液架上。

(4)用生理盐水通过三腔二囊管的胃管端,洗尽胃内血液后与胃肠减压器相连接,如发现再出血可向食管囊注气 80~100mL;封闭管口,防止漏气,使气囊压迫食管下段的曲张静脉。

(5)用血压计测气囊内压力,一般胃囊压力为 6.6kPa(49mmHg),食管囊压力为 4~5.2kPa(30~39mmHg)。

4.护理

(1)一般护理:做好基础护理,每 4h 口腔护理 1 次;保持口鼻腔黏膜清洁湿润,用液状石蜡棉签涂抹口唇,防止干燥;及时清除分泌物及结痂;保持皮肤清洁,预防压疮。

(2)病情观察:每 30~60min 监测 1 次生命体征,观察患者意识、神态,仔细记录呕血、便血量、颜色、性状及气囊压迫时间、充气量等。定时从胃内抽吸胃液以判定出血部位,观察出血有无停止。

(3)气囊护理:①放置三腔二囊管后每隔 12~24min 放松气囊和放气 1 次。放松气囊时先放食管囊,再放胃囊,如出血停止,无须再压迫;如有出血应重新充气并牵引,充气时先充胃囊,再根据需要向食管囊充气,持续牵引时间一般可达 3~5d,具体情况视患者病情而定,防止压迫时间过长引起胃底、食管黏膜破裂、糜烂等并发症。②三腔二囊管牵引方向过高或过低都会压迫鼻腔上下组织而引起损伤,要注意避免。可在鼻孔处三腔二囊管下垫棉花,以免长期压迫造成局部溃疡。给患者翻身时可用血管钳从鼻部钳夹管子以防气囊和管腔回缩,从而保持一定牵引力。牵引绳与人体角度以 45°为宜,拉力 0.5kg。如管子向上、向外移位时应立即放松牵引,并将气囊放气,防止气囊压迫气管而发生呼吸困难和窒息。应在患者身边备好小剪刀,以防胃囊漏气三腔二囊管滑出,导致气囊梗在咽喉处压迫气管引起窒息,此时应立即剪断三腔二囊管紧急放气,或立即用注射器抽出气囊内气体,使患者气道通畅。

(4)拔管:出血停止后 24h 即可放出气囊内气体,继续观察,如无出血可考虑拔管,拔管前口服液状石蜡 30~50mL 以充分分离食管壁及胃黏膜,抽尽囊内气体,缓缓拔出三腔二囊管,注意防止黏膜被撕脱而大出血。拔管后禁食 24~48h,仍无出血,可给予流食,并逐渐过渡到半流食或软食。

5.不同阶段心理表现及护理

(1)插管阶段：①心理表现,当发生上消化道出血时,患者见到呕吐或便出大量血液时会十分紧张、害怕与恐惧,担心有生命危险;同时担心插管可能带来不良后果,显出极为烦躁不安的表现。②心理护理,施以认知疗法,以温和、关心、体贴的语言安慰患者,帮助患者了解插管止血的目的和必要性,克服紧张、害怕与恐惧等不良情绪;启动患者自身正常的心理防卫机制,增强自我应激能力。同时,运用转移注意力的语言,控制患者的冲动与愤怒等情绪,鼓励患者积极配合插管。

(2)置管阶段：①心理表现,置管后,因胃气囊压迫胃底、食管囊压迫咽喉部,尤其是初次置管患者感到十分不适,表现出不同程度的躁动不安。②心理护理,此时患者病情不稳定,不能对话。医护人员要以鼓励性的语言激励患者,特别是对初次置管的患者,鼓励他们尽量忍受因气囊压迫胃底、食管及咽喉部所产生的不适;帮助患者树立战胜困难的信心,减少烦恼,稳定情绪,做到安心静养。

(3)拔管阶段：①心理表现,拔管和拔管后患者的出血已经控制,病情相对稳定。由于医护人员从死神手里夺回自己的生命,多数患者均有一种欣喜的感觉;对于初发出血的患者,以前的紧张心理获得了明显的放松,显得心情开朗。但也有部分患者特别是再发出血的患者,因为担心日后出血复发,仍有郁郁寡欢、心事重重的表现。②心理护理:患者病情已稳定,可以进行对话。医护人员努力帮助患者从忧虑中解放出来,使之逐渐开心、快乐;引导帮助患者出院后努力克服不良心理因素,积极预防复发,此乃心理护理工作的一项重要任务。主动与患者沟通,了解其与疾病相关的各方面情况,消除其心理障碍,帮助每例患者分析和认识发生出血的诱因,调动其主观能动性。嘱患者出院后采取相应措施,积极克服和消除不良因素。

6.有感染的危险

(1)相关因素:与营养状态差、机体抵抗力下降、留置三腔二囊管有关。

(2)临床表现:咳嗽、发热。

(3)护理措施:①保持病房安静、温暖、清洁,限制陪客,每天开窗通风至少 2 次,每次30min 左右;②监测体温及血常规,遵医嘱合理应用抗生素;③嘱患者绝对卧床休息,加强口腔护理,每次进食后用生理盐水漱口;④在执行治疗护理时严格无菌操作,做好手的消毒,防止交叉感染;⑤给患者进食高热量、优质蛋白、高维生素、易消化的食物,增强体质。

7.有皮肤完整性受损的危险

(1)相关因素:与消化道大出血时体位受限、插三腔二囊管患者怕动有关。

(2)临床表现:局部皮肤红、肿、热、痛。

(3)护理措施:①给予气垫床或减压床垫,骨突处给予软枕减压;②呕血、排黑粪后及时更换被服,保持床单位平整、清洁、干燥、无渣屑,避免局部刺激;③放取便盆时避免推拉拽等动作,每次便后应擦净,保持臀部皮肤清洁、干燥,以防发生湿疹和压疮;④出血期间帮助患者小角度侧身,病情稳定后鼓励患者抬臀、变换体位。

(三)食管静脉曲张破裂出血内镜下套扎治疗的护理

1.病情观察

绝对卧床休息 24h,每 30min 测脉搏、呼吸、血压各 1 次,持续 4h,观察患者生命体征有无变化,呕吐物及大便的质、量及颜色。术后 3~7d 是再出血的危险期,因套扎处组织结痂、坏死、脱落易发生出血。遵医嘱适量应用抗生素预防感染。各种抢救器械及药物处于备用状态。

2.饮食护理

饮食护理至关重要。24h 内禁饮食,3d 内进食温凉流质饮食,4~7d 进食半流质饮食,以后进食易消化、营养丰富的软食,忌烟酒,保持大便通畅。

3.并发症护理

术后 1~2d 若有咽喉部疼痛,系胃镜反复抽插引起。用生理盐水或复方硼酸液漱口,2~3d 后疼痛消失。患者会有不同程度的胸骨后不适,此乃套扎所致,一般 1~2 周后消失,症状重者可服用小剂量镇静药。

八、健康教育

(一)心理指导

患者常常出现一些消极心理状态,如忧虑、悲观、孤独感、被遗弃感等,既担心疾病的预后,又担心反复多次的住院加重家庭负担,甚至有的患者害怕家属和周围的朋友厌烦、歧视自己。针对这些心理障碍,医护人员应耐心、细致地做好患者的心理工作,正确疏导,鼓励其树立战胜疾病的信心,告之不良的情绪同样可诱发出血。把预后比较好的患者的情况,讲给他们听;同时做好家属的思想工作,不要歧视、厌烦患者,应关心、爱护、照料他们。患者的生活质量与家庭因素、社会等因素密切相关,故应加强与其家属的沟通,提高家庭支持的有效性,争取家庭在心理上、经济上的积极支持和配合,解除患者的后顾之忧。实践证明,家属的理解、支持、关心对患者有不可估量的作用。

(二)饮食指导

提倡进食半流质食物和软食,忌进食硬、粗糙、刺激性食物,以及含纤维素多的食物如韭菜、芹菜等。禁酒、浓茶、咖啡、酸辣、油煎及花生、瓜子、糖葫芦等食物。食物要多样化,易消化、清淡又富有营养。少食多餐,不可过饱。进食不可过快,做到细嚼慢咽。不可过热,宜温凉。对较大片剂药物应研碎后服用。需要特别强调的是,肝硬化食管静脉曲张患者无论何时均不能进硬食,特别是有棱角或多渣的食物,吞咽后在食管内可能造成曲张静脉破裂出血。同样,鼓励患者食水果,但食用苹果、梨时,应嚼碎,最好不要把水果渣吞下,因为总有很少部分可能带有硬棱角。

(三)生活方式指导

既要注意休息,又要适当活动,以不疲劳为宜,保持劳逸结合,动静结合。提倡散步、打太极拳等,不主张快跑、急走等剧烈运动。避免受凉感冒、咳嗽。要保持大便通畅,养成定时排便的习惯,切忌大便时用力过度和憋气。生活要有规律。养成良好的生活习惯,不可熬夜、酗酒、吸烟。

(四)随诊指导

出院后定期到医院做相关检查(如血常规、肝肾功能、肝纤三项、便常规及隐血试验等),同时进行肝、胆、脾 B 超检查。经济条件允许的患者尚可做 CT 或磁共振,以便动态了解病情变化,及时就诊。

(五)自我护理指导

提高患者和其家属的卫生常识,学会自我护理。掌握上消化道出血的基本医学知识以及引起上消化道出血的各种诱因,明白饮食控制的重要性。知道有黑粪或柏油样粪应立即休息,及时就诊。禁止使用对肝有损害的药物,不滥用药物。

通过对患者实施健康、正确的出院指导,能让患者充分认识到护理的重要性,掌握疾病护理要点。提高患者的自我护理能力和保健能力,消除疾病的危险因素,减少出血机会。有利于患者回归家庭、回归社会,提高生活质量。

第二节 胰腺炎

一、急性胰腺炎

急性胰腺炎是指胰腺及其周围组织被胰腺分泌的消化酶自身消化的化学性炎症。临床上以急性腹痛、发热、恶心、呕吐及血、尿淀粉酶增高为特征,重症伴腹膜炎、休克等并发症,是常见的急腹症之一。本病可见于任何年龄,以青壮年多见。

(一)病因和诱因

1.胆道疾病

在我国胆道疾病为常见病因,占50%以上。

(1)当结石、感染、肿瘤、息肉、蛔虫等因素导致Oddi括约肌水肿、痉挛,使胆总管、胰管壶腹部出口梗阻时,胆汁或胰液的排出受阻,胆汁反流入胰管或胰液溢入间质,激活胰蛋白酶原而引起自身消化。

(2)胆石在移行过程中损伤胆总管、壶腹部或胆道感染导致Oddi括约肌松弛,从而使十二指肠液反流入胰管导致急性胰腺炎。

(3)胆道感染时,细菌毒素、游离胆酸、非结合胆红素等可通过胆胰间淋巴管交通支扩散到胰腺,激活胰酶,引起急性胰腺炎。

2.胰管阻塞

胰管结石、狭窄、肿瘤或蛔虫钻入胰管等使胰管阻塞,内压过高导致胰管小分支和胰腺腺泡破裂,胰液外溢到间质,活胰酶。

3.酗酒和暴饮暴食

暴饮暴食使胰液分泌过度旺盛,酗酒使十二指肠乳头水肿和Oddi括约肌痉挛等,也可造成急性胰腺炎的发生。慢性嗜酒者常有胰液蛋白沉淀,形成蛋白栓堵塞胰管,致胰液排泄障碍。

4.其他

如十二指肠乳头周围病变,腹腔手术特别是胰、胆、胃的手术,某些传染病如流行性腮腺炎等,以及任何原因引起的高钙血症和高脂血症等,都可能损伤胰腺组织而引起炎症。

(二)发病机制

生理状态时,胰腺受机体多种防御机制保护而避免发生自身消化。只有在各种病因使胰腺自身防御机制遭破坏时,酶原才被激活成活性酶,使胰腺发生自身的消化。胰腺充血、出血、坏死,并引起胰周围组织的广泛坏死;脂肪酶使脂肪分解,与钙离子结合形成皂化斑,可使血钙降低;大量胰酶被吸收入血,可导致肝、肾、心、脑等器官的损害。

(三)临床表现

根据病理组织学和临床表现,分为急性水肿性胰腺炎和急性出血坏死性胰腺炎。急性水肿性胰腺炎多见,病情相对轻,预后良好;急性出血坏死性胰腺炎虽少见,但其病情重,并发症多,死亡率较高。

1.主要症状

(1)腹痛:腹痛为本病主要表现和首发症状。起病急,呈持续性剧痛。常位于上腹中部、偏左或偏右,向腰背部放射。患者常取弯腰抱膝位以减轻疼痛,进食可加重。水肿型腹痛一般经3～5d即可缓解;出血坏死型者病情发展较快,剧痛持续时间较长;并发腹膜炎时可出现全腹痛。

(2)恶心、呕吐及腹胀:起病后出现频繁剧烈的恶心、呕吐,吐出食物和胆汁,吐后腹痛不能缓解,且伴腹胀,出血坏死型者常有明显腹胀。

(3)发热:多数患者有中度发热,一般持续3～5d。出现高热或持续不退者主要见于出血坏死型或继发感染的患者。

(4)体液失衡:胰腺炎患者大多有不同程度的脱水,呕吐频繁剧烈者可有代谢性碱中毒,出血坏死型者多有明显的脱水和代谢性酸中毒,常伴血钾、血镁、血钙降低。

(5)低血压和休克:仅见于出血坏死性胰腺炎的患者。常在起病后数小时突然发生,偶可导致猝死。发生机制主要是由于胰腺坏死后释放心肌抑制因子,使心肌收缩功能减退,心排出量减少;缓激肽扩张外周血管导致有效循环血容量不足。

2.体征

(1)水肿性胰腺炎患者腹部体征较少,上腹部有压痛,多无腹肌紧张及反跳痛,可有腹胀和肠鸣音减弱。

(2)出血坏死性胰腺炎:患者常有急性病容,辗转不安、脉速、呼吸急促、血压降低。上腹部压痛明显,并发腹膜炎时,出现全腹压痛、反跳痛、肌紧张。伴麻痹性肠梗阻时可有明显腹胀、肠鸣音减弱或消失。可出现腹水征。少数病情严重者,在左腰部皮肤上可出现青紫色斑,称Grey-Turner征。在脐周围部出现青紫色斑,称Cullen征。胰头水肿压迫胆总管可出现黄疸。低血钙时手足抽搐提示预后不良。

3.并发症

主要见于出血坏死性胰腺炎的患者。

(1)局部并发症

①胰腺周围脓肿,可出现高热、腹痛、上腹部肿块和中毒症状。

②假性囊肿:可压迫邻近组织或囊肿破溃后导致胰源性腹水。

(2)全身并发症:包括急性肾衰竭、心力衰竭、DIC等。

（四）实验室和其他检查

1.白细胞计数

常有白细胞数量增多,中性粒细胞核左移。

2.淀粉酶测定

血清淀粉酶一般在起病后 6～12h 开始上升,48h 后开始下降,持续 3～5d,一般超过正常值的 5 倍,即可诊断本病。但是淀粉酶的升高程度与病变的严重程度常不一致,如出血坏死性胰腺炎由于胰腺细胞被广泛破坏,淀粉酶可正常或低于正常。尿淀粉酶升高较晚,发病后 12h 才开始升高,且下降缓慢,可持续 1～2 周。

3.血清脂肪酶测定

血清脂肪酶常在病后 24～72h 升高,持续 7～10d。

4.血清正铁血清蛋白

出血坏死性胰腺炎起病 72h 内常为阳性。

5.血钙

可有血钙降低,若低于 1.75mmol/L 则预后不良。

6.影像学检查

腹部 B 超为常规初筛检查。CT 显像可见胰腺弥漫增大,其轮廓与周围边界模糊不清,坏死区呈低回声或低密度图像。

（五）诊断要点

根据有胆道疾病、酗酒、暴饮暴食等病史,突发剧烈而持续的上腹部疼痛,伴恶心、呕吐、发热及上腹部压痛,血、尿淀粉酶显著升高并结合影像学检查即可诊断。

（六）治疗要点

1.抑制胰腺分泌、降低胰管内压、减少胰液外渗

(1)禁食及胃肠减压:食物及胃液进入十二指肠可刺激胰腺分泌,故疼痛明显的患者一般需禁食 1～3d,病情重者除延长禁食时间 7～10d 外,还需胃肠减压。

(2)应用抑制胰腺分泌的药物

①生长抑素(或类似物奥曲肽):可抑制胰液和胰酶分泌,多推荐早期使用。其他可用抗胆碱能药物、H_2 受体拮抗剂等。

②胰蛋白酶抑制剂仅适用于出血坏死性胰腺炎的早期。

2.解痉止痛

(1)杜冷丁:50～100mg 肌内注射,为防止 Oddi 括约肌痉挛,可与阿托品合用,多用于疼痛剧烈者,必要时可每 6～8h 应用一次。

(2)硝酸甘油片:0.6mg 舌下含化,有缓解胆管和括约肌痉挛的作用。

3.抗生素

急性水肿性胰腺炎虽为化学性炎症,但早期给予广谱抗生素,可防止继发感染,缩短病程,减少并发症。

4.抗休克及纠正水、电解质平衡失调

应积极补充体液及电解质(钾、镁、钠、钙离子)以维持有效血循环量。持续胃肠减压时,尚需补足引流的液量,对休克患者可酌情予以输全血或血浆代用品,必要时加用升压药物。

5.其他

对血糖升高者,可给予小剂量胰岛素治疗;对急性坏死性胰腺炎伴休克或成人呼吸窘迫综合征者,可酌情短期使用肾上腺皮质激素。并发腹膜炎时多主张采用腹膜透析治疗。

6.手术治疗

急性胰腺炎内科治疗无效、出现胆道梗阻、需要手术解除或并发胰腺脓肿或胰腺假性囊肿者,不能排除其他急腹症时,可考虑手术治疗。

(七)主要护理诊断/问题

1.疼痛

与胰腺及其周围组织炎症、水肿或出血坏死有关。

2.体液不足

与呕吐、禁食、胃肠减压有关。

3.体温过高

与胰腺坏死、继发感染有关。

4.恐惧

与腹痛剧烈、病情进展急骤有关。

5.潜在并发症

胰腺周围脓肿、胰腺假囊肿。

(八)护理措施

1.解除疼痛

(1)绝对卧床休息:指导和协助患者取舒适体位,可取屈膝侧卧位,有助于缓解腹痛;避免衣服过紧,对剧痛在床上辗转不安者可加床栏,防止坠床。

(2)禁食:禁食可减少胃酸与食物刺激胰液分泌,以减轻腹痛和腹胀;多数患者需绝对禁食1~3d,同时限制饮水,若口渴可含漱或湿润口唇;禁食期间应每天静脉输液 2000~3000mL,同时补充电解质,做好口腔护理。

(3)胃肠减压:明显腹胀和经禁食腹痛仍无缓解者,需插胃管连续抽吸胃内容物和胃内气体,从而减少胰液分泌,缓解疼痛。

(4)解痉镇痛:按医嘱给予解痉镇痛药物治疗,以抑制胃及胰腺分泌,解除胃、胆管和胰管的痉挛而达到止痛的目的,常用药物有抗胆碱药,如阿托品。对疼痛严重、止痛效果不佳者,根据医嘱可配合使用哌替啶以缓解疼痛;持续应用阿托品时,应注意观察有无心动过速、麻痹性肠梗阻加重等不良反应,有高度腹胀或肠麻痹药时,不宜使用阿托品;禁用吗啡,以防引起Oddi 括约肌痉挛而加重疼痛。

(5)心理护理:对患者要安慰,耐心听取其诉说,尽量理解其心理状态。采用松弛疗法、皮肤刺激疗法或冷敷来减轻其疼痛。对禁食等各项治疗方法及其重要意义,应向患者解释清楚,以取得其配合,促进病情尽快好转。

2.饮食护理

禁食数天,腹痛基本缓解后,先给不含脂肪、蛋白质及低糖饮食,如米汤、果汁等,每天 6

餐,每次约 100mL;若无不适,再给低蛋白不含脂肪的食品,如小豆汤、龙须面和少量鸡蛋清,每次 200mL,每天 6 餐,从而逐渐恢复饮食;避免进刺激性强、产气多、高脂肪和高蛋白质食物,严格禁酒;在恢复饮食过程中应观察患者腹痛是否重新出现或加重,如有上述情况,应考虑继续禁食;对重疾患者应给予全胃肠外营养,以维持热量和营养的供应。

3.观察和判断病情

观察生命体征,记录出入量、腹痛情况及血清、尿淀粉酶的动态变化,以确定胰腺炎是水肿型还是出血坏死型,并及早发现并发症以便及时处理。如腹痛严重伴腹肌紧张、血压下降甚至休克、血淀粉酶持续升高或急剧下降,应考虑为出血坏死性胰腺炎。记录 24h 液体出入量,监测电解质尤其是血钙的变化情况。

4.出血坏死性胰腺炎的抢救配合

①准备抢救物品。②体位:取休克位或平卧位,并注意保暖。③吸氧:氧流量为 4~6L/min。④密切观察病情变化:除注意生命体征外,还要注意有无腹水及有无出血倾向等。⑤补充血容量:迅速建立静脉通路,在中心静脉压监测下进行迅速扩充血容量。⑥协助药物治疗:早期应用抑制胰液分泌、抗感染的药物,常给予广谱抗生素静脉滴注。⑦并发症的处理:对发生呼吸困难、急性呼吸窘迫综合征的患者应做气管切开,并使用呼吸终末正压人工呼吸机,同时给予糖皮质激素及速尿等治疗;对并发急性肾功能衰竭者进行血液透析。

(九)健康指导

1.疾病知识指导

帮助患者及其家属了解本病的诱发因素及其危害性。对有胆道疾病史的患者,应积极治疗。

2.生活指导

指导患者掌握饮食卫生的基本知识,戒酒,宜进低脂易消化饮食,避免刺激性食物,避免暴饮暴食,以免病情反复。若长期限制脂肪的摄入,应注意脂溶性维生素的补充,多吃胡萝卜素、西红柿、南瓜、肝脏、蛋黄等食品。指导患者生活起居,避免劳累及情绪激动。

二、重症胰腺炎的护理

急性胰腺炎是指多种病因引起的胰酶激活,继以胰腺局部炎症反应为主要特征,伴或不伴有其他器官功能改变的疾病。临床上大多数患者的病程呈自限性,20%~30%的患者临床经过凶险,总体病死率为 5%~10%。重症急性胰腺炎(SAP)是指急性胰腺炎伴有脏器功能障碍或胰腺坏死、脓肿或假性囊肿等局部并发症者或两者兼有,该病起病急、进展快、病死率高。

(一)病因

急性胰腺炎的病因,国内以胆道疾病为主要病因,占 50%以上;国外以酗酒为主要病因占 60%以上;其他原因有高脂血症、高甲状旁腺素血症,特发性、内镜逆行胰胆管造影术后,HIV 感染、急性损伤等。

(二)SAP 的临床表现

以急性上腹痛、恶心、呕吐、发热、血清胰酶升高为特点,重症胰腺炎有全身并发症,多器官功能衰竭,水、电解质、酸碱平衡及代谢紊乱等相应表现。

（三）SAP 的治疗

重症急性胰腺炎的非手术治疗措施包括抑制胰液分泌，维持胰外受损器官功能，对症治疗，维持水、电解质及酸碱平衡，营养支持，促进胃肠道功能恢复，应用抗生素，诱发急性呼吸窘迫综合征（ARDS）时机械通气支持等；手术治疗和内镜治疗措施以简单有效、充分引流、清除病灶、去除病因为原则，包括开腹手术清除胰腺感染坏死组织的清创术、胰周引流、腹腔镜下置管灌洗引流等。

（四）SAP 患者的护理

1.护理目标

（1）维持生命体征稳定，降低病死率。

（2）减轻患者身体痛苦，提高舒适度。

（3）帮助预防并发症。

（4）减轻心理痛苦。

2.护理措施

在 SAP 发病早期，尤其在发病 72h 内，生命体征监护和生命支持是护理工作的主要内容，重点应放在有效循环和呼吸通气方面，纠正循环障碍，改善呼吸功能。

（1）维持有效循环的护理：SAP 早期由于大量炎性介质释放、液体渗出、频繁呕吐等导致有效循环量严重不足。①密切观察生命体征及意识变化，持续心电、血压、中心静脉压监护；严格记录 24h 出入量，持续导尿，观察每小时尿量（尿量应≥30mL/h），根据监测结果调节输液速度及液体成分，快速有效地补充体液。②保持有效的静脉通道，深、浅静脉置管，连接三通接头，预留一通道作抢救用药专用。应用输液泵，保证特殊用药安全和最佳效果。静脉置管处严格无菌操作，每天碘伏消毒，更换肤贴，保持清洁干燥，输液器每 12h 更换 1 次。观察置管处局部有无红肿、压痛等。③维持呼吸功能的护理 SAP 时 ARDS 发生率高达 60%，病死率极高。应早期给予呼吸支持、机械通气等措施。护理措施包括：④密切观察患者呼吸频率、节律、形态、呼吸困难、发绀的程度，动态观察脉搏血氧饱和度、动脉血气分析结果，出现变化及时报告医生处理。⑥轻者面罩给氧，流量 4～6L/min。重者随时协助医生进行气管插管，正压机械通气。每 30min 抽血做 1 次血气分析，根据监测结果及时调整通气方式、通气量和吸氧浓度，病情稳定后改为每天测定 1 次或 2 次。⑥维持呼吸道通畅，及时清除气道分泌物，鼓励患者主动排痰，雾化吸入湿化呼吸道。帮助患者每小时变换体位 1 次，有助于改善通气和血流灌注，利于痰液排出，对治疗 ARDS 及预防肺部感染均有益。

（2）维持其他重要器官功能的护理：SAP 时可发生急性肝、肾功能损害，胃肠道出血、胰性脑病等。①除密切监测生命体征变化外，还应注意监测血糖、血常规、肝肾功能、电解质（尤其是钾、钙离子）的变化情况。观察皮肤黏膜黄染情况。②注意呕吐物、排泄物的颜色、性状和量；持续胃肠减压者，观察引流物色、性质和量；动态观察腹部体征和肠鸣音改变。注意胃肠道出血、麻痹性肠梗阻的征象。③密切观察患者意识、瞳孔变化，及时发现患者早期神志改变及神经系统的阳性体征。注意有无烦躁不安、情绪反常、谵妄、狂躁、情感异常及反应迟钝等，警惕胰性脑病发生。发现异常立即报告医生并配合做相应急救和处理。意识障碍患者要防止意外坠床或其他伤害。

（3）药物治疗护理：SAP 非手术治疗措施复杂，用药种类繁多，包括镇痛药、抗炎症介质药物、抗生素、抑制胰腺外分泌药物和胰酶抑制剂、血管活性物质等。护士要熟知药物的作用、剂量、给药方式、正确配制和输入方法、药物不良反应,观察患者对各种药物治疗的反应。对可能发生的不良反应有预见性,及时采取护理措施或报告医生处理。注意生长抑素及其类似物如奥曲肽(善得定)等应用时现配现用,用输液泵持续、准确给药,如果中断给药超过 5min 必须再次给予冲击量 1 次,确保药物疗效。

(4)营养支持疗法的护理。①SAP 早期需禁食,先施行肠外营养,待病情缓解后再经鼻饲肠内营养,可辅以肠外营养,并观察患者的反应,如能耐受,则逐渐加大剂量。②进行肠内营养时,可先试探性滴注生理盐水 0.5～1.0L/d,1～2d 后症状无加重,可给予要素膳或半要素膳,每天最好有 4～6h 肠道休息时间。输注肠内营养液时掌握好浓度、速度、温度。应注意腹痛、肠麻痹、腹部压痛等胰腺炎症状和体征是否加重,并定期复查电解质、血脂、血糖、总胆红素、血清白蛋白水平、血常规及肾功能等,评价机体代谢状况,调整肠内营养的剂量。③患者腹痛、腹胀减轻或消失,肠道动力恢复或部分恢复时可以考虑开放饮食,不以血清淀粉酶活性高低作为开放饮食的必要条件。食物开始以糖类为主,逐步过渡至低脂饮食。

(5)腹痛的护理:剧烈腹痛是 SAP 突出的症状,导致患者不适、焦虑、恐惧情绪。护士帮助患者取舒适体位,安抚鼓励患者,疼痛剧烈时遵医嘱给予镇痛治疗,在严密观察下可注射盐酸哌替啶(杜冷丁),不应用吗啡或胆碱能受体拮抗剂,如阿托品、山莨菪碱(654-2)等,因前者会收缩奥狄括约肌,后者则会诱发或加重肠麻痹。

(6)发热的护理:根据病情定时测量体温,观察体温变化及伴随症状。遵医嘱给予冰袋、温水擦浴或降温药物。每天进行皮肤清洁护理,及时擦干汗液,更换衣被,保持干燥舒适。

(7)基础护理:禁食,高热患者每天口腔清洁护理 2 次,保持口唇湿润,协助患者改变卧位姿势、翻身、拍背、按摩背部,增加舒适感。指导有效咳嗽及深呼吸,及时排除呼吸道分泌物,避免肺不张与坠积性肺炎。病房保持适宜的温度、湿度。保持床面平整干燥,防止压疮。

(8)心理护理:由于本病重危并且容易反复波动,病痛剧烈,疗程长、治疗费用高,患者心理压力大,心理问题多见。主要表现为情绪不稳定、绝望、焦虑或抑郁。心理护理要适时、恰当,向患者介绍疾病的知识,解释及澄清其疑问,鼓励患者表达其担心及害怕的事情,提供舒适温馨的环境,安排亲属探视。指导患者亲属做好精神支持。

(9)健康指导:使患者和家属了解本病基本诱因。如暴饮暴食、酗酒,帮助患者制定食谱和戒酒计划。指导患者掌握饮食卫生的基本知识;帮助患者掌握观察病情的方法;告知出院后定期复诊、随时复诊指征及联系电话;发现有胰腺和十二指肠疾病应及时治疗,避免急性胰腺炎复发。

第三节 原发性肝癌

原发性肝癌是指肝细胞或肝内胆管细胞发生的恶性肿瘤,我国为高发区,在消化系统恶性肿瘤死亡率中位居第三位,位于胃癌和食管癌之后。本病可发生于各年龄段,以 40～49 岁为最多见,男性多于女性,男女之比为 2∶1～5∶1。

一、病因和诱因

本病病因尚未完全肯定。

（一）病毒性肝炎

原发性肝癌患者中约有 1/3 有慢性肝炎史。流行病学调查发现，肝癌高发区人群的 HBsAg 阳性率高于低发区，而肝癌患者血清 HBsAg 及其他乙型肝炎标志的阳性率也高达 90％，提示乙型肝炎病毒与肝癌高发有明显关系。研究提示丙型病毒性肝炎与肝癌的发病也密切有关。

（二）肝硬化

原发性肝癌合并肝硬化者占 50％～90％，主要是在乙型和丙型病毒性肝炎基础上发生，而在欧美国家，肝癌则常发生在酒精性肝硬化的基础上。

（三）黄曲霉素

黄曲霉素中的代谢产物黄曲霉素 B_1 有强烈的致癌作用，流行病学调查结果发现，在粮油、食物受黄曲霉素污染严重的地区，肝癌发病率也较高。

（四）其他因素

肝癌的发生还与遗传、水源污染、有机氯类农药、亚硝胺类、华支睾吸虫感染等有关。

二、临床表现

（一）症状与体征

原发性肝癌患者起病较隐匿，早期多无任何临床症状和体征，一般是经 AFP（甲胎蛋白）普查检查出早期肝癌，又称之为亚临床肝癌。中晚期患者主要表现有：

1.肝区疼痛

此为常见的首发症状，多呈肝区持续性刺痛或钝痛。

2.全身症状

可有乏力、进行性消瘦、发热、营养不良和恶病质等。

3.转移灶症状

如咳嗽、咯血、气短、头痛、呕吐和神经定位体征等。

4.体征

最常见的体征是肝肿大，质地坚硬，表面凹凸不平，有大小不等节结或巨块，边缘不规则，常伴有不同程度的压痛。黄疸常在病程晚期出现。伴有肝硬化门静脉高压者可有脾大、腹腔积液、静脉侧支循环形成等表现。

（二）并发症

多发生在晚期，①肝性脑病是肝癌晚期的严重并发症；②上消化道出血，常因合并食管、胃底静脉曲张，破裂时发生呕血和（或）黑便；③肝癌结节破裂出血，当癌结节破裂局限于肝包膜下，可形成压痛性包块，破裂进入腹腔可引起急性腹痛及腹膜刺激征，如果出血量大，还会引起晕厥或休克；④继发感染，原发性肝癌患者因长期消耗或放疗、化疗、长期卧床等，易并发肺炎、败血症、肠道感染等。

三、实验室和其他检查

(一)肿瘤标志物——AFP 的检测

甲胎蛋白(AFP)测定 AFP 是肝癌早期诊断的重要方法之一,对肝癌的普查、诊断、判断疗效、预测复发等有重要作用,其准确率达 98% 左右。

(二)影像学检查

超声显像可显示直径为 2cm 以上原发性肝癌,对早期定位诊断有较大价值,结合 AFP 有利于早期诊断;CT 是诊断肝癌较常用的方法,可显示直径 2cm 以上的肿瘤,如果结合肝动脉造影或注射碘油的肝动脉造影,对 1cm 以下的肿瘤检出率可达 80% 以上,所以为目前诊断小肝癌和微小肝癌的最佳方法;X 线肝血管造影可显示 1～2cm 的癌结节,结合 AFP 检测结果,可检出早期肝癌;MRI 能清楚地显示肝细胞癌内部结构特征;放射性核素扫描能显示直径 3～5cm 以上的肿瘤,有助于肝癌与肝脓肿、血管瘤等相鉴别。

(三)其他

如肝穿活检、剖腹探查等方法均可作为肝癌的诊断手段。

四、诊断要点

凡有肝病史的中年患者特别是男性患者,如有不明原因的肝区疼痛、消瘦、进行性肝大,应做 AFP 测定并选择上述其他检查,争取早期诊断。必要时在超声或 CT 引导下行肝穿刺活检,以明确诊断。

五、治疗原则

早期发现和早期治疗是改善肝癌预后的最主要措施,早期肝癌应尽量采取手术切除。对不能切除者可采取多种综合治疗措施。

(一)手术治疗

目前肝癌的治疗仍以手术切除为首选,早期切除是提高生存率的关键,肿瘤越小,5 年生存率越高。由于手术切除仍有很高的复发率,术后宜加强综合治疗与随访。

(二)非手术治疗

1.局部消融治疗

影像引导定位,用物理或化学方法直接杀灭肿瘤。其主要包括射频、微波、冷冻、高功率超声聚焦消融及无水乙醇注射治疗。影像引导技术包括 EUS.CT 和 MRI。治疗途径有经皮、经腹腔镜和经开腹手术。单发肿瘤,最大直径≤5cm;或肿瘤≥3 个,且最大直径≤3cm。无血管、胆管和邻近器官侵犯以及远处转移,肝功能 Child-Pugh A 级或 B 级或经治疗达此标准。

2.肝动脉栓塞化疗

系肝癌非手术治疗方法中最常选用的方案之一。按治疗操作的不同,常分为肝动脉灌注化疗(TAI)、肝动脉栓塞(TAE)和肝动脉栓塞化学治疗(TACE)。TACE 是经皮穿刺股静脉,在 X 线透视下将导管插至固有动脉或其分支注射抗肿瘤药物和栓塞剂。化疗药物主要用蒽环类、铂类,栓塞剂常用碘化油和明胶海绵碎片。术后 5～7 周复查影像学及相关肿瘤标志物、肝肾功能及血常规,是否需要再次介入治疗依随访结果而定。介入治疗间隔时间从患者介入术后恢复算起,至少 3 周。

3.系统治疗(全身治疗)

(1)分子靶向治疗:索拉非尼是口服的多靶点、多激酶抑制剂。与肝动脉介入或系统化学治疗联合应用,可使患者获益更多。

(2)系统化学治疗:不推荐传统化学治疗,我国多中心研究表明,亚砷酸注射液治疗中晚期肝细胞癌有一定的姑息作用。

(3)中医中药治疗:多采用辨证施治、攻补兼施的方法,治则为扶正,活血化瘀,软坚散结,常用的中药有丹参、莪术、赤芍、三棱、全蝎、土鳖虫、半边莲、蟾蜍皮等。传统成药如逍遥丸、杞菊地黄丸、人参鳖甲丸,可单独使用或辨证论治。采用中药治疗可改善症状,延长生存期或为配合其他化疗而用。

(4)其他治疗:生物治疗可改善生活质量。

六、常见护理问题

(一)疼痛

1.相关因素

与肿瘤生长迅速,肝包膜被牵拉;肿瘤侵犯膈肌;肿瘤压迫腹腔神经丛;肝癌结节破裂出血;肝动脉栓塞后引起肿瘤、机体组织缺血有关。

2.临床表现

肝区钝痛或胀痛,可放射至右肩、右背,如发生癌结节破裂可突然发生剧烈疼痛和(或)腹膜刺激征。

3.护理措施

(1)腹痛的观察:评估腹痛的部位、性质、程度。认真倾听患者的主诉,如疼痛发生变化,应引起重视,结合腹部查体,判断变化的原因,如怀疑癌结节破裂,应立即监测生命体征,配合医师进行抢救。

(2)遵医嘱给予药物镇痛:①按三级镇痛的方法应用镇痛药,从非阿片类镇痛剂开始,如阿司匹林、吲哚美辛、布桂嗪等;若不能缓解,在此基础上加弱阿片类镇痛药,如可待因等;若疼痛剧烈,则可用强阿片类镇痛药,如哌替啶、美施康定、芬太尼等。②选择给药途径,口服、纳肛、肌内注射、经皮肤等途径。③用药时间,按时给药优于按需给药,口服、纳肛药物可 12h 给药或 8h 给药;透皮贴剂可 72h 给药。④评估,用药后做好疼痛的评估,评价药物镇痛的效果。

(二)感染

1.相关因素

与肿瘤消耗引起白细胞计数减少,化学治疗、放射治疗引起白细胞计数减少,胃肠道功能减退、肠道功能紊乱容易导致肺炎、胆道感染、皮肤感染、大肠埃希菌败血症、自发性腹膜炎有关。

2.临床表现

发热、咳嗽咳痰、原有黄疸加深、腹痛等,严重时可出现感染性休克。

3.护理措施

(1)避免感冒:保持空气流通,温湿度适宜,做好保暖措施,定期消毒,减少探视。

(2)预防皮肤感染:①减轻皮肤瘙痒。皮肤瘙痒常致皮肤抓伤引发皮肤的感染,在临床并不少见。常用缓解瘙痒的药物有炉甘石洗剂和氧化锌洗剂等。由于胆盐沉积于皮肤刺激其神经末梢引起的瘙痒,清洁皮肤是其缓解的有效方法。皮肤干燥引起的瘙痒,增加皮肤滋润度会有一定帮助。②预防压疮。长期卧床者,根据患者情况,给予使用气垫床或减压床垫等措施预防压疮。

(3)预防口腔感染:做好口腔的清洁,对于血小板减少、凝血功能障碍者,要避免口腔黏膜的损伤而引发感染。

(4)预防泌尿系统感染:对于长期卧床、大小便失禁、留置导尿管、长期应用抗生素的患者,应注意会阴部的护理,预防泌尿系统感染。

(5)做好病情的观察,监测体温、血常规,一旦发现感染,应根据医嘱给予抗感染治疗。

(三)潜在并发症:癌结节破裂出血

1.相关因素

肿瘤增大、坏死或液化发生自发性破裂或因外力而破裂。

2.临床表现

突发剧烈腹痛,并伴腹部压痛、反跳痛、肌紧张等腹膜刺激症状,腹腔可抽出不凝固的血液。

3.护理措施

(1)避免外力损伤。做好患者的宣教,尤其对于容易发生癌肿破裂的巨块型者。

(2)做好腹痛的评估。对于疼痛突然加剧要结合查体,判断有无反跳痛、肌紧张等急腹症体征,配合医师行诊断性腹穿。

(3)明确癌肿破裂出血。①能耐受手术者,积极做好肝动脉结扎、大网膜包裹填塞或紧急肝动脉栓塞等治疗;②不能耐受手术者,做好补液、输血、镇痛、止血等对症治疗和护理。

(四)潜在并发症

上消化道出血。

(五)潜在并发症

肝性脑病。

(六)肝动脉栓塞化疗的护理

1.术前护理

(1)向患者及家属解释有关治疗的必要性、方法和效果,使其减轻对治疗的疑虑,取得其配合。

(2)做好各种化验和检查,如血常规、出凝血时间、肝肾功能、心电图、B超、X线胸片等,检查股动脉、足背动脉的搏动强度。

(3)术前 4h 禁食。

(4)准备好术中用药,如术中的化疗药物、镇吐药物、镇静药等。

2.术后护理

(1)饮食护理:根据患者术后消化道反应程度给予不同的饮食指导。反应轻者,6h后即可从流质逐渐过渡到术前饮食。对消化道反应比较重且有门静脉高压的患者术后第1d应该禁食,1d后再逐渐由流质过渡到术前饮食。清淡易消化的饮食可减轻胃肠道反应。

(2)活动指导:术后24h卧床休息,24h后可下床活动。

(3)穿刺部位出血和血肿的观察和护理:患者仰卧,穿刺处伤口给予加压包扎,术肢应制动6～12h,以1kg沙袋压迫伤口6h。密切观察穿刺处有无渗血及出现血肿,出现血肿应延长沙袋压迫和术肢制动时间。

(4)动脉栓塞的观察:术后应密切观察穿刺侧足背动脉搏动情况、皮肤颜色及温度变化、下肢有无痛感和感觉障碍等情况,如有异常应及时报告医师处理。

(5)发热的护理:如患者出现发热,应鉴别术后吸收热和感染,按医嘱抽血查血常规、血培养等,明确有无感染发生。体温>38.5℃,给予物理降温或遵医嘱给予药物降温。

(6)呕吐的护理:术后胃肠道反应主要表现为呕吐,其原因有化疗药物对胃肠黏膜的刺激、TACE术后胃黏膜缺血、疼痛的刺激等。轻者可在给予保护胃黏膜的药物和镇痛药物后缓解。严重者可给予甲氧氯普胺、格拉司琼等药物止吐。呕吐频繁者,应合理补液,防止水、电解质和酸碱平衡紊乱。患者呕吐后应及时协助漱口及清理呕吐物,避免刺激。

(7)疼痛的护理:TACE后,患者可出现不同程度的腹痛。观察腹痛的性质和程度,做好评估。腹痛轻微者可采用放松、转移注意力等方法缓解疼痛。腹痛严重者,可遵医嘱给予镇痛药物镇痛。

(8)心理护理:向患者讲解TACE可能发生的并发症及其预防护理措施,取得患者配合。有些患者术中所用碘油较多,这样术后腹痛、发热后呕吐的反应较大,患者及家属会比较紧张和焦虑,这时应多向患者及其家属解释说明,使其了解这是正常的术后反应,在能耐受的前提下,肿瘤血管栓塞越充分,不良反应相对重一些,但治疗效果会更好一些,一般在术后2d左右缓解。

七、健 康 教 育

(一)心理指导

对于确诊为肝癌的患者,心理反应程度各异。老年患者相对较平静,容易接受事实,很快能安心治疗。青壮年往往会产生怨天尤人的思想,表现出抑郁或愤怒。护理人员应加强护患关系,增进感情交流,争取患者信任。根据患者情况介绍疾病知识、治疗方法及其疗效,明确采用正规、适宜的治疗方法,可以延长生存期,提高生活质量。强调保持乐观情绪的重要性,切忌有病乱投医。鼓励有条件者参加社会性抗癌组织活动,增加精神上的支持,使患者的行为向着有利于健康的方向发展。

(二)饮食指导

肝癌患者消耗较大,平衡膳食能有效保证足够的营养摄入。

1.脂肪与蛋白质

肝癌患者食欲差,进食量少,应提高膳食的热量和进食易于消化吸收的脂肪、甜食,如蜂蜜、蜂王浆、蔗糖以及植物油、奶油等,低脂肪饮食可以减轻肝癌患者恶心、呕吐、腹胀等症状。选择富含优质蛋白质的食物,如瘦肉、蛋类、豆类、奶类等,以补充白蛋白的丢失。但是在肝癌晚期,肝功能差,应适当控制蛋白质的摄入,以免过多进食蛋白质诱发肝性脑病。

2.维生素

维生素 A、维生素 C、维生素 E、维生素 K 等都有一定的辅助抗肿瘤作用。维生素 A 主要存在于动物肝脏、胡萝卜、菜花、黄花菜、白菜、无花果,大枣等食物中。维生素 C 主要存在于新鲜蔬菜、水果中。维生素 E 主要存在于小麦胚芽、棉籽油、大豆油、芝麻油、玉米油、豌豆、红薯、禽蛋、黄油等食物中。维生素 K 具有促进凝血功能,因此又称为凝血维生素,它主要存在于苜蓿、菠菜等绿叶植物中。B 族维生素富含于动物肝脏、瘦肉、禽蛋、牛奶、豆制品、谷物、胡萝卜、鱼、蔬菜等食物中,大部分是人体内的辅酶,缺乏 B 族维生素会造成如食欲缺乏、消化不良等,加重患者消化道症状。

3.无机盐

经证实,硒、镁、铜、铁等矿物质具有抗癌作用,含有这些抗癌作用微量元素的食物有大蒜、香菇、芦笋、玉米、海藻、海带、紫菜、蛤、海鱼、蛋黄、糙米、豆类、全麦面、坚果、南瓜、大白菜、大头菜和动物的肝、肾以及人参、枸杞子、山药、灵芝等。

4.避免刺激

原发性肝癌患者多有食欲缺乏、恶心、腹胀等消化不良的症状,故应进食清淡易消化食物。避免进食辛辣刺激、多骨、多刺、粗糙坚硬、黏滞不易消化及粗纤维食品。根据患者喜好烹调,进食定时定量、少量多餐,切忌一次进食过饱加重胃肠道负担而影响食欲。

5.避免致癌物质

避免进食霉变食品,避免进食酸菜、咸菜、咸鱼、熏鱼等含亚硝胺食物。

(三)生活指导

(1)患者应注意休息,要有规律的作息时间以保证睡眠,睡眠障碍者,可根据医嘱晚睡前口服安神助睡眠药物,如枣仁安神胶囊、思诺思等。劳逸结合,避免重体力劳动,根据病情可从事较轻松的工作。

(2)保持情绪稳定,过度兴奋、愤怒都会伤肝,鼓励患者培养和发展各种生活爱好,保持对生活热爱的积极性。

(3)戒烟、戒酒。

(4)防治便秘:原发性肝癌患者因胃肠功能减退,容易发生便秘,如再合并食管-胃底静脉曲张,需避免粗纤维食物,则更易发生。食物中蜂蜜和酸奶对肠道可以起到很好的润滑作用。药物常用益生菌制剂和乳果糖,可起到满意的防治效果。

(四)药物指导

1.保肝药物

根据医嘱应用1~2种保肝药物,如甘草酸二胺胶囊、水飞蓟宾、苦参素、秋水仙碱等。各种药物应根据医嘱,不可随意增减或擅自服用加重肝损害的药物。

2.利尿药

一般排钾和保钾利尿药联合使用(见肝硬化章节)。服用利尿药者,应每天观察尿量,若尿量变化较大,如尿量>3500mL 或尿量<400mL 时应及时就医。

(五)定期随诊,复查

根据不同的治疗方案,定期复查血常规、肝肾功能、甲胎蛋白等,以及 B 超、CT、MRI 等影像学检查,及时评估病情发展情况及治疗后效果。

第五章　精神与神经科疾病护理

第一节　颅脑损伤

一、颅脑损伤患者的院前急救及急诊室管理

颅脑损伤是一种常见外伤,可单独存在,也可与其他损伤同时存在。多见于交通、工矿事故,以及坠落、跌倒和各种锐器、钝器、火器、爆炸及自然灾害等对头部的伤害。颅脑外伤(TBI)患者的死亡率和伤残率高,严重影响个人、家庭和社会。颅脑损伤包括原发性脑损伤和继发性脑损伤。前者是受伤即刻发生;后者是伤后因缺血缺氧的因素造成,这些因素多能预防和避免,因此越早去除引起继发性脑损伤的因素,越有利于患者康复。

(一)院前急救

院前急救是指伤者在入院前的处置,包括受伤现场和转院过程的处置。

1.院前急救的基本原则

先救命、后治病。当救护人员到达现场后,首先应简洁了解伤情,迅速而果断地处理直接威胁伤者生命的病症,简要系统地检查患者全身情况,迅速脱离现场,转运医院。

2.院前急救的意义和目的

在急危重症患者的发病初期就给予及时有效的现场抢救,维持患者的生命,防止患者的再损伤,减轻患者的痛苦,并快速安全地将患者护送到医院进行进一步的救治,为院内急救赢得时间和条件。院前急救的主要目的是挽救患者的生命,减少伤残率和死亡率。

院前急救对于突发疾病或者遭遇意外创伤的患者来说,至关重要,甚至关系到患者的生命能否延续。重型颅脑损伤患者伤后 1h 呈现第 1 个死亡高峰,此刻死亡的数量占创伤死亡的50%,有组织的创伤救治体系比无组织的创伤救治体系死亡率下降 20%~50%,这个阶段抢救患者必须分秒必争,因此该时段又被称为"黄金 1h"。

3.现场处理

(1)缩短反应时间:反应时间是指从接到呼叫电话至救护车抵达事故现场所需要的时间。在该时间段内,可利用电话指导现场目击者或呼救者进行自救,正确使患者脱离危险场地,迅速就近救治。

(2)保证在最短的时间内到达现场:为使患者能在最短的时间内得到及时、有效的救治就必须设法缩短急救半径和院前急救时间。到达现场后,急救人员首先了解患者的受伤时间和

部位,对伤情做出综合判定,按轻重缓急进行重点救治。

4.院前急救的工作特点

(1)随机和突发性:任何事故或灾害的发生均具有随机性和突发性。

(2)紧急:一有呼救必须立即出动,一到现场立即抢救,抢救后根据病情立即运送或就地监护治疗。

(3)流动性大:院前急救系统平时在急救医疗服务区域内活动,求救地点可以散在于所管辖的任何街道、工厂、学校及居民点。当遇有重大突发性灾害事故时,还可能按需要跨区去增援。

(4)急救环境条件差:现场急救的环境大多较差,有时在马路街头,人群拥挤、声音嘈杂、光线暗淡;有时甚至险情未排除可能会造成人员再伤亡。运送途中,车辆颠簸、震动和噪声可能给一些必要的医疗护理操作如听诊、测量血压、吸痰、注射等带来困难。

(5)伤情多样且复杂:伤情有轻重,复合伤或合并伤和原有病变使诊治更加困难。

(6)对症治疗为主:院前急救因无充足时间和良好的条件做鉴别诊断,要做出明确的医疗诊断非常困难,只能以对症治疗为主。

(7)费心劳力:随车救护人员到现场前要使用运载工具或徒步奔走或攀爬,随身携带急救设备,到现场后必须立即抢救伤者,抢救后又要帮助搬运伤者,运送途中还要密切观察病情。因此,精神压力和体力劳动强度很大。

5.实施急救措施

注意伤者体位的安置,疑有颈椎骨折者取平卧头正位,一律予以颈托固定保护。对休克的患者,就地抢救,以免搬动引起血压波动,导致休克加重,危及生命。

(1)开放气道,保持呼吸道通畅:迅速清理伤者呼吸道内的血块、分泌物、污物及义齿。开放气道可采用仰头抬颏法,即左手小鱼际置于患者前额,手掌用力向后压使其头部后仰,右手中指、示指剪刀式分开上提下颌,使下颌角与耳垂连线垂直地面。疑似颈椎损伤者,用托举下颌法,即将肘部支撑在患者所处的平面上,双手放置在患者头部两侧并握紧下颌角,同时用力托起下颌。舌后坠或昏迷者安置口咽管或气管插管或简易环甲膜切开气管插管。无自主呼吸者,应行人工呼吸。

(2)纠正低血压,保持血液循环稳定:正常血压是保证有效脑循环的基本条件。如伤者面色苍白、神志淡漠、四肢冰冷、脉搏细弱、收缩压<90mmHg,提示休克状态,即应建立静脉通道,必要时静脉切开,不可因穿刺失败贻误抢救时机。低血压患者一般应用等渗补液。

(3)止血:头皮血运极丰富,单纯头皮裂伤有时即可引起致死性外出血。开放性颅脑损伤可累及头皮的大小动脉,颅骨骨折可伤及颅内静脉窦,同时颅脑损伤往往合并有其他部位的复合伤均可造成大出血引起失血性休克,而导致循环功能衰竭。因此制止活动性外出血,维持循环功能极为重要。包扎是外伤急救最常用的方法,具有保护伤口、减少污染、固定敷料、压迫止血、防止继续再出血、防止休克、防止病情进一步发展、有利于伤口早期愈合的作用。同时,也便于患者的搬运,减轻痛苦。开放性伤口进行局部包扎,以减少污染和出血;有严重出血和活动性出血可对伤口进行加压包扎止血。

（4）合并伤的处理

①心包积血的处理：心包积血常是心脏创伤、心包内大血管损伤或心包损伤引起的并发症，多为心前区部位的锐器或火器伤所致，部分可由胸部严重闭合性损伤引起。患者可表现为胸闷、烦躁不安、面色苍白、皮肤湿冷、呼吸困难，甚至意识丧失。体征表现为呼吸急促、发绀、颈静脉怒张、脉快弱、血压下降、脉压变小、中心静脉压增高、心前区有伤口（随呼吸或心跳有血液外溢）、心尖搏动减弱或消失、心音远弱，可有奇脉（吸停脉）。在急性心包积血时，心包短时间内积血150～200mL便足以引起压迫，造成致命的心包压塞。心包穿刺术可即刻缓解心包压塞症状，改善血流动力学。心包穿刺治疗后在严密监护下可暂时观察。若再出现压塞症状，应考虑手术探查。

②骨折的处理：可用木板附在患肢一侧，在木板和肢体之间垫上棉花或毛巾等松软物品，再用带子绑好。松紧要适度。木板要长出骨折部位上下两个关节，做超过关节固定，这样才能彻底固定患肢。现场可用树枝、擀面杖、雨伞、报纸卷等物品代替。皮肤有破口的开放性骨折，由于出血严重，可用干净消毒纱布压迫，在纱布外面再用夹板。压迫止血无效时，可用止血带，并在止血带上标明止血的时间。大腿骨折时，内出血可达1000mL。包扎固定过紧也能引起神经麻痹，造成不可挽回的后果。

③合并离体肢（指）体的处理

a.抗休克：因离断伤出血多，血容量不足而引起的低血容量休克时，应找出失血原因及部位，并迅速采取止血措施。及时准确快速补血、补液，并注意配伍禁忌和观察各种再灌注的反应。

b.止血：断肢（指）近端有活动性出血，应加压包扎。局部加压包扎仍不能止血时，应用充气止血带并调节合适的止血带压力（成人：上肢压力250～300mmHg，下肢压力400～500mmHg；儿童：上肢压力150～200mmHg，下肢压力200～250mmHg）。无压力表时以刚止住血为宜。用止血带时应下垫纱布以保护皮肤，注意松紧度及缚扎时间。

c.断肢保存：合并断肢（指）者，若断肢（指）完全离断，应用已消毒的纱布对离断肢体进行包裹，避免或减少离断肢体的污染；若断肢（指）为不完全离断，则可用木棍、木板等硬物进行支撑，以使未完全离断肢（指）体与近端的良好固定，避免使连接组织发生牵拉、撕扯而导致二次损伤，从而保证再植成活。

6.安全转运

颅脑损伤是一种急危重症疾病，其救治要求专科性很强，救护措施要求全面、及时、得力，安全转运是一个监护、抢救、治疗、护理的过程。及时有效的现场急救后，需要快速送到医院，配合专科进一步诊治。在转运患者的途中应做到快速、平稳，避免紧急刹车可能造成的损伤。在注意观察病情变化的同时，及时与医院相关科室取得联系，制订好抢救和检查流程。

（1）体位：正确的搬运可减少伤者痛苦，并获得及时治疗。注意急救搬运时的体位：一般清醒患者多为平卧、侧卧或半卧位，部分患者因严重呼吸困难呈端坐位。对于合并脊柱损伤的患者，禁止抱背，身体应保持自然正中位，颈椎骨折者可在头部两边放沙袋或给予颈托并由专人固定。对于合并创伤性血气胸患者，应双手托患者的躯干部，保护患者的受伤部位，搬运的动作要轻柔，避免再损伤。严重休克未纠正前禁止搬动患者，一般待休克纠正，病情基本稳定后方可运送患者。

（2）保持呼吸道通畅：运送中注意观察伤者面色、呼吸情况，注意清除口腔分泌物及呕吐物，保持呼吸道通畅，并给予持续有效地吸氧。如患者发生高而尖的喉鸣音时，应考虑是否存在气道的不完全阻塞，检查并清除咽部分泌物、血凝块、泥土等，必要时气管插管或气管切开以保证呼吸道通畅。

（3）静脉通道：维持静脉通道，保证有效的血液循环。

（4）创口处理：妥善处理创口，伤肢固定、止痛、包扎。抢救时应争分夺秒，以避免因大出血造成血容量锐减而发生的休克，甚至死亡。

（5）其他

①大多数患者遭受意外伤害时因缺乏思想准备，往往处于恍惚害怕之中，应及时有效地与患者沟通，并从容镇静、急而有序地观察抢救患者。对躁动不安者，为避免加重出血可根据病情给予镇静措施。

②颅脑损伤常常引起癫痫发作，轻者表现为局限性抽搐，重者可发生全身性抽搐，甚至窒息死亡。因此，除严密观察外，对癫痫发作者应保持气道通畅，防止误吸和咬伤。

③颅脑损伤患者常发生颅内压增高，严重者出现剧烈头痛、频繁呕吐或意识障碍。对此类患者应在转运前以脱水药物降低颅内压，待病情平稳后再运送。若途中出现躁动、脉搏洪大有力、心率减慢、呼吸变慢和血压升高，提示发生颅内压增高，可及时使用脱水剂。

④在转运的过程中，需携带氧气袋、呼吸囊、手提式呼吸机等抢救器材及药物，给予护栏保护，必要时使用约束带，注意控制车速。

（二）急诊室管理

颅脑损伤因具有起病急、病情重、变化快的特点，诊治不及时将导致严重后果，因此对神经外科急诊室医护人员的素质要求较高，需具备：①高度的责任心、细心和耐心；②有严格的时间观念；③具备良好的神经外科基础知识和基本技能；④具有迅速做出正确诊断和判断病情的能力，并能对病情变化做出及时的处理。

1.分诊

接到急诊后，护士应该正确评估伤情，实施护理的预见性思维。与转运医护人员做好交接班工作，详细了解患者受伤时间、原因、意识、瞳孔、合并损伤、现场及途中意识、血压和呼吸情况等。

立即监测生命体征，确定损伤部位，并对其他部位的合并伤进行相关科室协调处理，呼叫神经外科和相关学科会诊，进一步确定诊断和治疗方案。遇有就诊者过多或疑难病例，应及时请医生协助。遇有大批急诊或病情复杂，需要多方面合作抢救的患者，应通知急诊科主任、医务科科长及院长。所有会诊及一切处理经过，应记入病案。

若患者有手术指征，则在确诊后立即送入手术室；若患者无明显手术指征，则送至神经外科重症监护病房，行常规对症支持治疗和严密观察。

需检查的伤者，按病情需要，由工作人员或陪伴人员陪送或通知有关科室到急诊科检查。

如涉及交通事故、服毒、自杀等，应立即通知有关单位。

2.护理

(1)积极配合抢救:患者取合适卧位,保持气道通畅,给予吸氧,如呼吸、心搏骤停,要迅速进行心肺复苏。建立或维持静脉通道,如失血性休克患者可以建立 2 条以上的通道,保证晶体、胶体溶液在规定的时间内快速输入。对穿刺困难者协助医生行中心静脉置管术。

(2)加强观察:持续心电监护,密切观察患者的生命体征、血氧饱和度、意识、瞳孔、GCS,对于病情危重的患者应每 10~15min 观察一次。准确记录 24h 出入液量。如一侧瞳孔散大,对光反射迟钝或消失,提示脑受压;双侧瞳孔大小多变或出现眼球分离,提示有脑干损伤;如果先一侧瞳孔散大,后双侧散大,对光反射消失,眼球固定,患者呈深昏迷,持续昏迷并进行性加重证明伤情严重,应积极采取措施抢救。颅脑损伤患者如出现血压持续偏低、面色苍白、脉搏细速、四肢厥冷,往往提示有休克的发生,应及时检查患者是否伴有实质性脏器的损伤。如出现尿量急速增多应考虑损伤到中枢神经引发尿崩症;出现尿量减少,则需考虑是否有腹部损伤、膀胱破裂等。

(3)做好相应的术前准备:迅速了解受伤史,全面地进行全身和受伤肢体创口、断肢情况的检查。抽血检验血型、血常规,并配好同型血,同时常规给予破伤风抗毒血清,必要时导尿;给予抗休克治疗;摄肢体 X 线片或加摄头颅、胸部或腹部的 X 线平片;通知手术室立即做好断肢(指)再植的清创和再植手术的器械准备;通知有关手术医生和麻醉医生,尽快做好手术前准备;如发现伤者有严重合并损伤而危及生命时,应首先请有关科室协同处理。

二、头皮损伤

(一)病因及发病机制

头皮血肿多由钝器伤所致,按血肿出现于头皮的层次分为皮下血肿、帽状腱膜下血肿和骨膜下血肿。皮下血肿常见于产伤或碰伤,血肿位于皮肤表层与帽状腱膜之间;帽状腱膜下血肿是由于头部受到斜向暴力,头皮发生剧烈滑动,撕裂该层间的血管所致;骨膜下血肿常由于颅骨骨折引起或产伤所致。

头皮裂伤是常见的开放性头皮损伤,多为锐器或钝器打击所致。

头皮撕脱伤是一种严重的头皮损伤,多因发辫受机械力牵拉,使大块头皮自帽状腱膜下层或连同骨膜一并撕脱。

(二)护理评估

1.头皮血肿

(1)皮下血肿:血肿位于皮下和帽状腱膜下,体积小、张力高、压痛明显,有时周围组织肿胀隆起,中央反而凹陷,稍软,易误认为是凹陷性颅骨骨折。

(2)帽状腱膜下血肿:位于帽状腱膜和骨膜中间,该处组织疏松,出血较易扩散,严重者血肿边界可与帽状腱膜附着缘一致,覆盖整个穹窿部,似戴一顶有波动的帽子;小儿及体弱者,可因此致休克或贫血。

(3)骨膜下血肿:血肿多局限于某一颅骨范围内,以骨缝为界,血肿张力较高。

2.头皮裂伤

头皮血管丰富,出血较多,可引起失血性休克。头皮裂伤较浅时,因断裂血管受头皮纤维隔的牵拉,断端不能收缩,出血量反较帽状腱膜全层裂伤者多。由于出血多,常引起患者紧张,使血压升高,加重出血。

3.头皮撕脱伤

大块头皮自帽状腱膜下层连同骨膜一起被撕脱所致。剧烈疼痛及大量出血可导致失血性或疼痛性休克,易致颈椎骨折和脱位。较少合并颅骨损伤及脑损伤。

(三)辅助检查

头颅 X 线片可了解有无合并存在的颅骨骨折。

(四)处理原则

较小的头皮血肿一般在 1～2 周内可自行吸收,无需特殊处理;若血肿较大,则应在严格皮肤准备和消毒下,分次穿刺抽吸后加压包扎。

头皮裂伤现场急救可局部压迫止血,争取 24h 内清创缝合。常规应用抗生素和破伤风抗毒素。

头皮撕脱伤现场急救可加压包扎止血、防治休克;尽可能在伤后 6～8h 内清创做头皮瓣复位再植或自体皮移植。对于骨膜已撕脱不能再植者,需清洁创面,在颅骨外板上多处钻孔,深达板障,等骨孔内肉芽组织生成后再行植皮。

(五)护理诊断及合作性问题

1.疼痛

与头皮血肿、头皮裂伤有关。

2.潜在并发症

感染、出血性休克。

(六)护理措施

(1)病情观察:密切观察患者的生命体征、瞳孔、意识状况,警惕合并颅骨损伤、脑损伤及颅内压增高。

(2)头皮血肿嘱患者勿用力揉搓,以免增加出血,早期冷敷以减少出血和疼痛,24～48h 后改用热敷,以促进血肿吸收。

(3)遵医嘱应用抗生素预防感染、缓解疼痛。做好伤口护理,注意创面有无渗血,保持敷料干燥清洁,保持引流通畅。

(4)头皮撕脱伤在急救过程中应注意保护撕脱的头皮,避免污染,用无菌敷料或干净布包裹、隔水放置于有冰块的容器内,随伤员一同送往医院,争取清创后再植。对出现休克的患者,在送往医院途中应保持平卧。

三、颅骨骨折

颅骨骨折指颅骨受暴力作用所致颅骨结构的改变。其临床意义不在于骨折本身,而在于骨折所引起的脑膜、脑、血管和神经损伤,可合并脑脊液漏、颅内血肿及颅内感染等。颅骨骨折按骨折部位分为颅盖骨折和颅底骨折。按骨折形态分为线性骨折和凹陷性骨折。按骨折是否与外界相通分为开放性骨折和闭合性骨折。

（一）护理评估

1.健康史

询问患者受伤经过、受伤时间、致伤原因、致伤源的强度和部位大小、方向；伤后有无头皮血肿及伤口；有无意识障碍及口鼻流血等情况。

2.身体状况

（1）颅盖骨折

①线性骨折：最常见，局部压痛、肿胀。常伴发局部骨膜下血肿。

②凹陷性骨折：成人多为骨折片向颅腔内塌陷，婴幼儿可呈"乒乓球样凹陷"，局部可扪及局限性陷区，可导致脑损伤。若骨折片损伤脑重要功能区浅面，可出现偏瘫、失语、癫痫等神经系统定位病征。若引起颅内血肿则出现颅内压增高症状。

（2）颅底骨折：多因强烈的间接暴力作用于颅底所致，常为线性骨折。颅底部的硬脑膜与颅骨贴附紧密，故颅底骨折时易撕裂硬脑膜，产生脑脊液外漏而成为开放性骨折。主要表现为皮肤和黏膜下淤血、淤斑，脑脊液外漏，脑神经损伤。颅底骨折常因出现脑脊液漏而确诊。依骨折的部位不同可分为颅前窝、颅中窝和颅后窝骨折，临床表现各异。

3.心理-社会状况

了解患者及家属的心理反应，常见心理反应有焦虑、恐惧、担心损伤引起功能障碍影响日后生活等。了解患者及家属对伤后功能恢复的疑虑，家属对患者的支持能力和程度。

4.辅助检查

（1）X线检查：颅盖骨折主要靠颅骨X线片确诊。对于凹陷性骨折，X线片可显示骨折片陷入颅内的深度。

（2）CT检查：有助于了解骨折情况和有无合并脑损伤。

5.治疗要点与反应

（1）颅盖骨折

①单纯线性骨折：本身无需特殊处理，关键在于处理因骨折引起的脑损伤或颅内出血，尤其是硬脑膜外血肿。

②凹陷性骨折出现下列情况考虑手术治疗：a.大面积骨折片陷入颅腔，导致颅内压升高或合并脑损伤及脑疝可能；b.骨折片压迫脑重要部位引起神经功能障碍；c.非功能区部位的小面积凹陷骨折，无颅内压增高，但深度超过1cm者直径大于3cm者。

（2）颅底骨折：颅底骨折本身无需特殊处理，主要针对由骨折引起的伴发症和后遗症进行治疗。出现脑脊液漏时即属开放性损伤，应使用TAT及抗生素预防感染，大部分脑脊液在伤后2周内自愈。脑脊液漏若4周以上仍未停止，可行手术修补硬脑膜。若骨折片压迫视神经，应尽早手术减压。

（二）护理诊断及合作性问题

1.有感染的危险

与脑脊液外漏有关。

2.潜在并发症

颅内出血、颅内压增高、颅内低压综合征。

（三）护理目标

避免颅内感染,促进漏口早日愈合。

通过监测和护理,减少或避免潜在并发症,一旦发生应得到及时控制。

（四）护理措施

1.病情观察

观察患者的意识、瞳孔、生命体征,颅内压增高、降低的症状和肢体活动及颅内感染等情况。注意观察脑脊液的量,可在前鼻庭或外耳道口松松地放置干棉球,随湿随换,记录24h浸湿的棉球数,以估计脑脊液外漏量。

2.脑脊液漏的护理

护理的重点是预防因脑脊液逆流导致的颅内感染。

（1）体位:嘱患者采取半坐位,头偏向患侧,维持特定体位至停止漏液后3～5d,借重力作用使脑组织移至颅底硬脑膜裂缝处,以促使局部粘连而封闭漏口。

（2）保持局部清洁:每天清洁、消毒耳道、鼻腔或口腔2次,注意棉球不可过湿,以免液体逆流入颅。劝告患者勿挖鼻、抠耳。注意不可堵塞鼻腔。

（3）避免颅内压骤升:嘱患者勿用力屏气排便、咳嗽、擤鼻涕或打喷嚏等,以免颅内压骤然升降导致气颅或脑脊液逆流。

（4）对于脑脊液鼻漏者,不可经鼻腔进行护理操作:严禁从鼻腔吸痰或放置鼻胃管,禁止耳、鼻滴药、冲洗和堵塞,禁忌做腰穿。

（5）遵医嘱应用抗生素及TAT或破伤风类毒素。

（五）护理评价

（1）患者是否出现颅内感染,脑脊液漏口有无愈合。

（2）患者是否出现并发症,若出现是否得到及时发现和处理。

（六）健康教育

（1）告知门诊患者和家属若出现剧烈头痛、频繁呕吐、发热、意识模糊应及时到医院就诊。

（2）颅底骨折患者避免颅内压骤然升降的因素。

（3）颅骨骨折达到骨性愈合需要一定时间。线性骨折,一般成人需2～5年,小儿需1年。

（4）若有颅骨缺损,注意避免碰撞局部,可在伤后半年左右作颅骨成形术。

四、脑损伤

脑损伤是指脑膜、脑组织、脑血管以及脑神经在受到暴力作用后所发生的损伤,这种暴力通常是多种应力共同作用的结果,因此,其损伤的程度和类型多种多样。根据脑损伤病理改变的先后,分为原发性脑损伤和继发性脑损伤。前者是指暴力作用于头部后立即发生的脑损伤,主要有脑震荡、脑挫裂伤等。后者是指头部受伤一段时间后出现的脑受损病变,主要有脑水肿和颅内血肿、脑疝等。根据受伤后脑组织是否与外界相通,分为开放性脑损伤和闭合性脑损伤。前者多由锐器或火器直接造成,常伴有头皮裂伤、颅骨骨折和硬脑膜破裂,有脑脊液漏。后者为头部接触钝性物体或间接暴力所致。

（一）脑震荡

脑震荡是最常见的轻度原发性脑损伤，为一过性脑功能障碍，无肉眼可见的神经病理改变，但在显微镜下可见神经组织结构紊乱。具体机制尚未明了，可能与惯性力所致的弥散性脑损伤有关。

1.护理评估

患者伤后立即出现短暂的意识障碍，持续数秒或数分钟，一般不超过 30min。同时可出现皮肤苍白、出汗、血压下降、心动徐缓、呼吸微弱、肌张力减低、各生理反射迟钝或消失。清醒后大多不能回忆受伤前及当时的情况，称为逆行性遗忘。常有头痛、头晕、恶心、呕吐等症状。神经系统检查无阳性体征。

脑震荡无需特殊治疗，应卧床休息 1～2 周，可适当给予镇痛、镇静对症处理，可完全恢复。

2.护理措施

（1）缓解患者焦虑情绪：给患者讲解疾病的相关知识，缓解其紧张情绪。对少数症状迁延者，应加强心理护理，帮助其正确面对疾病。

（2）镇痛、镇静：头痛患者，遵医嘱适当给予止痛药物。嘱其休息。

（3）注意观察：少数患者可能发生颅内继发病变或其他并发症，故应密切观察其意识状态、生命体征及神经系统病症。

（二）脑挫裂伤

脑挫裂伤是常见的原发性脑损伤，分脑挫伤及脑裂伤。前者指脑组织遭受破坏较轻，软脑膜完整；后者指软脑膜、血管和脑组织同时有破裂，伴有外伤性蛛网膜下隙出血。由于两者常同时存在，合称为脑挫裂伤。

1.病因与发病机制

脑挫裂伤主要指发生于大脑皮层的损伤，可单发，也可多发。挫伤时软脑膜下有散在的点状或片状出血灶。脑挫裂伤后早期的脑水肿多属血管源性，随后因脑组织缺血、缺氧，三磷酸腺苷生成减少及脑细胞膜脂质过氧化反应增强等，最终使脑细胞肿胀、崩解，继发细胞毒性脑水肿。继发改变的脑水肿和血肿形成具有更为重要的临床意义。外伤性脑水肿反应多在伤后 3～7d，此期间易发生颅内压增高，甚至脑疝。伤情较轻者，脑水肿可逐渐消退，病灶区日后可形成瘢痕、囊肿，并常与硬脑膜粘连，有发生外伤性癫痫的可能；若蛛网膜与软脑膜粘连可影响脑脊液循环，有形成外伤脑积水的可能；广泛的脑缺氧及脑挫裂伤可导致弥散性或局限性的外伤性脑萎缩。

2.护理评估

（1）健康史：了解患者受伤经过、急救情况。患者局部头部有无破损、出血。了解患者有无颅内压增高征象。患者的生命体征是否平稳，意识状态、瞳孔及神经系统体征的变化。了解患者既往健康史。

（2）身体状况

①意识障碍：这是脑挫裂伤最突出的临床表现。一般伤后立即出现昏迷，其程度和持续时间与损伤程度、范围直接相关。昏迷时间超过半小时，可长达数小时、数日、数月不等。严重者可长期持续昏迷。

②局灶症状和体征:脑皮质功能区受损时,受伤当时立即出现与伤灶区功能相应的神经功能障碍或体征,如语言中枢损伤出现失语,运动区损伤出现锥体束征、肢体抽搐、偏瘫等。若仅伤及额、颞叶前端等"哑区",可无神经系统缺损的表现。

③头痛、呕吐:与颅内压增高、自主神经功能紊乱或外伤性蛛网膜下隙出血有关。后者还可出现脑膜刺激征,脑脊液检查有红细胞。

④生命体征变化:因继发颅内血肿或脑水肿导致颅内压增高和脑疝,出现库欣反应。并可使早期的意识障碍或偏瘫程度加重或意识障碍好转后又加重。

(3)心理-社会状况:脑损伤患者多有不同程度的意识和肢体功能障碍,故清醒患者在伤后对脑损伤和脑功能恢复有较重的心理负担,常表现为焦虑、悲观、恐惧;患者意识和智力的障碍使家属有同样表现,此外,家庭对患者的支持程度和经济能力也影响着患者的心理状态。

(4)辅助检查:CT检查是首选项目,可了解脑挫裂伤的部位、范围及脑水肿的程度,还可了解脑室受压及中线结构移位等情况。MRI检查也有助于明确诊断。

(5)治疗要点:脑挫裂伤一般采取保持呼吸道通畅、防治脑水肿、加强支持疗法和对症处理等非手术治疗为主。重度脑挫裂伤经上述治疗无效,颅内压增高明显甚至出现脑疝迹象时,应做脑减压术或局部病灶清除术。

3.常见护理诊断/问题

(1)清理呼吸道无效:与脑损伤后意识不清有关。

(2)营养失调:低于机体需要量与脑损伤后高代谢、呕吐、高热等有关。

(3)有废用综合征的危险:与脑损伤后意识和肢体功能障碍及长期卧床有关。

(4)潜在并发症:颅内压增高、脑疝、蛛网膜下隙出血、癫痫发作、消化道出血。

4.护理目标

(1)患者呼吸道保持通畅、呼吸平稳,无误吸发生。

(2)患者营养状态维持良好。

(3)患者未出现因活动受限引起的并发症。

(4)患者未发生并发症或出现并发症能够被及时发现和处理。

5.护理措施

(1)一般处理

①静卧、休息,床头抬高15°～30°,昏迷或吞咽障碍者宜取侧卧位或侧俯卧位,以免呕吐物、分泌物误吸。

②营养支持,维持水、电解质及酸碱平衡:昏迷患者须禁食,早期应采用胃肠外营养,每天静脉输液量在1500～2000mL,其中含钠电解质500mL,输液速度不可过快,伤后三天仍不能进食者,可经鼻胃管补充营养,注意控制盐和水的摄入量。患者意识好转出现吞咽反射时,可逐步经口试喂蒸蛋、藕粉等食物。

③降低体温:伤后早期,由于组织创伤反应,可出现中等程度发热;若损伤累及间脑或脑干或导致体温调节紊乱,可出现体温不升或中枢性高热;伤后即发生高热,多系视丘下部或脑干损伤;伤后数日体温升高,常提示有感染性并发症。高热使机体代谢增高,加重脑组织缺氧,及时处理。可应用抗生素预防感染。若为中枢性高热,予以物理降温。

④躁动的护理：需查明躁动的原因，如头痛、呼吸道不通畅、尿潴留、便秘、衣被被大小便浸湿、肢体受压、癫痫发作等，根据不同病因采取镇静、止痛、保持呼吸道通畅、抗癫痫、基础护理等措施。注意镇静剂使用需慎重，以免影响病情观察。对躁动患者不可强加约束，避免因过分挣扎使颅内压进一步升高。

（2）保持呼吸道通畅：意识障碍患者易发生误吸误咽、舌后坠等阻塞呼吸道，需及时清理呼吸道分泌物、放置口咽通气管、必要时做气管切开或气管内插管辅助呼吸。

（3）严密观察病情变化：注意观察意识、瞳孔、生命体征变化（详见颅内压增高患者的护理）。

（4）防治脑水肿：这是治疗脑挫裂伤的关键。可采用脱水、激素或过度换气等治疗脑水肿、降低颅内压；吸氧、限制液体入量；冬眠低温疗法降低脑代谢率等。

（5）促进脑功能恢复：应用营养神经药物，如三磷酸腺苷、辅酶 A、细胞色素 C 等，以供应能量、改善细胞代谢和促进脑细胞功能恢复。

（6）手术前后的护理：术前两小时内剃净头发、洗净头发、涂擦 75% 乙醇并用无菌巾包裹。手术后搬动患者前后注意观察呼吸、脉搏、血压变化。小脑幕上开颅术后取侧卧位或仰卧位，避免切口受压；小脑幕下开颅手术取侧卧位或侧俯卧位。对引流管护理注意无菌操作。严密观察及时发现有无术后颅内出血、感染、癫痫及应激性溃疡等并发症。

6.护理评价

（1）患者呼吸是否平稳，有无误吸发生。

（2）患者的营养状态如何，营养素供给是否得到保证。

（3）患者是否出现长期卧床造成的并发症。

（4）患者是否出现并发症，若出现是否得到及时发现和处理。

7.健康教育

（1）外伤性癫痫患者定期服用抗癫痫药物，症状完全控制后，坚持服药 1～2 年，逐步减量后才能停药，不可突然中断服药。不能单独外出、登高、游泳等，以防意外。

（2）康复训练：协助患者及家属制订康复计划，告诉他们有意识、有计划地进行废损功能训练，如语言、记忆力等方面的训练，瘫痪肢体的训练，尤其注意发挥不全肢体瘫痪部位的肢体的代偿功能，使患者得以提高生活自理能力以及社会适应能力。

（3）心理指导：轻型脑损伤患者应尽早自理生活。对恢复过程中出现的头痛、耳鸣、记忆力减退的患者应给予适当解释和宽慰，使其树立信心。脑损伤后遗留的语言、运动或智力障碍在伤后 1～2 年内有部分恢复的可能，应提高患者自信心，做好心理疏导。

五、颅内血肿

颅内血肿是颅脑损伤中最多见、最危险的继发性病变。由于血肿直接压迫脑组织，常引起局部脑功能障碍的占位性病变症状和体征以及颅内压增高的病理生理改变，早期及时处理，可在很大程度上改善预后。若未及时处理，其严重性在于可引起颅内压增高而致脑疝危及生命。根据血肿的来源和部位，颅内血肿分为硬脑膜外血肿、硬脑膜下血肿、脑内血肿。根据血肿引起颅内压增高及早期脑疝症状所需时间将其分为三型:72h 为急性型;3d 至 3 周以内为亚急性型;3 周以上才出现症状为慢性型。

(一)病因与发病机制

1.硬脑膜外血肿

与颅骨损伤有密切关系,骨折或颅骨的短暂变形撕破位于骨管沟骨的硬脑膜中动脉或静脉窦而引起出血,血液积聚进一步使硬脑膜与颅骨分离也可撕破一些小血管,使血肿增大。引起颅内压增高和脑疝所需要的出血量一般成人幕上达 20mL,幕下达 10mL。

2.硬脑膜下血肿

颅内血肿中最常见的类型。急性和亚急性硬膜下血肿常继发于对冲性脑挫裂伤。出血多来自挫裂的脑实质血管。慢性硬脑膜下血肿好发于老年人,大多有轻微头部外伤史、有的患者伴有脑萎缩、血管性或出血性疾病。

3.脑内血肿

浅部血肿出血均来自脑挫裂伤灶,血肿位于伤灶附近或伤灶裂口中,常与硬脑膜下和硬膜外血肿并存。深部血肿多见于老年人,血肿位于白质深处,脑表面可无明显挫伤。

(二)护理评估

1.健康史

详细了解受伤经过,如暴力性质、大小、方向及速度;了解其身体状况,有无意识障碍及程度和持续时间,有无头痛、恶心、呕吐、抽搐、大小便失禁及肢体瘫痪等。了解现场急救情况,伤后表现,有无头皮血肿及伤口;有无意识障碍及口鼻流血等情况。

2.身体状况

(1)硬脑膜外血肿:出血积聚于颅骨与硬脑膜之间,较常见。症状取决于血肿的部位及扩展的速度。

①意识障碍:原发性脑损伤,也可由血肿导致颅内压增高、脑疝引起,后者常发生于伤后数小时至 1～2d。典型的意识障碍是在原发性意识障碍之后,经过中间清醒期,再度出现意识障碍,并逐渐加重。两次意识障碍的原因不同,前者是原发性脑损伤引起,后者为继发性血肿及颅内压增高所致。如果原发性脑损伤较严重或血肿形成较迅速,也可能不出现中间清醒期。少数患者可无原发性昏迷,而在血肿形成后出现昏迷。

②颅内压增高:头痛、恶心、呕吐剧烈。一般成人幕上血肿大于 20mL、幕下血肿大于 10mL,即可引起颅内压增高症状。

③脑疝:如颅内压增高引起颞叶沟回疝,患者不仅意识障碍加深,生命体征紊乱加重,还出现患侧瞳孔散大,对侧肢体瘫痪等典型征象(小脑幕切迹疝)。幕上血肿者大多先经历小脑幕切迹疝,然后合并枕骨大孔疝,故严重的呼吸循环障碍发生在意识障碍和瞳孔改变之后。幕下血肿者可直接发生枕骨大孔疝,故早发生呼吸骤停。

(2)硬脑膜下血肿:出血积聚在硬脑膜下腔,最常见。

①意识障碍严重呈持续状态,且程度逐渐加重,一般不存在中间清醒期,多数合并较重的脑挫裂伤和脑水肿。

②较早出现颅内高压和脑疝症状。

（3）脑内血肿：出血积聚在脑实质内称为脑内血肿，有浅部与深部血肿两种类型。以进行性加重的意识障碍为主，若血肿累及重要脑功能区，可出现偏瘫、失语、癫痫等症状。

3.辅助检查

X线可了解有无颅骨骨折。CT、MRI能清楚显示脑挫裂伤、颅内血肿部位、范围和程度。急性硬脑膜下血肿可示颅骨内与脑组织表面之间有高密度、等密度或混合密度的新月形或半月形影；慢性硬脑膜下血肿可示颅骨内板下低密度的新月形、半月形或双凸镜形影。脑内血肿可示脑挫裂伤灶附近或脑深部白质内见到圆形或不规则高密度血肿影，周围有低密度水肿区。

4.处理原则

根据血肿大小，采取手术或者观察、保守治疗。

（三）护理诊断及合作性问题

1.意识障碍

与颅内血肿、颅内压增高有关。

2.潜在并发症

颅内压增高、脑疝、术后血肿复发。

（四）护理措施

颅内血肿为继发性脑损伤，护理除参照颅内高压相关护理措施之外，还应注意如下内容。

1.密切观察病情

严密观察患者意识状态、生命体征、瞳孔、神经系统病症等变化，及时发现颅内血肿的迹象，并在积极降低颅内压的同时，及时做好术前准备。术后注意病情变化，判断颅内血肿清除后的效果，并及时发现术后血肿复发迹象。

2.做好伤口以及引流管的护理

慢性硬脑膜下积液或硬脑膜下血肿，因已形成完整的包膜和液化，临床多采用颅骨钻孔、血肿冲洗引流术，术后在包膜内放置引流管继续引流，以排空其内血性液或血细胞凝集块、利于脑组织膨出和消灭无效腔，必要时冲洗。术后患者取平卧位或头低脚高患侧卧位，以便充分引流。引流瓶（袋）应低于创腔30cm。保持引流管通畅。注意观察引流液的性质和量，术后不使用强力脱水剂，以免颅内压过低影响脑膨出。通常于术后3d左右行CT检查，证实血肿消失后拔管。

第二节 蛛网膜下隙出血

一、自发性蛛网膜下隙出血

自发性蛛网膜下隙出血（SAH）是指非外伤性颅内血管破裂后，血液进入蛛网膜下隙。

自发性SAH发病率存在地区、年龄、性别等差别。地区分布上，中国、印度和美洲中南部的发病率最低，日本和芬兰发病率较高。自发性SAH以女性多见，男女发病比例为1∶1.24。

发病率随年龄增长而增加,并在 60 岁左右达到高峰。约 20% 患者死于抵达医院前,25% 患者死于初次出血或其并发症,20% 患者死于再出血。超过 50% 幸存者有长期神经功能缺陷。

自发性 SAH 的病因最常见为颅内动脉瘤和动静脉畸形破裂(占 57%),其次是高血压脑出血。吸烟是发病的重要相关因素,45%～75% 病例与吸烟有关,并呈量效依赖关系。酗酒也是自发性 SAH 的好发因素,再出血和血管痉挛的发生率明显增高,并影响预后。其余危险因素有高血压、使用可卡因等。

(一)病理生理

血液流入蛛网膜下隙使脑脊液红染,在脑池、脑沟内积聚,距出血灶越近积血越多。血液可流入脊髓蛛网膜下隙,甚至逆流入脑室系统。头位也可影响血液的积聚,仰卧位时由于重力影响,血液易积聚在后颅窝。血块如在脑实质、侧裂和大脑纵裂内,可压迫脑组织。出血也可导致动脉管壁狭窄、微血栓形成或栓塞等。具体病理生理表现如下。

1.颅内改变

由动脉瘤破裂引起的 SAH 在出血时颅内压会急骤升高。出血量多、引起颅内血液循环短暂中断时,临床上往往出现意识障碍。高颅压一方面可阻止进一步出血,有利于止血和防止再出血,另一方面又可引起严重全脑暂时性缺血和脑代谢障碍。由于脑血管痉挛、颅内压和脑水肿等因素的影响,SAH 后脑血流供应减少至正常值的 30%～40%,脑氧代谢率降低。出血后 10～14d 脑血流量下降至最低点,之后缓慢恢复到正常,危重患者此过程更长。颅内压升高,全身血压下降,可引起脑灌注压下降,引起脑缺血。SAH 后脑自动调节功能受损,脑血流随系统血压而波动,导致脑水肿、出血或脑缺血。

2.全身改变

(1)血电解质失衡:由于卧床、禁食、呕吐、应用脱水剂、下视丘功能紊乱及血中抗利尿激素增加等,可引起全身电解质异常。其中低血钠最常见,多发生于发病第 2～10d。引起低血钠的原因主要有脑性盐耗综合征(CSWS)和抗利尿激素分泌异常综合征(SIADH)。前者因尿钠排出过多导致低血钠和低血容量,后者因抗利尿激素(ADH)分泌增多引起稀释性低血钠和水负荷增加。低血钠可加重意识障碍、癫痫及脑水肿。

(2)高血糖:特别好发于原有糖尿病者,严重高血糖症可并发癫痫及意识障碍,加重缺血缺氧和神经元损伤。

(3)高血压:SAH 时血压升高可能是机体的一种代偿性反应,以增加脑灌注压。疼痛、烦躁和缺氧等因素也可促使全身血压升高。血压升高可诱发再出血。

(4)心律失常:见于 91%SAH 患者,其中少数可引发室性心动过速、心室颤动等危及患者生命,特别见于老年人、低钾和心电图显示 QT 间期延长者。

(5)胃肠道出血:约 4% 患者有胃肠道出血。

(二)临床表现

由于发病年龄、发病部位、病变血管等因素不同,临床表现也各不相同。病情轻者仅有轻度头痛或不适,甚至没有任何临床症状;重者可突然昏迷,并在短期内死亡。起病多骤发或急起,主要有下列症状和体征。

1.先兆表现

单侧眼眶或球后痛伴动眼神经麻痹是常见的先兆,头痛频率、持续时间或强度改变往往也是动脉瘤破裂先兆,有时伴恶心、呕吐和头晕症状,但脑膜刺激征和畏光症少见。发生于 SAH 前 2h 至 8 周内。

2.典型表现

(1)头痛:见于 80%～95%患者,突发,呈劈裂般剧痛,遍及全头或前额、枕部,再延及颈、肩腰背和下肢等。头痛发作前常有诱因,如剧烈运动、屏气动作或性生活,约占患者数的 20%。屈颈、活动头部、声响和光线等均可加重疼痛,安静卧床可减轻疼痛。

(2)恶心、呕吐:患者多见恶心、呕吐。

(3)意识障碍:见于 50%以上患者,可有短暂意识模糊至昏迷。

(4)精神症状:表现为谵妄、木僵、定向障碍、虚构和痴呆等。

(5)癫痫见于 20%患者。

3.体征

(1)脑膜刺激征:约 25%患者可有颈痛和颈项强直。在发病数小时至 6d 内出现,但以 1～2d 最多见。

(2)单侧或双侧锥体束征:患者可见单侧或双侧锥体束征阳性。

(3)眼底出血(Terson 征):表现为玻璃体膜下片状出血,多见于前交通动脉瘤破裂。由于眼内出血,患者视力常下降。

(4)局灶症状:通常较少,可有一侧动眼神经麻痹,单瘫或偏瘫、失语、感觉障碍、视野缺损等。

(三)诊断和治疗

1.诊断

(1)CT 检查:头部 CT 平扫是目前诊断 SAH 的首选检查,可以明确 SAH 是否存在及程度,了解伴发的脑内、脑室内出血或阻塞性脑积水。CT 灌注可发现早期无症状的脑缺血,计算机体层血管造影(CTA)的灵敏度达 77%～97%,特异性 87%～100%,可发现直径≥1mm 血管和动脉瘤,腔内成像技术可了解血管流速、动脉瘤壁搏动等情况。

(2)脑脊液检查:腰椎穿刺脑脊液检查也是诊断 SAH 的常用方法,特别是头部 CT 检查阴性者。一般在 SAH 后 2h 后行腰椎穿刺检查。属有创检查,可诱发再出血或加重症状,故操作前应征求患者及家属的同意并签字。

(3)MRI 检查:对于 SAH 亚急性或慢性期扫描结果的显示,MRI 不逊于 CT,特别是对后颅窝、脑室系统少量出血,以及动脉瘤内血栓形成、多发动脉瘤中破裂瘤体的判断等方面,MRI 优于 CT。

(4)DSA 检查:是本病的标准诊断方法。一般出血 3d 内病情稳定或 SAH 后 3 周实施检查。首次 DSA 阴性者,2 周后(血管痉挛消退)或 6～8 周(血栓吸收)后应重复 DSA。

(5)经颅多普勒超声(TCD)检查:对临床 SAH 后血管痉挛有诊断价值,目前已作为 SAH 后血管痉挛的常规监测手段。大脑中动脉流速高于 120cm/s,可作为判断脑血管痉挛的参考标准。

(6)SAH 临床分级：以 GCS 为基础的世界神经外科联盟分级（表 5-1）越来越受到人们的重视。

表 5-1　SAH 世界神经外科联盟分级

级别	GCS	运动功能障碍
1	15	无
2	13～14	无
3	13～14	存在
4	7～12	存在或无
5	3～6	存在或无

2.治疗

(1)病因治疗：是 SAH 的根本治疗方法。

(2)内科治疗

①一般处理：包括卧床 14d，头部抬高 30°，保持呼吸道通畅。减少额外刺激，病室宜安静，光线偏暗。避免各种形式的用力，用轻缓泻剂保持大便通畅，低渣饮食有助于减少大便的次数和大便量。监测血压、血氧饱和度、CVP、血生化和血常规、心电图、颅内压及每天的出入液量等。推荐入住 ICU 后的第 3d 开始每天监测 TCD，持续 7～10d。

②镇静、镇痛：焦虑、躁动、精神错乱者可适当镇静，如服用劳拉西泮、氟哌啶醇等；适当给予镇痛剂，大多数患者的头痛可用可待因控制。

③发热的治疗：41％～72％ SAH 患者可有发热症状，尤其是出血严重者，且发热是 SAH 患者预后不佳的独立影响因素。积极治疗发热，控制体温＜37.5℃。血清降钙素原可帮助鉴别感染与非感染反应，在发热基础上可每 2～3d 复查一次。据研究，布洛芬和对乙酰氨基酚合用较单独给药可更有效控制体温。药物控制无效者，推荐冰毯/体外降温措施或血管内降温，注意抗寒战治疗。

④维持正常血容量：防治低血容量导致的迟发性缺血性障碍(DID)。一般予以 3N 治疗，即维持血容量正常不扩容、维持血液浓度正常不稀释、血压维持正常不升高。维持 CVP 8～10mmHg 或肺动脉楔压 12～14mmHg，维持正常血压及血细胞比容在 30％左右，可有效减少 DID 发生。应在 SAH 后 3d 内尽早使用钙离子拮抗剂尼莫地平，静脉用药 7～14d，病情平稳后改口服。也可采用经皮腔内血管成形术(PTA)，一般应在 SAH 后出现血管痉挛 24h 内进行治疗，60％～80％患者临床症状可得到显著改善。

⑤低钠血症的治疗：保证血清钠为 137～147mmol/L。血清钠＜132mmol/L 时，查血清和尿电解质(包括尿酸)、渗透压，计算尿酸排泄率；经肺热稀释法与心脏舒张末血容量指数有助于容量状况的测定。SIADH 的特征是低钠血症的同时血液稀释，应予以限水补钠。CSWS 的特征为低钠血症的同时血液浓缩，应予以补水、补钠。如用 3％氯化钠溶液 50～100mL/h 静脉输注，应每 2h1 次监测血钠水平至血钠稳定，并计算尿酸排泄率。尿崩症患者应给予去氨加压素治疗。

⑥控制颅内压：对Ⅰ、Ⅱ级患者，一般不需降颅内压，头痛可对症服用止痛剂。≥Ⅲ级的患者，当颅内压升高＞12mmHg 时，应适当降低颅内压，一般应用 20％甘露醇(1mg/kg)静脉点滴。

⑦预防癫痫:多主张在围手术期使用抗癫痫药。

⑧止血的治疗:目前主张在动脉瘤等出血病灶处理前短期应用止血剂,常用6氨基己酸(EACA)和氨甲环酸。

⑨其他并发症的治疗:心电图异常者应给予α或β-肾上腺素受体阻滞剂,如普萘洛尔(心得安);有高血糖、脑积水等并发症者给予相应的治疗。为预防下肢深静脉血栓形成,患者可穿压力梯度长袜,并使用间歇性气压按摩。

(四)护理

1.一般护理

患者在出血急性期或有动脉瘤破裂危险时应绝对卧床休息,抬高床头15~30°,以促进脑部血液回流、减轻脑水肿。保持环境安静,光线柔和。避免各种不良刺激,进食少渣饮食。

2.加强监护

床旁心电监测,观察生命体征、GCS、瞳孔、血氧饱和度、中心静脉压、血糖及血电解质的变化。再出血和血管痉挛是SAH最严重的并发症,一般首次出血后第1个月有20%~30%的再出血可能,其中出血后24~48h为再出血高峰,需注意有无出血征兆。SAH症状好转后又出现或进行性加重、意识障碍加重、外周血白细胞计数持续增高、持续发热、出现偏瘫伴或不伴感觉减退或偏盲等,是DID的先兆症状,均须及时报告医生。

3.症状护理

(1)预防血管痉挛的护理:血管痉挛一般发生在SAH后4~21d,高峰期在第7~8d。危险因素包括脱水、高血糖、高Fisher等级及年龄<50岁。60%~70%SAH患者可有血管痉挛,表现为神经功能状态下降和(或)局灶性脑缺血。按医嘱扩容,使用钙离子拮抗剂尼莫地平,使用前需询问过敏史,酒精过敏者禁用。微量泵24h维持,避光使用。单独使用可发生心率增快、面部潮红、头痛、头晕、胸闷不适等症状,对血管也有一定的刺激,必须与另一路补液同时滴注。同时监测血压,收缩压<100mmHg时慎用。

(2)镇静、镇痛的护理:评估患者的疼痛分值、烦躁程度,减少各种声响、光线的刺激。按医嘱使用镇静、镇痛药物,并评价其疗效。

(3)低血钠的护理:CSWS患者不可限制水分摄入,按医嘱输入生理盐水和胶体溶液。SIADH患者则应限水,饮食偏咸,按医嘱补钠,应用抑制ADH的药,如苯妥英钠针剂。

4.DSA的护理

(1)检查前

①应对手术中可能出现的感觉(如注射造影剂时的温热感觉等)以及手术操作情况做一简单说明,以获得患者良好的配合。训练在床上大小便,指导其深呼吸、有效咳嗽的方法和技巧,避免剧烈咳嗽、用力排便等增加腹压的因素。

②常规检查血常规、血小板计数、出血和凝血时间,若有明显的凝血机制障碍或出血倾向者禁止检查。

③了解患者双下肢足背动脉搏动情况,以便与术后对比。

④皮肤准备:插管部位通常选股动脉,术前清洗局部皮肤包括阴毛。告知患者进入手术室后,医生可能会剃除手术区域影响操作的毛发以减少感染风险。

⑤胃肠道准备:一般禁食6h,不禁水。如需口服水化治疗,按医嘱指导患者饮水。如对碘

或贝类过敏,需报告医生。进入介入室前排空膀胱。

⑥遵医嘱准备用物及药物。

(2)检查中

①根据患者情况,可局部或全身麻醉。

②准备并检查介入器械及材料。

③协助患者仰卧位,建立静脉通路,遵医嘱给药。

④监测脉搏、呼吸、血压变化,配合医生监测患者肝素化情况并记录。

⑤造影结束,医生拔出动脉鞘管后,配合其实施人工压迫止血或使用血管闭合器(VCD)。人工加压止血需用力压迫股动脉穿刺点,垂直下压 2～3cm,持续 10～30min,再用弹力绷带加压包扎。

(3)检查后

①体位:传统人工压迫止血后要求卧床制动 24h 或遵医嘱。应用 VCD 者,穿刺肢体严格制动 4～6h 或遵医嘱。嘱患者不可将腿弯曲,禁做屈髋、屈膝动作,上下肢角度＞90°。

②观察:监测患者的意识、瞳孔、GCS、SPO₂、生命体征及肢体活动情况。观察穿刺部位伤口敷料是否渗血、肢体温度及足背动脉搏动,每半小时测足背动脉搏动 1 次,连续 8 次。对使用 7Fr 以上鞘管或手术时间过长的患者,以及有糖尿病、缺血性心脏病史者尤其要加强对缺血倾向的观察。如遇患者主诉头晕、头痛,有呕吐、失语、短暂意识障碍、肌力下降,下肢动脉搏动减弱或不清、温度过低等异常表现,均应立即通知医生。不同穿刺点的优缺点及并发症见表5-2。

表 5-2　不同穿刺点的优缺点及并发症

穿刺动脉	优点	缺点	可能的并发症
股动脉	①最常用,符合人体工程学 ②患者舒适 ③可进入全身动脉系统 ④压迫股骨头 ⑤动脉直径大、易定位 ⑥双侧穿刺均方便	①活动延迟 ②动脉粥样硬化、肥胖患者穿刺困难 ③置管距离较长	①出血/血肿 ②假性动脉瘤 ③血栓形成 ④栓塞
肱动脉	①适用于动脉粥样硬化患者 ②相邻动脉直径大 ③无活动延迟 ④患者舒适	①动脉不易定位 ②血管痉挛 ③左侧操作更佳 ④置管距离较长 ⑤导管路径曲折	①同股动脉并发症,血管痉挛和血栓形成更常见 ②继发血肿导致神经损伤
桡动脉	①穿刺方便 ②压迫止血方便,所需人员少 ③并发症少 ④无活动延迟 ⑤可早期出院	①血管痉挛 ②动脉直径小 ③左侧操作更佳 ④置管距离长 ⑤必须进行 Allen 试验	①出血 ②血栓形成 ③血管痉挛 ④手缺血 ⑤神经损伤

③饮食:检查后常规禁食 4～6h 或遵医嘱。

④并发症的观察及护理

a.局部出血：伤口渗血，皮肤瘀斑、硬结，穿刺部位血肿，是血管内穿刺插管最常见的并发症。小血肿能自行吸收；出血量大者可压迫血管或神经，有时需输血治疗。必要时可给予其他措施，如弹力绑带包扎髋部可对穿刺点形成 17.5mmHg 有效压力，2.27kg 重沙袋的有效压力为 33mmHg；密切观察穿刺部位及其周围皮肤有无红肿、瘙痒、渗血，有异常时及时报告医生；避免焦虑紧张、激动、烦躁等不良情绪影响，按医嘱予以镇静治疗。

b.假性动脉瘤：诊断性 DSA 时的发生率为 0.1%～0.2%，介入治疗时的发生率为 3%～5%。表现为股动脉穿刺点疼痛、有搏动的团块，听诊有杂音。独立危险因素包括低位(股骨头下方)穿刺、大尺寸鞘及使用抗凝剂。直径＜2cm 的假性动脉瘤常自行愈合，直径≥2cm 需行 B 超引导下凝血酶注射或压迫，必要时需予手术修补。

c.造影剂肾病(CIN)≥排除其他原因后，应用造影剂 24～72h 出现肾功能(包括新发或原有肾功能不全)急剧下降，血肌酐升高≥25% 或绝对值升高≥44.2μmol/L。在造影剂使用者中的整体发病率为 1%～2%，已成为院内获得性急性肾衰竭的第三大原因。高龄、慢性肾病和糖尿病等是其高危因素。水化治疗是目前公认的有效预防措施，补液方式主要有 3 种：口服、静脉输注、口服和静脉输注相结合。使用造影剂前后 24h 水化的液体量分别至少为 500mL 和 2500mL，补液起止时间、速度及量需依据患者具体情况(如心、肾功能)和造影剂剂量等进行调整。鼓励患者术后饮水 800～1200mL，保证患者使用造影剂当日尿量＞3000mL，前 12h 尿量不少于 1500mL，以促进造影剂的排出，减轻肾损害。观察患者是否出现水肿、尿少、乏力等非少尿型急性肾衰竭症状，控制血压在正常范围内。

d.后腹腔出血(RPH)：严重而罕见。常见于行股动脉高位(腹股沟韧带以上)穿刺的女性和瘦小患者，典型表现有腰痛和淤伤。任何股动脉穿刺术后低血压、心动过速或急性贫血者均应怀疑有 RPH 的可能，需立即通知医生。一旦 CT 确诊后，根据医嘱给予支持治疗，做好输血或腔内支架修复术的准备。

e.急性下肢动脉血栓形成：约 2% 应用 VCD 的患者可能出现该并发症，临床表现为"6P"征，即疼痛、麻木、苍白、无脉、运动障碍和冰冷。护士应耐心倾听患者的主诉，加强穿刺部位的观察，每 15～30min 检查足背动脉的搏动，如发现肢体变冷、苍白、无脉，则提示血栓形成，应尽早通知医生及时治疗。抬高床头使患肢低于心脏平面15°左右，以防止体位性缺血及血栓逆流。患肢加盖棉被保暖，切忌用手按摩患肢以免血栓脱落造成肺动脉栓塞。对于诊断明确且患肢疼痛明显的患者可适量给予止痛药，减轻患者的疼痛。做好急诊取栓术的准备工作。

5.康复指导

(1)禁烟。多饮水，避免酒精和咖啡因的摄入，有助于缓解头痛。

(2)SAH 后，患者可有疲乏、失眠、头痛、感觉异常或消失、味觉异常等改变，随着脑内血块的吸收，会逐渐改善。皮肤温度感障碍的患者，洗浴时应谨慎，避免烫伤。

(3)活动应循序渐进增加，在 72h 内仍需避免爬楼梯、开车、弯腰等动作。

(4)DSA 检查阴性者，应在 2 周左右复查脑血管造影。

(5)对于使用 VCD 的患者，需向患者说明相关的注意事项。

二、创伤性蛛网膜下腔出血

（一）概述

创伤性蛛网膜下隙出血（TSAH）指颅脑外伤后，脑组织挫裂伤，脑皮质细小血管损伤出血，血液流入蛛网膜下隙。蛛网膜下隙出血分为三型：①脑表面蛛网膜下隙型；②颅底蛛网膜池型；③脑表面和颅底蛛网膜池混合型。创伤性蛛网膜下隙出血有以下几点：①随着年龄的增长其发生率增加。分析可能与血管脆性有关，年龄越大，血管脆性增加，创伤后易导致出血。另外也可能与对意外事故的反应能力有关，而与性别无关。②在致伤原因中，以交通意外和摔伤多见。车祸伤在所有损伤中占主要因素，同时受伤机制复杂。脑挫裂伤，尤其是对冲性脑挫裂伤发生率高可能是创伤性蛛网膜下隙出血发生率高的主要原因。摔伤具有与车祸伤相似的损伤机制，显示出高的 TSAH 发生率。③合并脑挫裂伤和硬膜下血肿多见，而硬膜外和脑内血肿少见。脑挫裂伤多见于皮层，损伤后直接与蛛网膜下隙相通而导致蛛网膜下隙出血或硬膜下血肿，脑内血肿、硬膜外血肿与蛛网膜下隙较远，合并蛛网膜下隙出血机会降低。另外脑挫裂伤和硬膜下血肿在颅脑创伤中是最为常见的病理改变。④创伤性蛛网膜下隙出血的发生率越高，治疗效果差。创伤性蛛网膜下隙出血加重了脑损伤的程度，影响了治疗效果。因此，创伤性蛛网膜下隙出血的发生与年龄、受伤原因和机制、合并脑损伤的类型及损伤程度有关。主要临床表现：①轻者在伤后 1～2d 出现头痛、呕吐、高热、脑膜刺激征，持续 1～2 周；②重者有意识障碍如躁动不安、恍惚、定向不清，甚至癫痫、昏迷；原有局灶体征加重或出现脑缺血症状和体征。

（二）目的

止血、预防感染、抢救生命。

（三）适用范围

创伤性蛛网膜下隙出血的患者。

（四）急性措施

（1）病情评估：如患者出现头痛、呕吐、高热、脑膜刺激征，意识障碍如躁动不安、恍惚、定向不清，甚至癫痫、昏迷等症状应及时报告医生。

（2）病情观察：密切观察患者生命体征、意识及瞳孔变化，注意瞳孔大小、形状及对光反射，正常瞳孔大小 2～5mm。高热患者每 4h 测量体温、脉搏、呼吸 1 次，一般中度发热无感染征象者可能为吸收热，只要密切观察不需特殊处理，若体温过高，应及时采取物理降温。注意体液及能量的补充，成人每天至少 2000mL，同时加强皮肤及口腔护理。大量出汗者，应及时更换床单及衣裤，避免受凉。

（3）绝对卧床 4～6 周，避免一切可致血压及颅内压增高的诱因（用力排便、咳嗽、情绪激动等）。

（4）遵医嘱给予吸氧及心电监护，保持呼吸道通畅，及时清除呼吸道分泌物或呕吐物，拍背、咳痰，自上而下、由内向外。对昏迷患者及时吸痰及氧气吸入，不仅能预防肺部感染，还可改善或纠正脑缺氧，减轻脑水肿。

(5)建立静脉通路:遵医嘱应用 20％甘露醇静脉推注或快速静滴,必要时用速尿、止血药。

(6)烦躁不安者给予镇静药。

(7)做好术前准备,备皮、备血、留置胃管、尿管。

(8)心理护理:耐心了解患者的心理活动,做好患者的思想工作,解除心理障碍。

(五)注意事项

(1)防治感染:严重患者应给予抗生素预防感染;若已感染者,应针对感染的程度及病原菌,给予相应的抗生素治疗。如发病后即出现高热,多为中枢热,物理降温为主。发病 3～4d 后体温逐渐升高者,应考虑继发感染所致,须积极抗感染。

(2)严格控制血压:高血压患者可同时应用降血压药和利尿药,逐渐降低血压,使血压降低 20％左右。原来血压正常者,血压可维持在正常的低水平。

(3)在急性期为了避免引起再次出血,要保持安静,避免情绪激动,保持大便通畅,防止用力排便、严重的咳嗽等。卧床休息,在急性期一般要求 1 个月。

(六)诊断方法

(1)腰椎穿刺颅内压多增高,脑脊液最具特征性,脑脊液早期呈均匀血性,是诊断蛛网膜下隙出血的重要依据,3～4d 后开始黄变。

(2)实验室检查:发病初期部分患者周围血中白细胞可增高,且多伴有核左移。

(3)CT 检查可作为常规诊断方法,当 CSF 内血液有形成分达 20％时 CT 可检出,CT 可以确认 SAH 范围和类型以及有无颅内血肿等。

(4)经颅多普勒(TCD):如大脑中动脉流速超过 120cm/s,即可确认为血管痉挛。

(5)脑血管影像学检查:确诊蛛网膜下隙出血病因,DSA 是最有意义的辅助检查。

(6)头部核磁:对头部及颅内血管疾病可作为诊断性的筛查手段。

(4)心电图可有心律失常,并以心动过速、传导阻滞较多见。

(七)护理要点分析

1.一般护理

绝对卧床休息 4～6 周,严格限制探视,各种治疗护理活动应集中进行,为患者提供安全、安静的环境。做好口腔护理、皮肤护理及会阴部护理,预防感染。

2.防止再出血的发生

首次出血后病情稳定好转的情况下,突然再次出现剧烈头痛、恶心呕吐、意识障碍加重、原有局灶症状和体征重新出血等,应密切观察,发现异常及时报告医生。避免诱因:告诉患者避免精神紧张、情绪波动、用力排便、屏气、剧烈咳嗽及血压过高等。如出现头痛剧烈,躁动不安时遵医嘱予镇静止痛药及脱水药物,血压过高应遵医嘱降压。

3.用药指导

在使用尼莫地平等缓解脑血管痉挛的药物时可能会出现心动过缓,皮肤发红、静脉炎等,应尽量使用深静脉输注,控制输液速度,监测患者心率、血压及有无不良反应;使用降颅压的药物,应监测肾功能及水电解质的情况。

4.饮食护理

给予低盐、低脂、高蛋白、高维生素、易消化的饮食。如有吞咽困难、呛咳者给予糊状流汁或半流汁小口慢食,防止误吸,必要时鼻饲流汁。

5.心理护理

了解患者的心理,及时发现患者的心理问题,进行针对性心理治疗,鼓励家属和朋友关心患者,避免患者急躁情绪。给予心理支持,使患者情绪稳定,安心接受治疗。

6.健康教育

保持情绪稳定,避免剧烈活动和重体力劳动,以保持大便通畅,便秘者,遵医嘱予缓泻药、开塞露等药物,养成良好的排便习惯。告知本病治疗与预防的有关知识,指导患者配合检查,明确病因,尽早消除顾虑。女性患者1~2年内避免妊娠和分娩。

第三节　脊髓损伤

一、脊髓的解剖

脊髓位于脊柱内,包括颈椎7块、胸椎12块、腰椎5块、骶骨1块。脊柱由一系列脊椎组成。脊髓本身的"神经"节段水平是根据脊椎之间进出脊柱的脊神经根而定的。脊椎和脊髓节段的水平并非全部一样。脊髓上端,前2个颈段脊髓大致与前2个颈段脊椎水平相当。但C_3~C_8段脊髓位于C_3~C_7脊椎之间。同样,在胸段脊髓中,前2个胸段脊髓大致与前2段胸段脊椎水平相当。但T_3~T_{12}脊髓段位于T_3~T_8之间。腰段脊髓位于T_9~T_{11}椎骨之间,而骶段位于T_{12}~L_1椎骨之间。脊髓尖或称脊髓圆锥位于L_2脊椎水平。L_2以下只有脊神经根,称为马尾。

第一和第二颈椎支撑头部活动。C_1椎骨支撑头颅,称为"寰椎"。头颅后部是枕骨,枕骨与C_1椎骨之间的关节称为"寰枕关节"。C_2椎骨支撑寰椎的活动,称为轴椎。C_1与C_2椎骨之间的关节为"寰轴关节"。颈段脊髓的神经支配膈肌(C_3)、三角肌(C_4)、二头肌(C_4~C_5)、腕伸肌(C_6)、三头肌(C_7)、指屈肌(C_8)以及手部肌肉(C_8~T_1)。

二、病因学和流行病学

脊髓损伤通常是由于脊柱的创伤导致,首先椎骨或椎间盘移位,然后压迫脊髓引起损伤。脊髓损伤可以在没有明显脊椎骨折的情况下发生,而脊椎骨折也可能不出现脊髓损伤。脊髓损伤还可能由于脊髓缺血造成。在发达国家,包括在送往医院途中死亡的患者,大约每年每100万人口中会出现12~53个新病例。脊髓损伤最常见的原因是交通事故、坠落、暴力和运动损伤。脊髓损伤发生于交通事故的占50%、发生于坠落的占15%~20%、发生于运动损伤的占10%~25%。个别脊髓损伤的病例与误食酒精有关。与工作相关的脊髓损伤占10%~25%,暴力损伤占10%~20%。运动、娱乐活动引起的损伤在不断增加,暴力引起的脊髓损伤急剧上升(钝挫伤,穿透伤,枪、刀伤),成年人尤其是发生于坠落的发病率也在不断增加。缺血性脊髓损伤多是由于血管损伤或阻断引起,而出现于脊髓损伤前的病理变化包括骨关节炎、椎管狭窄、强直性脊柱炎、风湿性关节炎和先天畸形。有关统计数据指出 55％的脊髓损伤发生于颈部（主要是第 4～6 颈椎水平），45％的脊髓损伤是完全性的。20％～60％的脊髓损伤患者有其他复合伤，如颅脑、胸腔损伤等。受伤的平均年龄已经从 20 世纪 70 年代中期的 29 岁慢慢增加到目前的 40 岁左右。超过 80％的脊髓损伤发生在男性。在美国，现在大约有 25 万人脊髓损伤。在中国，脊髓损伤发生率约每年 60000 例。

　　55％的创伤性脊髓损伤涉及颈髓损伤。创伤性颈髓损伤 3 个月的死亡率为 20％～21％。在美国，每年治疗脊髓损伤患者的费用估计达 40 亿～90 亿美元。由于这种疾病在急性和慢性阶段的生存人数不断增多，脊髓损伤患者在生活中正越来越常见。每个脊髓损伤患者的治疗费用直接与脊髓损伤平面和患者的年龄有关。依赖机械通气的四肢瘫痪高龄患者的费用最高。长期生存的调查显示，高位神经水平的损伤、完全性脊髓损伤、老龄以及受伤后的前几年有更高的死亡风险，故相应的治疗费用大幅度提高。

三、发病机制

（一）原发性脊髓损伤

指外力直接或间接作用于脊髓所造成的损伤。

（二）继发性脊髓损伤

指外力所造成的脊髓水肿、椎管内小血管出血形成血肿、压缩性骨折以及破碎的椎间盘组织等形成脊髓压迫所造成的脊髓的进一步损害。造成继发性损伤的机制包括：①血管舒缩功能受损，缺血、出血、血管痉挛、血栓形成和通透性增加；②炎症趋化因子、细胞因子和类花生酸类物质的释放、细胞黏附分子表达和白细胞浸润引起炎症变化；③三磷酸腺苷耗竭、自由基产生、脂质过氧化、兴奋性氨基酸释放、细胞内钙超载和线粒体功能不全引起细胞功能障碍。

　　继发性损伤的一个标志是脊髓水肿，可能会在临床上表现为神经功能恶化，在磁共振成像（MRI）表现为实质信号异常。脊髓水肿通常在伤后 3～6d 最严重。除了这些急性变化，脊髓损伤在伤后数周或数月，还可出现脊髓细胞凋亡，胶质瘢痕形成，并产生囊性腔。继发性脊髓损伤的临床意义是出现了如低血压、休克、动脉血氧含量下降、儿茶酚胺释放下降、高凝状态和高热等全身改变。在受伤时即刻出现的局限性的低灌注和缺血，经过数小时以后不断向两个方向进行性扩展。除了缺血性因素外，其他如自由基、钙离子、类二十烷酸、蛋白酶、磷酸酶等的释放均可引起继发性损伤。

　　病理学改变表现为瘀伤处出血，首先开始于灰质，经过数小时可以发生深入脊髓的严重出血。接着脊髓出现水肿、细胞染色体溶解和空泡溶解，最终神经元坏死。细胞凋亡，尤其是少突胶质细胞的凋亡也会发生。在白质，血管源性水肿、轴突降解和脱髓鞘随之发生。出血部位出现多型晶体。接着，凝固性坏死和空洞形成相继发生。

四、临床表现

　　"截瘫"指脊髓胸段、腰段或骶段（不包括颈段）椎管内脊髓损伤之后，造成运动和感觉功能的损害或丧失。截瘫时，上肢功能不受累，但是根据具体的损伤水平，躯干、下肢及盆腔脏器可能受累。本术语包括马尾和圆锥损伤,但不包括腰骶丛病变或者椎管外周围神经的损伤。"四肢瘫"指由于椎管内的脊髓神经组织受损而造成颈段运动和感觉的损害和丧失,四肢瘫导致上肢、躯干、下肢及盆腔器官的功能损害,但不包括臂丛损伤或者椎管外的周围神经损伤。

在脊髓休克(当脊髓与高位中枢断离时,脊髓暂时丧失反射活动的能力而进入无反应状态的现象)期间表现为受伤平面以下出现弛缓性瘫痪,运动、反射及括约肌功能丧失,有感觉丧失平面及大小便失禁。$2 \sim 4$ 周后逐渐演变成痉挛性瘫痪,表现为肌张力增高,腱反射亢进,并出现病理性锥体束征。上颈椎损伤的四肢瘫均为痉挛性瘫痪,下颈椎损伤的四肢瘫由于脊髓颈膨大部位和神经根的毁损,上肢表现为弛缓性瘫痪,下肢仍以痉挛性瘫痪。颈、胸段损伤的临床表现见表 5-3。

表 5-3 颈胸段脊髓损伤临床表现

受损脊髓节段	骨科相关临床表现	重症监护相关临床表现
$C_1 \sim C_4$		自主神经受损时排汗和血管运动功能障碍导致的持续性高烧或单侧或双侧的 Homer 氏综合征
$C_1 \sim C_2$		呼吸终止
$C_2 \sim C_4$	C_4 损伤肱二头肌和肩膀的功能明显丧失	呼吸困难、咳嗽无力、发音低沉
$C_5 \sim C_8$	四肢瘫,上肢表现为下运动神经元性瘫痪,双下肢则为上运动神经元性瘫痪;肌张力增高,膝、踝反射亢进,病理反射阳性;损伤节段平面以下感觉消失,并伴有括约肌障碍,约在伤后 $7 \sim 8$ 周建立反射性膀胱,总体反射明显	心率、血压、汗液分泌、体温的调节能力丧失或者降低,自主神经功能紊乱或血压不正常升高、发汗,以及其他自主神经对疼痛或感觉障碍的异常反应
C_5	肩膀和肱二头肌的功能潜在丧失,并导致腕部和手部的功能完全丧失	
C_6	手部功能完全丧失	
C_7	手部和手指失去灵活性,手臂的活动受限	
$T_1 \sim T_{12}$		脊髓休克阶段,如 T_6 节段以上损伤可出现交感神经阻滞综合征,血管张力丧失、血压下降、脉搏徐缓、体温随外界变动。脊髓休克期过后出现射精反射和阴茎勃起等
$T_1 \sim T_8$	患者不能控制腹肌,因此躯干稳定性受到影响	中上胸段扭伤因部分肋间肌瘫痪可出现呼吸困难
$T_9 \sim T_{12}$	患者躯干和腹肌功能部分丧失	

(一)颈段损伤

1.上颈段($C_1 \sim C_4$)损伤

颈椎骨折占脊柱骨折的 10%。但颈髓,尤其是高颈段并发脑干损伤者死亡率很高,可占脊髓损伤死亡率的 60%。

上颈段损伤与骨科相关的临床表现是,四肢呈痉挛性瘫痪,C_4损伤会导致肱二头肌和肩胛的功能明显丧失,上颈段内的三叉神经脊髓束损伤时会出现面部"洋葱皮样"感觉障碍(Dejerine综合征)。

上颈段损伤与重症监护相关的临床表现是,$C_{1\sim2}$的损伤导致呼吸终止,因此需要机械通气或膈神经起搏,但多立即死亡。因$C_{2\sim4}$段内有膈神经中枢,无论直接损伤或邻近的下颈段脊髓挫伤后水肿波及均可引起膈肌麻痹,出现呼吸困难、咳嗽无力、发音低沉,必须使用呼吸机呼吸。自主神经损伤时,可出现排汗和血管运动功能障碍导致的持续性高热或单侧或双侧的Homer氏综合征(瞳孔缩小、眼球内陷、上睑下垂及患侧面部无汗的综合征)。

2.下颈段($C_5\sim C_8$)损伤

下颈段损伤与骨科相关的临床表现是,损伤时出现四肢瘫,上肢远端麻木无力,肌肉萎缩,肌腱反射减低或消失,表现为下运动神经元性瘫痪。双下肢则为上运动神经元性瘫痪,肌张力增高,膝、踝反射亢进,病理反射阳性。损伤节段平面以下感觉消失,并伴有括约肌障碍,约在伤后7~8周建立反射性膀胱,总体反射明显。C_5损伤导致肩胛和肱二头肌的功能潜在丧失,并导致腕部和手部的功能完全丧失。C_6损伤导致患者不能完全控制腕部,手部功能完全丧失。C_7损伤导致手部和手指失去灵活性,手臂的活动受限。C_7节段以上完全性损伤的患者通常日常生活无法自理。

下颈段损伤与重症监护相关的临床表现是,心率、血压、汗液分泌、体温的调节能力丧失或者降低,自主神经功能紊乱或血压不正常升高、发汗,以及其他自主神经对疼痛或感觉障碍的异常反应。

(二)胸段($T_1\sim T_{12}$)损伤

由于胸椎椎管较窄,脊髓损伤多为完全性,下胸段损害腹壁反射有保留或消失,如中胸段水平损害则上腹壁反射($T_7\sim T_8$)可保留,而中下腹壁反射皆消失,可作为判断损伤节段的体征之一。

胸段损伤与骨科相关的临床表现是,两下肢呈痉挛性截瘫和损伤平面以下感觉消失,$T_1\sim T_8$损伤导致患者不能控制腹肌,因此躯干稳定性受到影响。损伤水平越低,受到的影响就越小。$T_9\sim T_{12}$损伤导致患者躯干和腹肌功能的部分丧失。

胸段损伤与重症监护相关的临床表现是,中上胸段扭伤因部分肋间肌瘫痪可出现呼吸困难。脊髓休克阶段,如T_6节段以上损伤可出现交感神经阻滞综合征,血管张力丧失、血压下降、脉搏徐缓、体温随外界变动。脊髓休克期过后出现射精反射和阴茎勃起等。

(三)腰膨大($L_1\sim S_2$)损伤

由于胸腰段脊椎骨折机会多,膝、踝反射和提睾反射皆消失。腹壁反射则不受累,因脊髓中枢失去对膀胱及肛门括约肌的控制,排便、排尿障碍比较明显突出。

(四)脊髓圆锥($S_3\sim S_5$)及马尾损伤

正常人脊髓终止于第1腰锥体的下缘,因此第1腰椎骨折可发生脊髓圆锥损伤。脊髓圆锥损伤后,可见臀肌萎缩,肛门反射消失,会阴部呈马鞍状感觉消失。脊髓圆锥内存排尿中枢,损伤后不能建立反射性膀胱,直肠括约肌松弛,出现大小便失禁和两下肢的感觉及运动仍保留正常。性功能也与脊髓骶段有关,脊髓损伤后性功能受到影响。在体验性幻想时,来自大脑的

信号传递到 $T_{10} \sim L_2$ 脊髓水平,在男性,信号再传达给阴茎,这些信号引发阴茎勃起。另外,在直接接触阴茎或其他性敏感的区域如耳朵、乳头或颈部时,反射性勃起也可发生。反射性勃起是无意识的,在没有性幻想时也会发生。控制人体引起反射性勃起的神经位于骶神经($S_2 \sim$ S_4),在脊髓损伤后会受到影响。

马尾神经起自第 2 腰椎的骶脊髓,一般终止于第 1 骶椎下缘,腰椎 2 以下只能损伤马尾神经,马尾神经在椎管内比较分散和活动度大,不易全部损伤,多为不完全性损伤,表现为损伤平面以下弛缓性瘫痪,腱反射消失,没有病理性锥体束征,两侧症状多不对称,可出现剧烈的疼痛和不等程度的感觉障碍,括约肌和性功能障碍多不明显。

五、脊髓损伤的急救处理

脊髓损伤急救处理的首要原则是维持呼吸和循环功能,使继发性脊髓损伤最小化。脊柱必须固定防止进一步损伤发生。这包括直线形固定,在头部两侧放置沙袋固定,用坚固的颈圈制动,以及在转运时应用背板。固定制动的目的是防止不稳定脊柱对脊髓造成进一步损伤。因为脊柱损伤可以发生在不相邻的脊柱节段,所以在相应的身体检查和影像学检查排除脊柱损伤之前,整个脊柱都应该固定制动。固定制动被广泛地作为对有脊柱损伤可能性的患者的救护标准。对于影响呼吸的颈部脊髓损伤,有时通气支持是必要的。多数情况需要紧急气管插管,用双手托颌法开放气道,插管时头颈部必须摆正。上位脊髓损伤可能会发生神经源性休克,需要大量扩容。如果血压低,必须给予输液和药物治疗,以保持脊髓内的血流。为了使患者最大限度减少水肿恶化的发生,对于怀疑并发颅脑损伤的患者,除补充生理盐水或乳酸林格氏液外,经常需要补充胶体液。

初步复苏和评价后,在维持脊柱固定措施的同时,进行 X 线平片和 CT 扫描等检查。对于精神状态改变和(或)怀疑颈椎损伤的患者,初步检查必须包括能清楚地显示颈椎直至 $C_7 \sim T_1$ 交界处的颈椎正、侧位和齿状突位 X 光片。额外的脊髓检查可能需要在患者固定和更多紧急诊断检查进行以后进一步采取。在此期间,坚固的颈圈固定和背部夹板固定必须继续应用。然而,固定制动不是完全没有弊端的。在 70% 患者中,固定制动可以带来疼痛、压疮、胸壁损伤。另外,颈部固定制动可以增加呼吸道损害、插管困难、呼吸困难和颅内压增高。临床救治过程中应充分考虑这些因素对患者的影响。

常规胸腹部 X 线片可能会提供存在严重胸腰段脊髓损伤的重要信息。尽管这不能替代接下来的正规脊髓检查,但这些检查往往是例行创伤救治工作的一部分,并为脊柱创伤的存在提供早期的线索,可能有助于决定后续影像学检查的优先次序。

在颈圈固定颈部等固定措施以后,转运中仍要保持患者平稳,防止人为损伤发生。进入急诊室后,必要时可应用吗啡止痛,以利于实施进一步检查。如果病情平稳,可转入监护条件更佳的单位治疗,这可降低并发症和缩短住院时间。脊髓损伤患者应转入 ICU 严密监测治疗,进一步支持呼吸、循环等重要生命器官功能。

六、脊髓损伤治疗

(一)类固醇皮质激素治疗

类固醇皮质激素治疗的目的是降低继发性损伤的发生,促使受损神经元恢复。美国性急性脊髓损伤研究(NASCIS)Ⅰ检验了小剂量(100mg)和大剂量(1000mg)的甲基泼尼松龙用药10d后的效果。但是,这项试验没有设立对照组,结果显示大剂量用药患者中出现了大量伤口感染,此外无其他阳性发现。随后的NASCISⅡ研究设计为前瞻性、随机、双盲、多中心临床试验,对象为非穿透性脊髓损伤患者,在接受甲强龙治疗后6周、6个月和1年的神经功能状况。该研究应用甲基泼尼松龙30mg/kg,15min静脉注射完毕,休息45min,之后的23h内以5.4mg/(kg·h)的剂量持续静脉注射。结果表明,脊髓损伤发生8h内开始应用甲基泼尼松龙,可以轻度改善活动能力,并提高6个月和1年的感官评分。该研究结果提示甲基泼尼松龙降低脊髓损伤后的继发性损伤。随后在NASCISⅢ试验中发现,如果在脊髓损伤后的3～8h内开始使用甲基泼尼松龙,持续应用48h而不是24h,结果表明可出现进一步的运动评分改善和神经功能改善。有学者认为,如果受伤后8h内还没有开始应用甲基泼尼松龙,就不要再使用,8h后开始治疗无助于功能恢复。通过这些多中心临床研究,甲基泼尼松龙在20世纪90年代已经成为急性脊髓损伤的标准治疗方法。然而,重新评估NASCISⅡ和NASCISⅢ试验关键数据显示,其阳性结果可能是基于统计学上的假象。且许多研究并未复制出相同的结果,使得早期应用甲基泼尼松龙受到质疑。由于存在剂量相关性不良反应,全身应用高剂量甲基泼尼松龙治疗急性脊髓损伤,仍然是有争议的。近期有研究报告表明,局部持续给予纳米粒子形式的甲基泼尼松龙,大大超过全身给药的疗效。相对于全身给药而言,甲强龙纳米粒子治疗显著降低病变范围和改善活动能力,给以具有纳米粒子功能的甲强龙为脊髓损伤后治疗提供了一个局部给药的有效方法。尽管如此,早期大剂量甲基泼尼松龙仍然在多数治疗中心采用。

(二)神经节苷脂和其他神经保护药物

神经节苷脂是含糖脂的唾液酸,在神经细胞膜中高浓度存在。这些复合物涉及各种细胞表面现象,如细胞底物结合及受体功能。过去15年的研究已经阐明了这些复合物的一些作用,包括:①在细胞培养中促进神经元的生存;②在细胞培养中增加神经突起的数量、长度和分支;③改善周围和中枢神经系统损伤性和缺血性伤害的恢复。动物实验显示,脊髓损伤后应用神经节苷脂,对羟色胺神经元的再生有适度的影响。前瞻性、随机、双盲、单中心研究发现,脊髓损伤患者伤后72h内应用神经节苷脂,改善神经功能。然而也有研究显示了阴性结果。试验和临床研究中尝试的其他神经保护药物包括:环氧合酶抑制剂、免疫亲合蛋白配体、抗氧化剂、蛋白酶和细胞凋亡抑制剂、促红细胞生成素、促甲状腺激素释放及其类似物和牛磺酸等的药物。有些药物已经在动物实验,甚至在临床研究中显示出价值。然而,在将它们应用于急性脊髓损伤患者临床治疗之前,尚需进行严格评价。未来的研究倾向于评估不同治疗药物的联合应用,阐明可能的辅助药物及药物之间的协同或拮抗作用机制。

(三)高压氧治疗

多数临床中心应用高压氧(HBO)治疗辅助神经功能恢复。实际操作中应注意:①应脊髓损伤后早期进行HBO治疗,最好在6～12h之内;②第一个24h内行多次治疗,最少2次,可以3次或更多;③应用2～2.5个标准大气压;④每次治疗不超过2h,两次治疗间隔2h以上,以避免氧中毒。

脊髓损伤的早期数小时内,组织出血、水肿、微循环障碍,使脊髓组织缺氧。因此,早期应用HBO治疗,将充分携氧的血流带至脊髓损伤区域,具有理论上的合理性。然而目前尚无临床对照研究证明其有效性。

七、围手术期护理

(一)院前及院内急救

1.现场急救处理

现场正确的处理是提高患者存活率的关键环节。基本原则是迅速评估病情、稳定生命体征、避免人为损伤、及时转运医院。

(1)紧急处理:现场看到患者,应迅速了解脊柱、脊髓损伤时间及受力机制,初步判断损伤部位,有无复合外伤,特别是颅脑或胸腹脏器等危及生命的损伤。及时开通静脉通路及清除口腔异物。

(2)关注生命体征:特别是高位颈髓损伤的患者常出现自主呼吸障碍,应立即行环甲膜穿刺或气管插管,在最短时间内建立通畅的呼吸通道;同时患者可能会出现神经源性休克或合并胸腹腔创伤时出现容量休克,这时要尽快建立静脉通路,保持血压稳定;颈髓损伤后,还会出现体温调节中枢损害,患者因排汗困难导致高热,这一点在急救中容易忽视,应给予物理降温,如酒精擦浴、冰袋等。

(3)制动:所有存在或可能存在颈椎损伤的患者都应现场制动,严禁做任何椎体的被动运动及检查,硬性颈托等支撑性装置是首选方法,不建议只用沙袋和胶带固定。

(4)转运:初步处理后,应选择就近、有专科的医院,因为及时、正确的转运也是救治成功的关键环节。国外统计数据表明未能及时转运与预后不佳成正比,病程延长与费用增加成正比,飞机转运可降低25.4%的死亡率。在搬运过程中,应先用颈托固定,由3～4人协同移动患者,注意翻动时防止患者呕吐导致窒息,并避免脊柱的成角或旋转,正确的搬运可有效防止人为加重脊髓的损伤,并注意监测血氧饱和度,尽快将患者转运到医院救治。

2.患者入院后需尽快完善的工作

包括:①根据ASIA量表,准确对患者进行临床评估。②对心、肺功能及血流动力进行监测,尤其是ASIA评估为A、B级者。③严密观察呼吸频率、方式和血氧饱和度,及时予以辅助通气。④平均动脉压是最容易被忽视的指标,应不小于80mmHg。研究表明低血压会显著增加脊髓的损伤。⑤神经电生理评价和监护,需观察四肢周围神经及肌肉电生理特征,为功能判断提供客观依据。⑥保持尿路通畅,防治尿路感染。⑦腹胀明显者予以胃肠减压。⑧防治下肢深静脉血栓。

3.完善检查

稳定生命体征后,尽快行影像学检查,明确诊断,为手术做准备。

(1)X线检查:了解脊柱的损伤,行正侧位片。侧位片观察椎体压缩和脱位程度。

(2)CT检查:更清晰地显示脊柱骨质的损伤情况,包括椎体是否爆裂性骨折、椎管有无变形、脊髓有无骨片的压迫、上下关节突有无骨质和移位。

(3)MRI检查:是脊髓损伤首选的最有效检查方法。MRI可以清晰地显示脊髓的缺血、出血、水肿、脊髓的受压程度等;还能显示椎间盘和韧带等相关结缔组织。如椎间盘有无破裂或疝出,后纵韧带有无断裂等。

(二)术前护理

1.心理护理

脊髓损伤后除损伤部位疼痛外,立即出现的下肢或四肢的瘫痪、严重丧失生活自理能力等,使患者产生剧烈的心理波动,大部分有心理障碍或绝望轻生的念头,对生活失去信心和勇气。因此,护士要耐心细致地观察患者的言、情、动,尊重患者,细心呵护其自尊心,努力培养患者的自信心,增强患者的安全感、信赖感。安慰、鼓励患者,激发其战胜疾病的信心和勇气,对患者及家属进行有关康复知识教育,介绍疾病的治疗和康复护理方法,以取得配合。

2.术前监测

高位节段的脊髓损伤会影响脑干的生命中枢,故术前必须严密检测患者意识及生命体征的变化,如呼吸、心率、瞳孔等,特别是呼吸节律的变化及心率的突然减慢最为敏感,需要立刻通知医生。

3.术前准备

配血,严格执行镇静药和抗生素的使用及药物过敏试验等。向患者交代情况,要求患者在术中与术后密切配合,为防止并发症创造良好的前提条件。

4.预防出血

对于使用大剂量激素治疗的患者,可遵医嘱使用奥美拉唑等药物预防消化道溃疡。同时嘱咐患者家属注意观察患者大便的颜色,以免遗漏和延迟对消化道出血的治疗。

(三)术后护理

1.搬运要求及颈椎制动

术后患者返回病房时,搬运应由医护人员协作完成。搬运过程中应保持患者头颈部置于自然中立位,切忌扭转、过屈或过伸,以防止受损椎体移位压迫气管,导致窒息等并发症的发生。搬至病床上后,保持颈椎自然中立位,可穿戴颈托固定,防止颈椎扭转。

2.饮食护理

术后禁食6h,术后3d内给予流质饮食,以减轻吞咽引起的伤口疼痛和出血。3d后给予高蛋白、高热量、高维生素饮食。嘱患者多吃水果及新鲜蔬菜,保持少食多餐,注意饮食调配,防止便秘。

3.严密观察呼吸情况

术后血肿和受损椎体移位压迫气管及喉头水肿均可引起呼吸困难,甚至窒息死亡。因此,术后24h内床边必须备气管切开包,严密观察呼吸情况,发现有呼吸困难,应及时通知医生,紧急处理。

4.观察四肢肌力变化

肌力观察主要依据0~Ⅴ°分级标准。颈位脊髓损伤术后密切观察四肢肌力变化,胸椎及腰椎脊髓损伤术后着重观察下肢的肌力变化。如有肌力减退,立即通知医生。

5.注意四肢感觉及运动

术后出血形成硬膜外血肿压迫脊髓,可导致截瘫加重,故应及时记录四肢感觉运动及自主大小便功能。若发现有双下肢感觉、运动进一步减退,应立即通知医生处理,以免脊髓受压时间过长引起的不可逆损害。并指导患者进行主、被动肢体功能锻炼。

（四）并发症的预防和护理

1.压疮

这是截瘫患者需要终身注意的问题。对恢复期患者可使用气垫床,定时翻身,通常每 2h 翻身 1 次,翻身时要保护受伤局部,保持脊柱中立位翻转,防止脊柱扭曲而造成新损伤,翻身后肢体保持关节功能位。患者的床单要清洁、平整、干燥,任何褶皱均将增加局部压力。对痉挛性截瘫患者,为了避免肢体相互摩擦,可用棉枕或海绵枕隔开。

2.尿路感染

脊髓损伤或脊髓横断时引起脊髓休克,运动反射受到抑制而膀胱松弛,出现充盈性尿失禁。长期留置导尿也是造成膀胱上行感染的因素,为了使截瘫患者排尿功能得到恢复,护士要对患者进行排尿训练,外力压迫逼尿时要正确应用腹压,以免因膀胱过度充盈下加压引起肾盂积水及逆行感染。采用每隔 4h 导尿 1 次的间歇导尿法可降低泌尿系统感染率。另外,应鼓励患者多饮水,每天 2000～3000mL,保持会阴部清洁。

3.肺部感染

截瘫患者长期卧床或呼吸肌运动障碍,呼吸量减少,咳嗽动作减弱或消失,大量呼吸道分泌物排出不畅,引起肺部感染。为预防这一并发症,护士要指导患者进行呼吸功能训练。帮助患者排痰时,护士用双手紧压患者肋下部,和患者呼吸节奏合拍,可以使患者将痰咳出。力量不宜过大,以免加重损伤脊神经或导致脊柱骨折。

4.消化道功能紊乱

脊髓损伤后,躯体神经功能发生障碍,患者可出现一系列消化系统功能紊乱的症状:全截瘫患者在伤后常出现腹胀、肠鸣音减弱或消失,应禁食 3～5d,必要时胃肠减压,肛门排气。

5.深部静脉血栓及肺栓塞

常发生在脊髓损伤后 1 个月内,护理上要注意观察患者双下肢的腿围,看是否有水肿出现,应尽早进行肢体的早期被动或主动的功能康复锻炼及早期斜床站立训练,可使截瘫的肢体血管神经舒缩功能得到有效的恢复。必要时还可根据医嘱定时定量给予抗凝药物,缓解血液的高凝状态从而预防血栓的形成。

6.肌肉挛缩,关节变形

对脊髓损伤早期康复护理极为重要。合理的功能体位,适当的早期被动运动,不仅能促进血液循环,还能防止因长期卧床导致的肌肉挛缩和变形。对于使患者发生痛苦或影响生活能力及康复训练的痉挛性肌肉疼痛给予松弛剂治疗。

7.高热

脊髓损伤时,自主神经系统功能紊乱,机体对周围环境温度的变化丧失了调节和适应的能力,以及合并肺部及泌尿系感染,常产生高热,最高可达 40℃以上。因此要调节室温,保持病室通风,鼓励患者多饮水。高热时遵医嘱采取物理降温或常温治疗,同时预防降温太快太低造成体温复升后引起衰竭。补充足够的水、电解质、葡萄糖和氨基酸。

（五）康复训练

脊髓损伤患者经过康复训练,恢复程度个体差异很大。在康复之前,先进行功能结果评定,用于判断神经功能和伤残程度,以及患者的生活自理能力,为康复评价提供量化的依据。目前多采用功能独立性测定(FIM)方法,内容包括 6 方面的能力测试:生活自理能力、括约肌控制能力、活动能力、行动能力(轮椅、行走、上楼梯)、理解交流能力、社会认识能力(社会交往、解决问题及记忆能力)。根据脊髓损伤的程度不同,制订切实可行的康复计划,指导患者进行定时、定量、循序渐进、持之以恒的功能锻炼是关键。

1.上肢功能锻炼

上肢做屈、伸等动作或借助哑铃、拉力器以增加上肢的臂力或练习俯卧撑,为练坐、站、走打基础。

2.下肢功能锻炼

仰卧时可将双下肢悬吊,借助滑轮的滚动,练习屈膝、屈髋动作,俯卧时练习屈、伸膝动作。

3.腹部肌肉锻炼

床头拉绳练习起坐训练,次数与力度应由少到多、由小到大循序渐进,进而练习自主地仰卧起坐。

4.坐位锻炼

开始练坐时,后背靠的物品以第 1 层软、第 2 层硬比较适宜,靠坐时的角度由小变大。练坐时臀部可用软垫保护。练习坐位应注意左右平衡,由双手支撑到双手离床,床旁要有人保护以防止摔倒,每天进行 2 次。

5.立位锻炼

可在斜板上直立训练,斜板的斜度由小到大,逐渐进行直至完全直立。高位截瘫的患者要固定好髋、膝关节,防止双下肢久不支撑而造成骨质疏松。

6.轮椅使用

对于截瘫患者,轮椅是很重要的代步工具,挑选轮椅的时候尺寸大小要适合患者,教会患者如何使用轮椅及熟练掌握轮椅的各项功能;还应防止压疮的发生,需每 30～60min 抬臀 1 次。

参考文献

1.张玉侠.实用新生儿护理学手册.北京:人民卫生出版社,2019.

2.王世平,辛文琼,向波.小儿外科护理手册.北京:科学出版社,2019.

3.宁宁,朱红,刘晓艳.骨科护理手册(第2版).北京:科学出版社,2019

4.赵志荣,全小明,陈捷.骨科护理健康教育.北京:科学出版社,2018.

5.李宝丽,刘玉昌.实用骨科护理手册.北京:化学工业出版社,2019.

6.田姣,李哲.实用普外科护理手册.北京:化学工业出版社,2017.

7.李卡,许瑞华,龚姝.普外科护理手册(第2版).北京:科学出版社,2018.

8.束余声,王艳.外科护理学.北京:科学出版社,2020.

9.蔡卫新,贾金秀.神经外科护理学.北京:人民卫生出版社,2019.

10.石会乔,魏静,高彦华.外科疾病观察与护理技能.北京:中国医药科技出版社,2019.

11.陈茂君,蒋艳,游潮.神经外科护理手册(第2版).北京:科学出版社,2019

12.高小雁.积水潭创伤骨科护理.北京:北京大学医学出版社,2014.

13.袁静.血液净化护理培训教程.杭州:浙江大学出版社,2019.

14.朱霞明,童淑萍.血液系统疾病护理实践手册.北京:清华大学出版社,2016.

15.沈霞.血液净化治疗护理学.北京:科学出版社,2020.

16.翟丽.实用血液净化技术及护理(第2版).北京:科学出版社,2020.

17.胡荣,史铁英.内科护理学(第3版).北京:人民卫生出版社,2019.

18.许奇伟,蔡莉,李运华.内科护理学.武汉:华中科技大学出版社,2018.

19.张小燕.心理与精神护理.北京:科学出版社,2019.

20.鹿瑞云.精神科护理学.北京:北京大学医学出版社,2020.

21.刘晓虹,李小妹.心理护理理论与实践(第2版).北京:人民卫生出版社,2018.

22.陈朔晖,诸纪华.儿童重症护理专科实践.北京:人民卫生出版社,2020.

23.张秀平.妇产科护理学(第3版).北京:人民卫生出版社,2018.

24.金静芬,刘颖青.急诊专科护理.北京:人民卫生出版社,2018.

25.杨惠花,童本沁.急诊急救护理实践手册.北京:清华大学出版社,2016.

26.姜平,姜丽华.急诊护理学,北京:中国协和医科大学出版社,2015.

27.何文英,侯冬藏.实用消化内科护理手册.北京:化学工业出版社,2019.

28.关玉霞.消化内科护理工作指南.北京:人民卫生出版社,2016.

29.陈娜,陆连生.内科疾病观察与护理技能丛书.北京:中国医药科技出版社,2019.

30.张铭光,杨小莉,唐承薇.消化内科护理手册(第2版).北京:科学出版社,2015.

31.刁永书,文艳秋,陈林.肾脏内科护理手册(第2版).北京:科学出版社,2018.

32.丁淑贞.肾内科护理学.北京:中国协和医科大学出版社,2015.

33.曾志励.传染病护理.北京:科学出版社,2020.

34.姜小鹰,李继平.护理管理理论与实践(第2版).北京:人民卫生出版社,2018.

35.田永明,廖燕.ICU护理手册(第2版).北京:科学出版社,2018.

36.丁兆红,迟玉春,侯树爱,等.急危重症护理.北京:科学出版社,2019.